Pulmonale Hypertonie

Pathophysiologie, allgemeine Maßnahmen und Entwicklung einer pulmonal selektiven Therapie

UNI-MED

UNI-MED Verlag AG
Bremen - London - Boston

Priv.-Doz. Dr. Horst Olschewski
Medizinische Klinik II
Zentrum für Innere Medizin
Klinikstr. 36
Justus-Liebig-Universität
35392 Gießen

Prof. Dr. Werner Seeger
Direktor der Medizinischen Klinik II
Zentrum für Innere Medizin
Klinikstr. 36
Justus-Liebig-Universität
35392 Gießen

Die Deutsche Bibliothek - CIP-Einheitsaufnahme

Olschewski, Horst:
Pulmonale Hypertonie. Pathophysiologie, allgemeine Maßnahmen und Entwicklung einer pulmonal selektiven Therapie/Horst Olschewski und Werner Seeger.-
1. Auflage - Bremen: UNI-MED, 2000
(UNI-MED SCIENCE)
ISBN 3-89599-482-0

Printed in Germany

UNI-MED. Die beste Medizin.

In der Reihe UNI-MED SCIENCE werden aktuelle Forschungsergebnisse zur Diagnostik und Therapie wichtiger Erkrankungen "state of the art" dargestellt. Die Publikationen zeichnen sich durch höchste wissenschaftliche Kompetenz und anspruchsvolle Präsentation aus. Die Autoren sind Meinungsbildner auf ihren Fachgebieten.

Wir danken folgenden Mitgliedern unseres Ärztlichen Beirats für die engagierte Mitarbeit an diesem Buch: Dennis Bösch, Dr. Thomas Hoppen und Dr. Manfred Schneider.

Vorwort und Danksagung

Die schwere Pulmonale Hypertonie ist eine Krankheit, die Patienten und Angehörige vor sehr schwierige Aufgaben stellt. Einerseits ist es für die Betroffenen belastend, sich mit der stark eingeschränkten Lebenserwartung und Leistungsfähigkeit auseinanderzusetzen, andererseits stößt diese nicht unmittelbar erkennbare Erkrankung oft auf Unverständnis im Bekanntenkreis und bei Gutachtern. Das Unverständnis ist meist auf mangelnde Information über die Krankheit zurückzuführen. In diesem Zusammenhang kommt dem PPH e.V., Selbsthilfe- und Förderverein, eine besondere Bedeutung zu. Der Verein hat sich die Patienteninformation, die Öffentlichkeitsarbeit und die Forschungsförderung zur Aufgabe gemacht und in den wenigen Jahren seit seiner Gründung bereits wesentliche Ziele erreicht.

Teile dieses Buches entstammen der Habilitationsschrift von Horst Olschewski, die 1999 vom Fachbereich Medizin der Justus-Liebig-Universität Gießen akzeptiert wurde. Die Initiative für die inhalative Therapie mit Prostanoiden entstammt der Klinischen Forschergruppe "Respiratorische Insuffizienz" mit Förderung durch die Deutsche Forschungsgemeinschaft.

Unser ganz besonderer Dank gilt allen, die am Standort Gießen klinisch und wissenschaftlich mitgearbeitet haben, den Kolleginnen und Kollegen aus einem großen Umkreis, die Patienten vorgestellt und mit uns zusammen diskutiert haben und nicht zuletzt den Patienten selbst, die in bewundernswerter Weise ihr schweres Schicksal meistern und konsequent alle Therapieoptionen nutzen.

Den Mitgliedern der Deutschen PPH-Studiengruppe danken wir für die tatkräftige Unterstützung, durch welche die klinische Entwicklung des Therapiekonzepts wesentlich beschleunigt wurde. Besonders zu nennen sind Dr. J. Winkler, Leipzig, Dr. H. Wilkens, Homburg, PD Dr. J. Behr und PD Dr. C. Vogelmeier, München, PD Dr. M. Borst, Dr. E. Grünig und Dr. J. Meyer, Heidelberg, PD Dr. M. Höper, Hannover, sowie Prof. F.-X. Kleber, Dr. R. Wensel und Dr. C. Opitz, Berlin, die unentgeltlich viel ihrer wertvollen Zeit in die Datenauswertung investiert haben.

Wir bedanken uns auch bei Prof. em. Dr. S. Daum, München und Prof. Dr. R. Goerg, Klinik Löwenstein für die wertvollen Beiträge zur Medizingeschichte sowie Prof. Dr. E. K. Weir, Minneapolis, und der Gruppe "Elektrophysiologie der Lungengefäße" mit Dr. Andrea Olschewski und M. Wolff unter Leitung von Prof. W. Vogel, für die anregenden Diskussionen zu den elektrophysiologischen Grundlagen der pulmonalen Hypertonie.

Herrn Prof. Dr. Dr. F. Grimminger und Herrn PD Dr. D. Walmrath, beide Gießen, kommt wesentlicher Anteil an der Entwicklung des Konzeptes der inhalativen Vasodilator-Therapie bei pulmonaler Hypertonie zu. Dres. A. Ghofrani, F. Rose, R. Wiedemann, R. Schermuly, T. Schmehl und T. Gessler danken wir für ihren Beitrag zur praktischen Umsetzung dieser Therapie und unserem ambulanten und stationären Pflegepersonal für die engagierte Betreuung der Patienten mit pulmonaler Hypertonie.

Gießen, im September 2000

Horst Olschewski
Werner Seeger

Inhaltsverzeichnis

Einleitung

1. Einleitung

Die schwere pulmonale Hypertonie ist eine seltene Erkrankung. Man kann für die sogenannte "primäre pulmonale Hypertonie" (PPH) mit 100 bis 200 Neuerkrankungen pro Jahr in Deutschland rechnen. Hinzu kommen etwa ebenso viele Patienten mit vergleichbar schwerer pulmonaler Hypertonie anderer Genese. Die meisten der Patienten befinden sich in einem mittleren Lebensalter, besonders häufig sind junge Frauen betroffen. Weder die breite Öffentlichkeit noch die Ärzteschaft sind ausreichend über Ursachen, Therapie und Prognose informiert. Viele Patienten müssen beispielsweise um die Anerkennung ihrer Behinderung durch die Behörden lange kämpfen.

Die schwere pulmonale Hypertonie ist eine Erkrankung, welche die körperliche Leistungsfähigkeit erheblich reduziert und außerdem die Lebenserwartung stark einschränkt. Unbehandelt beträgt die Lebenserwartung nach Diagnosestellung im Mittel nur noch 2,8 Jahre. Häufig muß die berufliche Tätigkeit frühzeitig aufgegeben werden und auch die Hausarbeit wird nur noch unvollständig bewältigt. Die Selbständigkeit der Patienten wird massiv eingeschränkt. Sie sind häufig auch seelisch mit der Krankheit belastet. Die Patienten brauchen die Chance zum Gespräch mit anderen Betroffenen. Sie müssen beispielsweise die Möglichkeiten erkunden, die unser Sozialstaat zur Unterstützung in speziellen Lebenssituationen bereitstellt. Sie müssen über ihre persönliche Situation, über ihre Ängste und Hoffnungen aber auch über ihre Enttäuschungen reden können. Sie brauchen in gewissen Fällen Rechtsberatung, um ihre berechtigten Forderungen durchzusetzen. Sie brauchen aber besonders das Gefühl, nicht allein zu sein. In den USA bestehen seit vielen Jahren gut organisierte Selbsthilfeorganisationen die erheblichen Einfluß auf die Therapieentwicklung genommen haben. In Deutschland beginnt jetzt erst eine entsprechende Entwicklung, welche besondere Förderung verdient. Während in den USA bereits Anfang der 80er Jahre ein Regierungsprogramm zu einem Amerikanischen Register der Krankheit geführt hat, stehen wir in den europäischen Ländern in dieser Hinsicht noch ganz am Anfang. Wir haben mit der Einrichtung eines bundesweiten PPH-Registers mit Sitz in Gießen gerade begonnen und hoffen auf eine breite öffentliche Unterstützung.

Die Therapie der pulmonalen Hypertonie ist schwierig. Dies hängt damit zusammen, daß die eigentliche zugrundeliegende Störung noch nicht

"...Endlich muß ich bemerken, daß ich die Bezeichnung Endarteriitis deformans gebrauche, weil dieselbe jetzt ziemlich allgemein eingebürgert ist, daß ich übrigens überzeugt bin, die Erkrankung bestehe in einer Massenzunahme der inneren Gefäßhaut durch Auswachsen derselben zu einer pseudomembranösen Bindegewebs-Neubildung, wozu sie wohl zuweilen, jedoch bei weitem nicht immer durch Entzündung veranlasst werde.... Ich habe wiederholt Gelegenheit genommen, mich dagegen auszusprechen, daß der Ausdruck "Entzündung", besonders mit dem Beisatze "chronisch", so häufig angewendet wird zur Charakterisierung von Processen, welche mit dem eigentlichen Entzündungsvorgange ganz und gar nichts zu thun haben."

(J. Klob. Endarteriitis pulmonalis deformans. Kleine pathologisch - anatomische Mittheilungen aus der Prosectur des Rudolf-Spitales. Wochenblatt, Zeitschrift der k.k. Gesellschaft der Ärzte in Wien, XXI.Jahrgang, 8.11.1865, pp357-361)

Professor Dr. Julius Klob, 1839-1879, Prosector am Wiener Rudolfsspital, gilt als der Erstbeschreiber der primären pulmonalen Hypertonie. In der Diskussion seines Fallberichts äußert er die Besorgnis, daß durch die Bezeichnung "Endarteriitis" der Eindruck entstehen könnte, der Pathomechanismus der Erkrankung sei bereits geklärt.
Mit seiner Skepsis sollte er bis heute Recht behalten.

bekannt ist. Somit hat sich im Grunde wenig an der Situation geändert, die Julius Klob im Jahre 1865 in seiner Erstbeschreibung der primären pulmonalen Hypertonie beklagt. Neue Erkenntnisse zur Anatomie, Physiologie und Pathophysiologie liefern allerdings heute viele therapeutische Ansatzpunkte. So bietet die vermehrte Kontraktionsbereitschaft der Lungenarterien einen medikamentösen Ansatzpunkt für Vasodilatatoren. In vielen Fällen sind allerdings die Nebenwirkungen auf die gesunden systemischen Gefäße und auf das Herz so ausgeprägt, daß eine effektive Therapie nicht möglich ist.

Wir haben erstmals Prostacyclin und sein stabiles Analogon, Iloprost, *inhalativ* bei Patienten angewendet. Die Anwendung bei der PPH baute auf den positiven Erfahrungen bei schwerstkranken beatmeten Patienten mit einem Lungenversagen (ARDS) auf. Es zeigte sich, daß die inhalative Anwendung von Prostanoiden die Vorteile der pulmonal selektiven Wirkung, die erstmals mit der Inhalation mit Stickstoffmonoxid (NO) erreicht worden war, mit dem vorteilhaften biologischen Wirkprofil der Prostanoide in sich vereint.

Seit unserer ersten Anwendung von inhalativen Prostanoiden 1994 ist die Zahl von klinischen Anwendungen in der eigenen Klinik und im Verbund mit anderen Universitätskliniken kontinuierlich gewachsen. Dies führte dazu, daß kontrollierte multizentrische, teils internationale Studien gestartet wurden. Es muß aber betont werden, daß die Therapie noch viele Unzulänglichkeiten aufweist, die es abzustellen gilt. Wir hoffen damit die zukünftige Therapie effektiver, sicherer und bequemer zu machen.

Die folgenden Ausführungen sollen den pathophysiologischen Hintergrund der präkapillären pulmonalen Hypertonie, die bisherigen Therapieerfahrungen und die Ergebnisse der Untersuchungen zur inhalativen Therapie zusammenhängend darstellen. Der größte Teil der hier dargestellten Originaldaten entstammt den Veröffentlichungen, auf die im Text verwiesen wird.

Physiologie der pulmonalen Zirkulation

2. Physiologie der pulmonalen Zirkulation

2.1. Besonderheiten der pulmonalen Strombahn

Die pulmonale Strombahn unterscheidet sich in wesentlichen Punkten von der Strombahn anderer Organe. Die Arteriolen, die in sämtlichen Strombahngebieten der systemischen Zirkulation eine dicke Schicht glatter Muskelzellen aufweisen, besitzen in den pulmonalen Gefäßen keine solchen Zellen. Statt dessen gehen die größeren muskularisierten Arterien in kleine, partiell muskularisierte Gefäße über, die einen niedrigeren Perfusionswiderstand aufweisen. Der größte Unterschied in der Regulation besteht in der hypoxischen Vasokonstriktion als autonomer Leistung der pulmonalen Strombahn, im Gegensatz zur hypoxischen Vasodilatation der autonom regulierten Organe der systemischen Zirkulation. Die wichtigste Regelgröße in der systemischen Zirkulation ist der arterielle Druck. Der Regelkreis und die verschiedenen Stellreaktionen sind sehr gut bekannt. In der pulmonalen Strombahn wird der Druck bei steigendem Blutfluß durch körperliche Belastung ebenfalls annähernd konstant gehalten. Dies setzt eine "aktive Vasodilatation" voraus, die entweder eine autonome regulatorische Leistung der Lungengefäße darstellt oder im Rahmen der Stellreaktionen des Kreislaufzentrums zustande kommt. Die Druckhomöostase wird dadurch unterstützt, daß in Ruhe nicht oder wenig perfundierte Gefäße bei Arbeit zusätzlich durchblutet werden (Recruitment) und sich die Gefäße druckpassiv dehnen. Eine "aktive Vasodilatation" ist auch von den sogenannten "autoregulierten Organen" der systemischen Zirkulation bekannt, wie etwa Herz, Hirn, Nieren und Skelettmuskulatur. Allerdings dient hier die Vasodilatation stets den metabolischen Bedürfnissen des entsprechenden Organs selbst und nicht, wie im Falle der Lunge, den anderen Organen.

Der pulmonalarterielle Mitteldruck (PAP) ergibt sich aus der Summe von linksatrialem Druck (p_{LA}) und dem Druckabfall (Δp) über den in Reihe geschalteten Gefäßwiderständen der arteriellen, kapillären und venösen Strecke der pulmonalen Strombahn:

$$PAP = p_{LA} + \Delta p_1 + \Delta p_2 + \Delta p_3$$

(vereinfachte Darstellung in Abb. 2.1). Der jeweilige Druckabfall ergibt sich aus dem Produkt des entsprechenden Teilwiderstands und dem Herzminutenvolumen:

$$(\Delta p_x = R_x * Q).$$

Der pulmonale Perfusionswiderstand (pulmonary vascular resistance, PVR) berechnet sich aus dem Druckabfall über die gesamte pulmonale Strombahn und dem Herzzeitvolumen

$$PVR = (PAP - PAWP) / Q$$

wobei PAWP für den pulmonal arteriellen "wedge"-Druck steht, der distal von dem durch einen Ballonkatheter okkludierten Blutstrom gemessen wird. Die Höhe des PAWP entspricht dem Druck in den Pulmonalvenen und somit unter physiologischen Bedingungen in etwa dem linksventrikulären Füllungsdruck, weil über die stehende Blutsäule kein Druckabfall über das Kapillarbett und die angrenzenden Venen auftritt. Der pulmonale Kapillardruck (p_C) kann mit einem Okklusionskatheter nicht direkt gemessen werden.

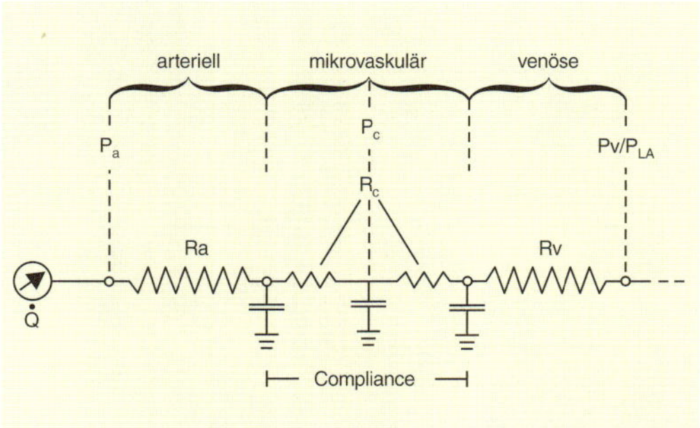

Abb. 2.1: Schematische Darstellung der pulmonalen Zirkulation. Pa, Pc und Pv/P_{LA}: pulmonalarterieller, kapillärer und venöser bzw. linksatrialer Druck, Q: Herzzeitvolumen, Ra, Rc und Rv : arterieller, kapillärer und venöser Perfusionswiderstand. Die Kondensatoren deuten die amplitudendämpfende Wirkung der kapillären Strombahn an. Der Gesamtwiderstand der pulmonalen Strombahn (PVR) ergibt sich als Summe der in Reihe geschalteten Widerstände mit $PVR = R_A + R_C + R_V$.

Der pulmonale Perfusionswiderstand kann, etwa unter Stimulation mit Thromboxan, auf ein Vielfaches des Ausgangswertes ansteigen.

Anders als beim arteriellen System ist unter physiologischen Bedingungen die longitudinale Widerstandsverteilung relativ gleichmäßig über den prä- und postkapillären Bereich verteilt, mit ca. 60 % präkapillär und ca. 40 % postkapillär. Das Kapillarbett stellt die wesentliche Strecke der Compliance und der Volumenfüllung des Gefäßbettes dar. Der Begriff des vaskulären Widerstandes bedarf für die pulmonale Zirkulation einer besonderen Erläuterung. Dieser Begriff geht davon aus, daß sich die Lungenstrombahn in üblicher Weise wie ein Poiseuille Resistor verhält und den Strömungsgesetzen in starren Röhren folgt. Nach der klassischen Auffassung ist dieses unter physiologischen Bedingungen in aufrechter Körperlage jedoch nur für die mittleren und unteren Partien der Lunge (West-Zonen III u. IV; ☞ Abb. 2.2) gegeben. In der Lungenspitze (West-Zone I) wird der Fluß vielmehr nach dem "Wasserfallprinzip" (Starling Resistor) bestimmt: ein Fluß ist nur gegeben, wenn der intravasale Druck den transpulmonalen Druck (Gradient zwischen alveolärem Druck und Pleuradruck) überschreitet. Die West-Zone II stellt einen Übergang zwischen diesen beiden Zonen dar.

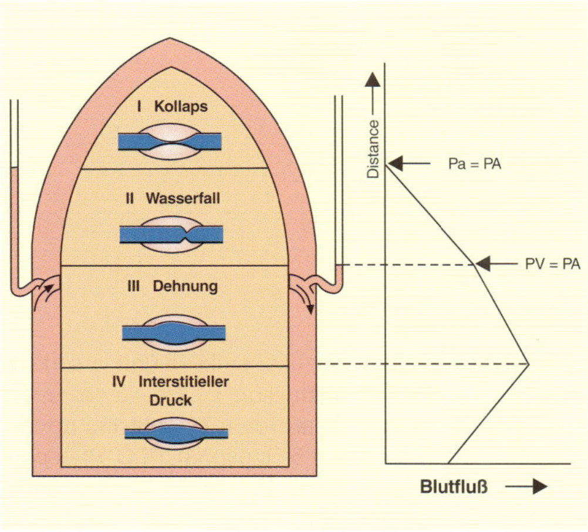

Abb. 2.2: West-Zonen I-IV beim stehenden Menschen. Aufgrund der unterschiedlichen hydrostatischen Druckniveaus resultiert eine regional stark unterschiedliche Durchblutung der Lunge. Pa, PA, und PV: arterieller, alveolärer und venöser Druck in der Lunge.

Im Falle einer pulmonalen Drucksteigerung durch körperliche Belastung dehnen sich die Lungengefäße druckpassiv aus (Distension), und in Ruhe eingeschränkt perfundierte Areale werden zusätzlich perfundiert (Recruitment). Darüberhinaus wird der Gefäßtonus des pulmonalvaskulären Systems bei Belastung durch aktive Vasodilatation vermindert (☞ Abb. 3.2). Bei einer alveolären Hypoxie verengen sich die Pulmonalarterien. Dieser Mechanismus wird als "hypoxische pulmonale Vasokonstriktion" (HPV) oder als "Euler-Liljestrand-Mechanismus" bezeichnet (s. unten). Bei einer chronischen pulmonalvenösen Drucksteigerung kommt es ebenfalls zu einer Verengung der präkapillären Gefäße. In diesem Zusammenhang wird teilweise der Begriff "Kitajew-Reflex" verwendet [300], s. unten).

2.2. Vasokonstriktive und vasodilative Mechanismen

Der pulmonale Vasotonus kann ein Kontinuum von der maximalen Vasokonstriktion bis zur maximalen Vasodilatation durchlaufen. Dazwischen liegt der sogenannte "Ruhetonus", der sich unter physiologischen Ruhebedingungen einstellt. Dieser liegt sehr stark auf der Seite der Vasodilatation. Es kann derzeit nicht sicher gesagt werden, ob dies die Folge einer aktiven Vasodilatation ist oder einfach eine ruhende Vasokonstriktion widerspiegelt. Überhaupt ist die Unterscheidung zwischen aktiven und passiven Vorgängen schwierig. Das zeigt sich besonders bei der Frage, ob man tatsächlich von einer "hypoxischen Vasokonstriktion" oder nicht lieber von einer "O_2-abhängigen Vasodilatation" sprechen sollte.

Im Mittelpunkt der Betrachtung stehen die Calciumkonzentration, das cAMP und das cGMP der glatten Muskelzellen der präkapillären Widerstandsgefäße, denn von diesen Faktoren hängt die Interaktion von Myosin- und Aktinfilamenten und damit der Tonus der Gefäßmuskelzellen unmittelbar ab.

Calcium aktiviert die Aktin-Myosin-Interaktion und bewirkt damit eine Kontraktion der Zellen. Die Calciumionen strömen durch Calciumkanäle der Zellwand oder des endoplasmatischen Retikulums ins Zytoplasma. Dies geschieht durch Depolarisation der Membran oder Aktivierung der Calciumkanäle durch intrazelluläre Botenstoffe wie

Inositol-1,4,5-triphospat (IP_3), IP_4 oder über direkte Wirkung der membranständigen G-Proteine. Diese Mechanismen werden über Thromboxan A_2, Noradrenalin (alpha1-Rezeptoren), Vasopressin (AvP_1-Rezeptoren), Angiotensin II (A_1-Rezeptoren) und Endothelin (ET_A-Rezeptor) aktiviert (☞ Abb. 2.3). Daneben kann die Calciumkonzentration über eine Aktivierung des Na-Protonen-Austauschers der Zellmembran aktiv erhöht werden. Dies geschieht über alpha2-Rezeptoren, deren Bedeutung aber für die Lungengefäße nicht klar ist.

Eine aktive Senkung der zytoplasmatischen Calciumkonzentration geschieht durch Calcium-Pumpen, die über cAMP aber auch über cGMP aktiviert werden. So pumpt beispielsweise die cAMP-aktivierte endoplasmatische Ca-Transport-ATPase das freie cytosolische Calcium ins endoplasmatische Retikulum. Die cAMP-vermittelten Effekte werden über Prostanoide, β_2-Agonisten und $Dopamin_1$-Agonisten aktiviert, während die cGMP-vermittelten Effekte von NO und ANP abhängen. Diese Mechanismen werden über das inhibitorische G-Protein (G_I-Protein) gehemmt, welches über Thromboxan, Angiotensin II oder Dopamin D_2-Rezeptoren aktiviert wird. Ein weiterer, sehr wichtiger Faktor ist die Hyperpolarisation des Membranpotentials. Die Leitfähigkeit der Calciumkanäle wird bei Hyperpolarisation extrem klein. Da die Hyperpolarisation ein aktiver Vorgang ist, wären auch die hyperpolarisierenden Faktoren als "aktive Vasodilatationsmechanismen" anzusprechen. Die Hyperpolarisierung des Membranpotentials ist entscheidend vom Öffnungszustand der membranständigen Kaliumkanäle abhängig [271]. Diese spielen eine entscheidende Rolle bei der hypoxischen Vasokonstriktion [363], vermutlich auch bei der cGMP- und cAMP-vermittelten Vasodilatation [303] und werden mit der genetischen Disposition für die Entwicklung einer PPH in Verbindung gebracht [383]) (s. unten).

2.2.1. Second messenger

Sowohl cyklisches AMP (cAMP) als auch cyklisches GMP (cGMP) werden in den glatten Mus-

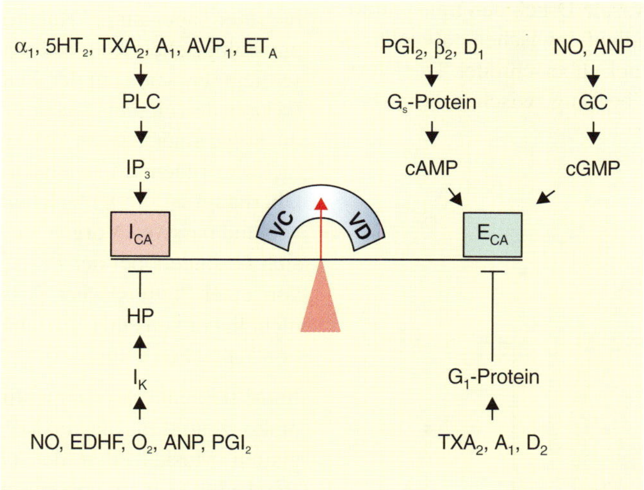

Abb. 2.3: Intrazelluläres Calciumgleichgewicht und seine Beeinflussung durch vasokonstriktive und vasodilative Mechanismen. ↓ : Verstärkung, ⊥: Hemmung. VD: Vasodilatation, VC: Vasokonstriktion, I_{CA}: Calciumeinstrom in das Zytoplasma (via potentialabhängige Calciumkanäle), E_{CA}: Calciumausstrom aus dem Zytoplasma (Ionenpumpen nach extrazellulär und in das endoplasmatische Retikulum), IP_3: Inositol-1,4,5-Phosphat, PLC: Phospholipase C, cAMP: zyklisches AMP, cGMP: zyklisches GMP, G_S-Prot: stimulierendes G-Protein (Adenylatzyklase aktivierend), GC: Guanylatzyklase, HP: Hyperpolarisation der Membran, I_K: Kaliumstrom über Kaliumkanäle, G_I-Protein: inhibitorisches G-Protein (Adenylatzyklase inhibierend). Rezeptoren bzw. Mediatoren: α_1: alpha-1 Adrenorezeptor, $5HT_2$: Serotoninrezeptor, TXA_2: Thromboxanrezeptor, A_1: Angiotensin-Rezeptor, AVP_1: Vasopressin-Rezeptor, ET_A: Endothelin-A-Rezeptor, PGI_2: Prostacyclin, welches für vasodilative Effekte an EP_2-Rezeptoren bindet, β_2: Beta-2 Adrenorezeptor, D_1: Dopamin-1-Rezeptor, D_2: Dopamin-2-Rezeptor. NO: Stickstoffmonoxyd, früher EDRF, EDHF: ‚endothelial derived hyperpolarising factor', ANP: Atriales natriuretisches Peptid, welches an ANP_A und ANP_B-Rezeptoren bindet (aus [251]).

kelzellen der Pulmonalgefäße gebildet, wenn deren Adenylatzyklase oder Guanylatzyklase aktiviert wird (Abb. 2.4). Die Aktivierung der Guanylatzyklase geschieht durch Stickstoffmonoxyd (NO) und das atriale natriuretische Peptid (ANP), während die Adenylatzyklase durch Prostacyclin und Katecholamine (via β_2-Rezeptor) aktiviert wird. Beide second messenger können hemmend in die Calcium-aktivierte Interaktion von Myosin- und Actin-Filamenten eingreifen (Hemmung der Myosinkinasen auf verschiedenen Ebenen) und außerdem den Calcium-abhängigen Kaliumkanal (K_{CA}) aktivieren und so eine Hyperpolarisation und nachfolgende Relaxation auslösen [303].

Daneben werden endoplasmatische Calciumpumpen aktiviert (s. oben). cAMP und cGMP werden durch die intrazellulären Phosphodiesterasen (PDE) abgebaut. In den Lungengefäßen sind besonders die PDE 3, 4 und 5 vertreten, während im Myokard die PDE 3 dominiert. Über eine spezifische Hemmung der PDE 4 und 5 lassen sich die intrazellulären cAMP und cGMP Konzentrationen in den Lungengefäßen erhöhen, ohne kardiale Nebenwirkungen in Kauf zu nehmen. Der wichtigste second messenger der aktiven Vasokonstriktion, das IP_3 wird über die Phospholipase C aktiviert. Beispielsweise Thromboxan A_2, Angiotensin, Serotonin und Noradrenalin wirken rezeptormediiert über diesen Mechanismus.

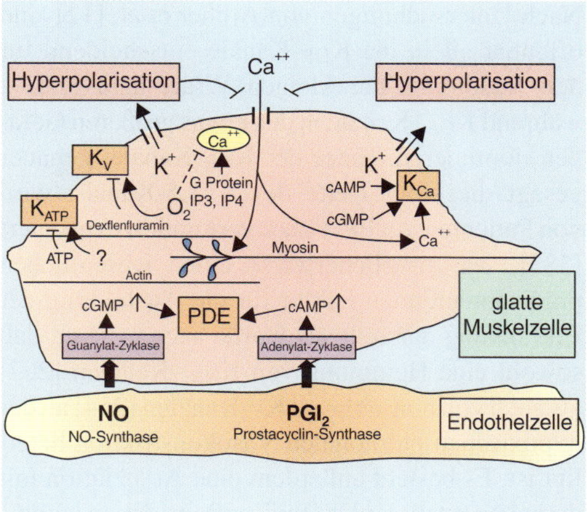

Abb. 2.4: Zusammenspiel von Endothelzelle und glatter Muskelzelle bei der Vasodilatation. ↓ : Verstärkung, ⊥: Hemmung. Die endothelial synthetisierten Mediatoren NO und Prostacyclin diffundieren in die benachbarte Muskelzelle und aktivieren dort die Guanylat- bzw. Adenylatzyklase. Die gebildeten ‚second messenger' cGMP und cAMP bewirken eine Vasorelaxation durch die Aktivierung von Calciumpumpen (nicht dargestellt), eine Hemmung der Myosinkinasen und eine Aktivierung von Kaliumkanälen. Die ‚second messenger' werden durch die Phosphodiesterasen (PDE) wieder abgebaut. Die Aktivierung von Kaliumkanälen erhöht das Membranpotential. Diese Hyperpolarisation verschließt die potentialabhängigen Calciumkanäle. Es sind verschiedene Kaliumkanäle in den glatten Muskelzellen bekannt. Der calciumabhängige Kaliumkanal (K_{CA}) wird durch cAMP- und cGMP-abhängige Phosphorylierung und durch intrazelluläres Calcium aktiviert (negatives Feedback), die spannungsabhängigen ("delayed rectifier") -Kaliumkanäle (K_V) werden teilweise durch O_2 –abhängige Mechanismen aktiviert und durch Dexfenfluramin blockiert. K_{ATP}: ATP-abhängiger Kaliumkanal. Die intrazellulären Calciumspeicher werden überwiegend durch rezeptorgesteuerte Calciumkanäle entleert. Dieser Vorgang kann auch durch Hypoxie induziert werden (aus [251]).

2.2.2. Kaliumkanäle

In der pulmonalen Gefäßmuskulatur wurden verschiedene Kaliumkanäle nachgewiesen. Der Calcium-aktivierte Kaliumkanal (K_{CA}) und der ATP-abhängige Kaliumkanal (K_{ATP}) sind hier, ebenso wie in den systemischen Gefäßen, nachweisbar. Darüberhinaus wurden mehrere spannungsabhängige Kaliumkanäle nachgewiesen. Dies sind verschiedene Subtypen von delayed rectifier Kanälen (K_{DR}-Kanäle). Durch pharmakologische Blockade solcher Kanäle mit 4-Aminopyridin wird eine pulmonale Vasokonstriktion ausgelöst [117].

Nach Untersuchungen von Archer et al. [12] sind offenbar allein die K_{DR}-Kanäle entscheidend für den Vasotonus der kleinen Widerstandsgefäße, während K_{CA} -Kanäle in den etwas größeren Gefäßen dominieren. Einer der K_{DR}-Kanäle, genauer gesagt die alpha-Kette des Kv1,5-Kanals, wird von Patienten mit PPH stark vermindert exprimiert [383], was möglicherweise einen wesentlichen prädisponierenden Faktor für die Ausbildung der Erkrankung darstellt. Es wurde auch gezeigt, daß sowohl eine Hemmung von K_{DR} -Kanälen [267] als auch von non-delayed Kv-Kanälen [254] an der hypoxischen pulmonalen Vasokonstriktion beteiligt ist. Es besteht außerdem eine Assoziation mit dem Appetitzügler Dexfenfluramin, der an isolierten humanen pulmonalen glatten Muskelzellen solche Kanäle supprimiert [357, 362].

Der ATP-abhängige Kanal (K_{ATP}-Kanal), der am Herz eine große Rolle spielt [245], ist für den pulmonalen Vasotonus unter physiologischen Bedingungen weniger bedeutsam. Dieser Kanal wird durch intrazelluläres ATP gehemmt und ist unter physiologischen Bedingungen fast komplett geschlossen. Das erklärt die geringe Wirkung, die von dem spezifischen Blocker, Glibenclamid, auf den pulmonalen Vasotonus ausgeht. Eine pharmakologische Öffnung des K_{ATP}-Kanals mit Cromakalim hat dagegen eine sehr stark vasodilatatorische Wirkung [79, 262].

2.2.3. Mediatoren des pulmonalen Vasotonus

Eine Zusammenstellung der bekannten Mediatoren unter Betonung ihres primär präkapillär und postkapillär lokalisierten Ansatzes ist in Tab. 2.1

Effektor	Präkapillär	Postkapillär	Kommentar
O_2	↓↓	(↓)	NADPH-Oxidase/Kaliumkanäle/Calciumkanäle ?
NO (EDRF)	↓↓	↓	Diffusion zur Guanylatzyklase
Noradrenalin	↑↑		α_1-Rezeptor
Isoproterenol	↓		β_2-Rezeptor
Dopamin	↓/↑		D_1/D_2-Rezeptor
Acetylcholin	↓/(↑)		Vasodilatation strikt endothelabhängig (via NO)
Serotonin	↑		5-HT_2-Rezeptor
Vasoaktives intestinales Peptid (VIP)	↓		
Histamin	(↑)	↑	H_1-Rezeptor
Bradykinin	↑/↓		Vasodilatation via PGI_2
Angiotensin II	↑↑		A_1-Rezeptor
ANP	↓↓	(↑)	ANP_A- und ANP_B-Rezeptor
Endothelin	↑↑/↓		ET_A/ET_B-Rezeptor
Thromboxan A_2	↑↑	(↑)	ThromboxanA_2-Rezeptor
Prostaglandin I_2/E_1	↓↓	↓	EP_2-Rezeptor
Prostaglandin D_2	↑		EP_1 und EP_3-Rezeptor
Leukotrien $C_4>D_4$	↑	↑	z.T. via sekundäre Thromboxanbildung
Aktivierte O_2-Spezies	↑	↑	z.T. via NO-Inaktivierung
Adenosin	↓↓		Adenosin-Rezeptor

Tab. 2.1: Vasoaktive Mediatoren der pulmonalen Strombahn mit ihren Ansätzen am präkapillären und postkapillären Strombahnabschnitt. ↓ und ↑, Senkung bzw. Erhöhung des Perfusionswiderstandes im entsprechenden Strombahnabschnitt.

wiedergegeben. Unter den möglichen Vasokonstriktoren besitzen sicher adrenerge Stimuli, Angiotensin II, Endothelin, Thromboxan A_2, Cystenylleukotriene sowie aktivierte Sauerstoffspezies besondere Bedeutung. Gegenwärtig ist lediglich für einige experimentelle Situationen bekannt, welcher dieser unterschiedlichen Mediatoren jeweils dominante Bedeutung hat. Z.B. bewirken zahlreiche inflammatorische Prozesse des Lungenparenchyms in der Kaninchenlunge eine Thromboxan-mediierte Vasokonstriktion. Für entzündliche Lungenerkrankungen des Menschen ist noch weitgehend unbekannt, welche Mediatorkonstellation vordergründig oder maßgeblich zur Zunahme des Vasotonus beiträgt. Ähnlich komplex sind auch die Abläufe bei einer mechanischen Belastung der Gefäßwand, bei der gleichzeitig vasodilatative (NO, PGI_2) und vasokonstriktive Mediatoren (Endothelin) freigesetzt werden und parallel dazu antithrombotische (PGI_2) gleichzeitig mit prothrombotischen Faktoren (PAI-1) (☞ auch Kap. 3.6.1.1).

2.2.3.1. Katecholamine

Es ist lange bekannt, daß der pulmonale Tonus katecholaminabhängig ist. Beim Hund wurde gezeigt, daß Katecholamine bei niedrigem Ruhetonus eine deutliche vasokonstriktorische Wirkung an pulmonalen Arterien und Venen durch Wirkungen auf α_1- und α_2- Rezeptoren entfalten, während die vasodilatorischen Effekte über die β_2- Rezeptoren im Hintergrund stehen [25]. Wenn aber ein erhöhter Gefäßtonus vorliegt, kann die β_2-agonistische Wirkung mit Vasodilatation in den Vordergrund treten und die Vasokonstriktion ganz ausbleiben. So könnte erklärt werden, warum bei Patienten mit pulmonaler Hypertonie die Betablocker eine äußerst ungünstige Wirkung haben, indem sie die endogene, katecholaminvermittelte Vasodilatation blockieren und gleichzeitig den rechten Ventrikel negativ beeinflussen. Die Rolle der α_1 Rezeptoren für die Entwicklung und Unterhaltung einer pulmonalen Hypertonie wurde in einem aktuellen Review ausführlich dargestellt [295]. Darin wird betont, daß die kleinen Pulmonalgefäße einen speziellen Subtyp von α_1-Rezeptoren aufweisen, über den möglicherweise nicht nur der Tonus, sondern auch das Wachstum der glatten Muskelzellen reguliert wird. Dies wäre ein möglicher Ansatzpunkt für eine spezifische pharmakologische Blockade und damit eine nebenwirkungsarme Therapie der pulmonalen Hypertonie. Aber nicht nur α - und β-Rezeptoren sind bekannt, sondern darüberhinaus $Dopamin_1$ und $Dopamin_2$-Rezeptoren, die kürzlich mittels Autoradiographie in den größeren Pulmonalarterien nachgewiesen wurden [171]. Eine durch das sympathische Nervensystem vermittelte Vasodilatation ist somit möglich und besitzt wahrscheinlich für Zustände mit starker pulmonaler Widerstandserhöhung große Relevanz.

2.2.3.2. Stickstoffmonoxyd (NO), früher EDRF

NO ist ein sehr gut diffusibles aber schlecht wasserlösliches Gas, das bereits in sehr geringen Konzentrationen den Tonus der pulmonalen Gefäße senkt. Die physiologische Bedeutung von NO für den Vasotonus kann durch selektive Blockierung der NO-Produktion mit L-NMMA, einem kompetitiven Antagonisten des L-Arginin, dem Substrat zur NO-Synthese, abgeschätzt werden [262]. Die Produktion von NO ist an die Anwesenheit von Sauerstoff gebunden, der ebenso, wie L-Arginin, ein Substrat der NO-Synthase (NOS) darstellt. Man kann unterscheiden zwischen der endothelialen oder konstitutiven NO-Synthase (eNOS), die für die physiologische Regulation entscheidend ist und der induzierbaren NO-Synthase (iNOS), die bei jeder Art von Inflammation aktiviert wird. Darüberhinaus ist eine neuronale NO-Synthase bekannt. Eine Erhöhung der Flußgeschwindigkeit im Gefäß führt in systemischen Gefäßen in weniger als 1 min zu einem Anstieg der NO Produktion [65, 324] durch einen starken Anstieg der Phosphorylierung der eNOS [54]. Dieser akute vasodilatorische Reflex wird über endotheliale Mechanorezeptoren für Scherkräfte vermittelt. Das NO führt zu einer raschen Anpassung des Gefäßlumens an den erhöhten Fluß und so zu einer Normalisierung des erhöhten Shear Stresses. Ob diese Mechanismen in gleicher Weise für die pulmonale Strombahn gelten, ist noch nicht bekannt. Am chronisch instrumentierten Schaf, beispielsweise, konnte nicht gezeigt werden, daß die Blockierung des NO-Systems durch L-NMMA die pulmonale Vasodilatation bei Arbeit beeinflußt [174] und an der isoliert perfundierten Kaninchenlunge konnte kein Anstieg der NO-Produktion bei Steigerung des pulmonalen Flusses nachgewiesen werden. Im Gegensatz hierzu ist klar belegt, daß das NO bei Vorliegen einer pulmonalen Vasokonstriktion einen potenten negativen Feedbackmechanismus darstellt (☞ Kap. 3.6.2.1.).

2.2.3.3. Prostacyclin (PGI_2)

Prostacyclin wurde im Jahre 1976 als ein endothelabhängiger aggregationshemmender Faktor mit vasodilatativen Eigenschaften in der Arbeitsgruppe um Vane in England entdeckt [223]. Die korrekte chemische Bezeichnung ist Prostaglandin I_2 (PGI_2). Das Molekül ist chemisch instabil und hat in der Blutbahn eine Halbwertszeit von nur 2-3 min. Aus diesem Grund ist bei der systemischen Applikation eine kontinuierliche Infusion notwendig. Die endogene Produktion ist an die Prostacyclin-Synthase gekoppelt, die als konstitutives Enzym in den Endothelzellen vorhanden ist [315] und das instabile Substrat, PGH_2, zu PGI_2 umwandelt. PGI_2 ist der stärkste bekannte pulmonale Vasodilatator und hat darüberhinaus starke aggregationshemmende und antiproliferative Eigenschaften. Im Gegensatz zum NO gibt es für Prostacyclin keinen Nachweis einer direkten Beeinflussung des Ruhetonus der pulmonalen Gefäße. Allerdings gibt es zu diesem Thema keine aktuellen Untersuchungen. Frühere Studien [188] konnten keinen Effekt nachweisen. An kultivierten Endothelzellen konnte gezeigt werden, daß sowohl ein Fluß im Kulturmedium als auch Hypoxie die Prostacyclin-Sekretion steigern [48, 269]. Beide Reize entstehen bei Arbeit durch das beschleunigt fließende, desoxygenierte pulmonalarterielle Blut. Im Jahre 1994 wurde ein Polypeptid beschrieben, welches die Prostacyclin-Sekretion von Endothelzellen stimulieren soll [205]. Dieser Prostacyclin-produzierende Faktor (PSF) soll in praktisch allen Organen exprimiert werden und zwar von Fibroblasten, Endothelzellen und, in ganz besonderem Maße, von glatten Muskelzellen kleiner Arterien [205]. Eine gestörte PSF-Regulation wird in Verbindung mit der diabetischen Angiopathie und dem atherosklerotischen Remodeling gebracht, nachdem bei entsprechenden Krankheiten verminderte Konzentrationen an PSF in den Gefäßen gefunden wurden [343].

Prostacyclin wirkt antiproliferativ auf glatte Muskelzellen [112, 172] und Fibroblasten [92, 380]. Daneben reduziert es die Adhäsion von aktivierten Granulozyten und Makrophagen [38, 211] und den ‚Superoxid-Burst‘ nach chemotaktischer Stimulation [83]. Es wirkt, vermutlich über diese beiden Mechanismen [364], der Entwicklung von Ischämie-Reperfusionsschäden, beispielsweise bei einer passageren Koronarokklusion entgegen [83, 307].

Bei pulmonaler Hypertonie ist die Prostacyclin-Synthese gestört [53]. Dies stellt einen wichtigen pathogenetischen Faktor für die Krankheit und den derzeit wichtigsten therapeutischen Ansatzpunkt dar.

2.2.3.4. Endothelin

Endothelin ist ein in den Endothelzellen produziertes Polypeptid, das 1988 von Yanisagawa entdeckt wurde [376]. Endothelin senkt in niedrigen Konzentrationen selektiv den pulmonalen Druck und Widerstand und antagonisiert die hypoxische Vasokonstriktion, wie Untersuchungen am Versuchstier ergaben [69]. Der vasodilatative Effekt setzt nach einer Bolusapplikation innerhalb von Sekunden ein und hält ca. 10 min an, während die systemische Vasokonstriktion, die bei höheren Dosen beobachtet wird, mit einer Latenz von 2-5 min einsetzt und mehr als 20 min anhält. Das gleiche gilt für den pulmonalen Tonus unter höheren Dosen. So erklärt sich, daß Endothelin-Rezeptorantagonisten und Endothelin-Converting-Enzyme-Antagonisten pulmonal vasokonstriktiv [76] oder vasodilatativ wirken können [358, 366]. Endothelin ist außerdem ein sehr potenter Wachstumsfaktor für glatte Muskelzellen [35] und Fibroblasten [326]. Darüberhinaus ist es chemotaktisch wirksam auf Fibroblasten von Lungenarterien [259, 260]. Endothelin wird vermehrt in Endothelzellen gebildet, die sich unter zyklischem ‚Stretch‘ befinden, einer experimentellen Situation, die einen erhöhten Blutdruck nachahmt. Außerdem führte auch Hypoxie zur einer gesteigerten Endothelinsekretion und stimulierte die Fibroblastenproliferation [66]. Dieser Befund wurde auch in vivo an der Ratte bestätigt. Ein weiterer physiologischer Aspekt ergibt sich aus der Interaktion von Endothelin mit dem atrialen natriuretischen Peptid (ANP): Endothelin blockiert in vitro die Wirkung von ANP auf die Steigerung der cGMP Produktion [201]. Das würde bedeuten, daß unter Bedingungen mit erhöhter ANP-Konzentration dem Endothelin eine zusätzliche vasokonstriktorische Funktion als ANP-Antagonist zukäme.

2.2.3.5. Atriales natriuretisches Peptid (ANP)

ANP stimuliert nach Bindung an einen ANP-A- oder ANP-B-Rezeptor die Guanylatzyklase, die das intrazelluläre cGMP erhöht. Der ANP-C-Rezeptor dient offensichtlich nur der Eliminierung von ANP aus der Zirkulation [175]. ANP bewirkt eine systemische und pulmonalarterielle Vasodilatation, die zu einem Anstieg des Herzminutenvolumens bei gleichzeitigem Abfall des arteriellen Blutdrucks und Abfall des pulmonalvenösen Drucks führt, ohne daß der pulmonalarterielle Druck steigen würde [181, 222]. Gleichzeitig tritt eine Plasma- und Proteinextravasion auf [373], der ein vermehrter venöser Widerstand [52] oder eine erhöhte endotheliale Permeabilität [29, 213] zugrunde liegen können.

Eine weitere Wirkung von ANP besteht in der Suppression der Endothelin-Bildung [36]. Umgekehrt wird durch Endothelin die ANP-Sekretion erheblich gesteigert [344]. Das bedeutet eine Hemmung des Endothelin-Systems durch das ANP-System im Sinne eines negativen "feedback"-Mechanismus.

Es gibt Hinweise, wonach ANP in der systemischen [52] und der pulmonalen Zirkulation [306] bevorzugt arterielle und nicht die venösen Gefäße dilatiert. Somit könnte das ANP zu einem erhöhten Kapillardruck führen und unter bestimmten Umständen (z.B. Höhenlungenödem) die Ödemneigung begünstigen.

2.2.4. Vasokonstriktive Mechanismen der pulmonalen Strombahn

2.2.4.1. Hypoxische pulmonale Vasokonstriktion

Die hypoxische pulmonale Vasokonstriktion (HPV) wurde bereits 1894 von Bradford & Dean [40] beschrieben, unabhängig davon aber im Jahre 1942 von J. Beyne [31] in der französischsprachigen Literatur und 1946 von Euler & Liljestrand [81]. Die letztgenannten Autoren gelten als die Begründer der modernen wissenschaftlichen Auseinandersetzung mit dem Phänomen. Die HPV ist ein elementarer physiologischer Mechanismus zur Optimierung der Anpassung der lokalen Perfusion and die lokale Ventilation. Sie setzt sehr schnell ein (ca. 7 s, [152]), hat aber eine zweite, langsam einsetzende und dann nicht mehr rasch reversible Komponente, die vermutlich bereits durch eine Änderung der Genexpression in den glatten Muskelzellen infolge einer Aktivierung verschiedener Gene durch einen "Hypoxie-induzierten Faktor" (HIF) geschieht. So ist HIF-1 für den hypoxieinduzierten Anstieg des Erythropoetin und verschiedener glykolytischer Enzyme verantwortlich [356]. Erst bei genereller alveolärer Hypoxie führt der Mechanismus der HPV zum Anstieg des pulmonalarteriellen Drucks. Die zugrundeliegenden Abläufe sind noch nicht vollständig bekannt.

Abb. 2.5 gibt hierzu *eine* gegenwärtige Arbeitshypothese wieder. Diese geht davon aus, daß die Widerstandsstrecke der hypoxischen Vasokonstriktion in den kleinen pulmonal-arteriellen Gefäßen lokalisiert ist, welche nach Eintritt in das Achsenskelett des Acinus bereits allseits von Alveolen umgeben sind. Die Sensorzelle ist wahrscheinlich die glattmuskuläre Zelle der pulmonalen Arterien selbst, es könnte aber auch eine der benachbarten Zellen (z.B. Alveoarzellen) sein. Der O_2-Sensormechanismus ist gegenwärtig nicht bekannt; er scheint aber mit einer NADPH-Oxidase in Zusammenhang zu stehen. In den glatten Muskelzellen kleiner Pulmonalarterien (‚small pulmonary artery smooth muscle cells' (SPASM-Zellen)) wurde mittels Western-Blot der gleiche Typ der NADPH-Oxidase nachgewiesen, der auch in den sauerstoffsensitiven Zellen des Glomus Caroticum nachgewiesen wurde [202]. Die kultivierten SPASM-Zellen produzierten unter Hypoxie erhebliche Mengen an Superoxidanionen. Die Produktion ließ sich durch Diphenyleniodonium (DPI) blockieren. Dies paßt zu der Beobachtung aus unserem Labor, daß im Kaninchenmodell die HPV durch DPI spezifisch blockiert wird [104]. In der Fortsetzung dieser Untersuchungen konnte aktuell gezeigt werden, daß auch die Blockierung der Superoxiddismutase spezifisch die HPV blockiert [365]. Das spricht für eine Signaltransduktion der HPV über Wasserstoffperoxid, das Reaktionsprodukt der Superoxiddismutase.

Die NADPH-Oxidase besitzt allerdings unterschiedliche Subtypen. So war in transgenen Mäusen, die keine granulozytäre NADPH-Oxidase besaßen, eine im Vergleich zu genetisch unveränderten Mäusen gleichgroße HPV auslösbar [363]. Das bedeutet, daß ein anderer Subtyp für das Sauerstoffsensing verantwortlich sein muß. Es ist aber anzunehmen, daß die SPASM-Zellen weitere sauerstoffsensitive Mechanismen besitzen.

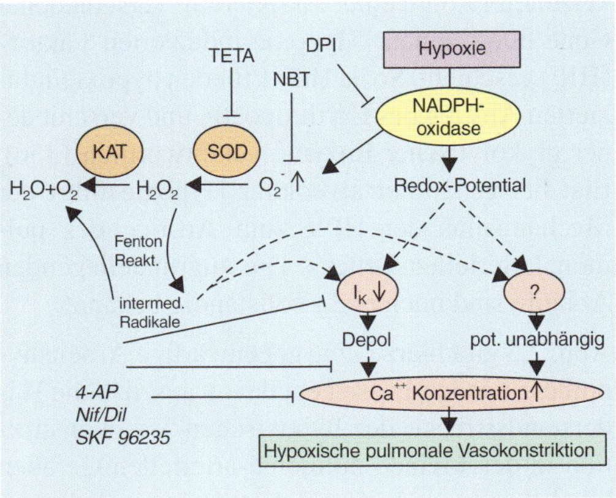

Abb. 2.5: Eine gegenwärtige Arbeitshypothese zur hypoxischen pulmonalen Vasokonstriktion (HPV). Der Sensormechanismus für die Hypoxie wird in der glatten Muskelzelle der pulmonalen Gefäße vermutet (☞ auch Text). SOD: Superoxiddismutase. O_2^-: Superoxidanion, H_2O_2: Wasserstoffperoxid, Kat: Katalase, Fenton-Reaktion: Reaktion unter Beteiligung von Eisenmolekülen, die über mehrere Zwischenschritte mit sehr kurzlebigen Radikalen (OH^-, $OH^•$) zu den stabilen Endprodukten H_2O und O_2 führt. I_K: Kaliumstrom. Bei Blockierung des Kaliumstromes depolarisiert die Zellmembran. Das blockiert die potentialabhängigen Calciumkanäle. Eine pharmakologische Blockierung der Membrandepolarisation kann die HPV nicht komplett verhindern. Daher müssen weitere, nicht potentialabhängige Calciumkanäle am Mechanismus beteiligt sein. Kursiv: Pharmakologische Werkzeuge zur Untersuchung der HPV. DPI: Diphenyleniodonium (blockiert nichtspezifisch die NADPH-Oxidase). TETA: Triethylentetramin (blockiert die Superoxiddismutase), NBT: Nitroblau-Tetrazolium (fängt Superoxidanionen ab). 4-AP: 4-Aminopyridin (blockiert verschiedene potentialabhängige Kaliumkanäle), Nif/Dil: Nifedipin und Diltiazem (blockieren selektiv die L-Typ-Calciumkanäle). SKF 96235: Unspezifischer Calciumkanalblocker, blockiert die HPV komplett.

Die Endstrecke der HPV ist eindeutig vom intrazellulären Calcium der SPASM-Zellen abhängig, nachdem der unspezifische Calciumkanalblocker SKF96235, der sowohl L-Typ als auch T-Typ-Calciumkanäle blockiert, die HPV komplett unterdrückt [1]. Eine Blockierung allein der L-Typ-Calciumkanäle dagegen blockierte nur die initiale Spitze der HPV. Der Mechanismus, über den eine Hypoxie die T-Typ Calciumkanäle steuern soll, ist zur Zeit noch völlig unklar. Für die L-Typ-Calciumkanäle ist dagegen bekannt, daß ihre Leitfähigkeit ganz überwiegend durch das Membranpotential bestimmt wird. Dies ist unmittelbar von der Kaliumleitfähigkeit abhängig (siehe oben). Diese sinkt unter Hypoxie ab und aktiviert dadurch die HPV [267, 381]. Verantwortlich für die Änderung der Kaliumleitfähigkeit war, ähnlich wie in den Chemorezeptoren des Glomus caroticum [191], ein spannungsabhängiger, durch 4-Aminopyridin (4-AP) hemmbarer Kaliumkanal [267]. Später wurde zusätzlich ein 4-AP-insensitiver Kaliumkanal beschrieben, der unter Hypoxie inaktiviert wurde [254]. Es ist bisher nicht bekannt, auf welche Weise der Sauerstoff Einfluß auf die Kaliumkanäle nimmt. Er könnte direkt aktivierend auf den Kanal wirken, es könnten aber auch das Redox-Potential [270, 382], die Superoxidanionen [221] und die Peroxidionen sein [345]. Schließlich könnte der sauerstoffsensitive Kaliumkanal Teil der NADPH-Oxidase sein [209]. Alle für die Kaliumkanäle angesprochenen Effektoren könnten prinzipiell auch für die T-Typ-Calciumkanäle bedeutsam sein. Die experimentelle Datenlage für diese Hypothese ist allerdings noch gering.

Nach gegenwärtigem Kenntnisstand spielen Prostaglandine, Thromboxan, Lipoxygenationsprodukte der Arachidonsäure sowie Endothelin keine Rolle für die akute Auslösung der hypoxischen Vasokonstriktion. Umgekehrt dagegen wird die hypoxische Vasokonstriktion durch NO und Prostacyclin, und Vasodilatoren wie Calciumantagonisten, α-Blocker und Endothelin-Antagonisten blockiert.

Die hypoxische pulmonale Vasokonstriktion ist pH-abhängig [185, 190]. Eine Azidose verstärkt die O_2-Sensitivität und eine Alkalose schwächt sie ab. Die Erklärung dieses Phänomens ist bislang nicht bekannt. Wie unsere Untersuchungen an den Endothelzellen kleiner Pulmonalarterien in situ ergeben haben, ist deren Membranpotential ebenfalls stark pH-abhängig [246]. Bei Azidose depolarisiert und bei Alkalose hyperpolarisiert die Membran. Dies könnte unmittelbare Auswirkungen auf die Funktion dieser Zellen haben. Beispielsweise wurde gezeigt, daß die NO-Synthese, vermittelt über den transmembranösen Calciumeinstrom, vom Membranpotential abhängig ist

[46, 195]. Bei Depolarisation der Membran wird die NO-Synthese durch einen verminderten Calciumeinstrom gehemmt. Somit würde die durch Azidose induzierte Membrandepolarisation der Endothelzellen zur Hemmung der lokalen NO-Synthese und somit zur überschießenden hypoxischen pulmonalen Vasokonstriktion führen (Abb. 2.6). Ebenso würde sich durch diesen neu entdeckten Mechanismus die Abschwächung der hypoxischen Vasokonstriktion im alkalischen Milieu erklären.

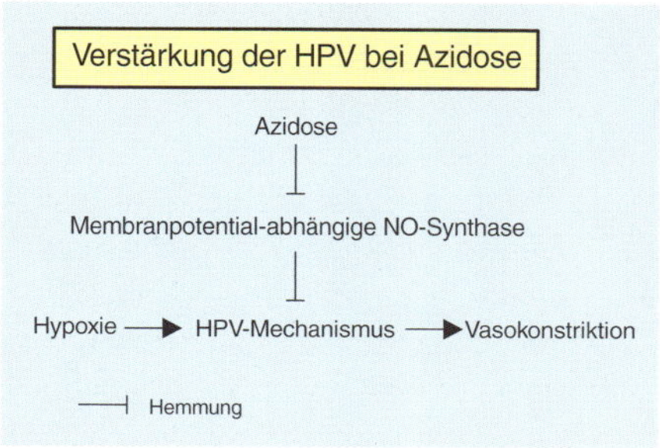

Abb. 2.6: Verstärkung der hypoxischen pulmonalen Vasokonstriktion (HPV) bei Azidose. Aus Tiermodellen ist bekannt, daß eine metabolische Azidose die hypoxische Vasokonstriktion verstärkt. Die Azidose-induzierte Depolarisation der Endothelzellen kleiner Pulmonalarterien liefert eine mögliche Erklärung des Phänomens. Die Azidose blockiert die vom Membranpotential abhängige NO-Synthese der Endothelzellen, welche unter physiologischen Bedingungen die HPV erheblich abschwächt.

2.2.4.2. Pulmonalvenöse Druckerhöhung

Bei einer Linksherzinsuffizienz mit Erhöhung des linksventrikulären Füllungsdrucks liegt auch ohne eine pulmonale Widerstandserhöhung ein erhöhter pulmonalarterieller Druck vor. Dieser wird durch einen Anstieg des präkapillären Widerstands weiter erhöht. Das wird besonders deutlich bei körperlicher Arbeit [234]. Das bedeutet, daß sich der pulmonale Tonus hier im Sinne einer Regelung des pulmonalkapillären Drucks verhält und einen Schutzmechanismus gegen die Entstehung eines Lungenödems darstellt (der sogenannte "Kitajew-Reflex" [300]. Alternativ zur Reflextheorie wird vermutet, daß die Steigerung des Widerstandes rein mechanisch durch die Bildung einer Ödemmanschette um die Gefäße herum entsteht. Betrachtet man die Patienten mit Kardiomyopathie oder Mitralvitien, so ist bei vielen eine mittelgradige bis schwere präkapilläre Widerstandserhöhung nachweisbar. Durch die Gabe von potenten Vasodilatantien (NO, Prostacyclin) gelingt es häufig, den pulmonalvaskulären Widerstand erheblich zu senken. Dies weist auf aktive vasokonstriktive Mechanismen hin, in deren Folge es auch zum Remodelling der Widerstandsgefäße mit einer zunehmenden "Fixierung" der präkapillären Hypertonie kommen könnte (s. unten).

Pathophysiologie

3. Pathophysiologie

3.1. Ursachen der pulmonalen Hypertonie

Die unterschiedlichen Pathomechanismen, die zur Entwicklung einer pulmonalen Hypertonie führen, sind in Abb. 3.1 zusammengefaßt. Zu nennen sind die primäre Obliteration im Rahmen von Lungenembolien, die mechanische Belastung (Streß), die sich primär durch Herzvitien ergibt aber sekundär bei jeder Form der pulmonalen Hypertonie entsteht, die Inflammation, die bei Kollagenosen, dem toxic oil Syndrom und den entzündlichen Lungenkrankheiten eine bedeutende Rolle spielt, die hypoxische pulmonale Vasokonstriktion, die bei atmosphärischer Hypoxie sowie alveolärer Hypoventilation auftritt und die genetische Disposition, die immer dann anzunehmen ist, wenn kein (PPH), oder nur ein schwacher Auslöser der pulmonalen Hypertonie, wie eine Leber-Cirrhose, die Einnahme von Appetitzüglern oder Amphetaminen oder eine chronische Virusinfektion vorliegt.

3.2. Schweregrad der pulmonalen Hypertonie

Man kann drei Schweregrade der pulmonalen Hypertonie unterscheiden. Bei der **latenten pulmonalen Hypertonie** ("b" in Abb. 3.2) liegt der pulmonalarterielle Mitteldruck (PAP) bei Ruhe im Normbereich (unter 20 mm Hg), erreicht aber unter Belastung Werte über 28 mmHg. Nimmt man die sogenannte "passive" pulmonale Hypertonie, verursacht durch einen Anstieg des Druckniveaus bei erhöhten linksventrikulären Füllungsdrücken, aus, so kommt als Ursache einer pulmonalen Hypertonie

1) eine Vasokonstriktion

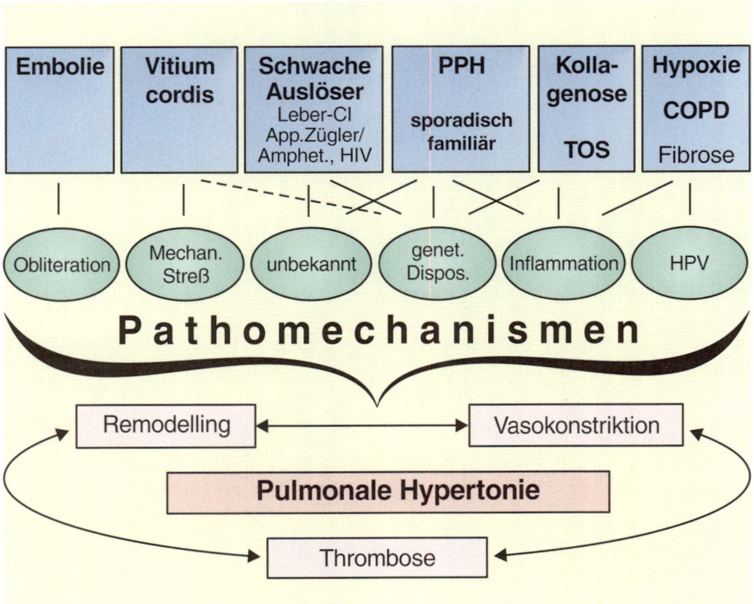

Abb. 3.1: Ursachen der präkapillären pulmonalen Hypertonie. Die einzelnen Krankheitsbilder lösen über verschiedene Pathomechanismen eine pulmonale Hypertonie aus. HPV, hypoxische pulmonale Vasokonstriktion, Inflammation, mechanischer Stress, die primäre Obliteration und unbekannte, teils sicherlich genetische Faktoren, führen zu Vasokonstriktion und Remodelling der Pulmonalgefäße. Die resultierende pulmonale Hypertonie wird häufig zusätzlich durch eine ,in-situ'-Thrombose der kleinen Lungenarterien verschlimmert. Primäre Auslöser sind die Thromboembolie, die Vitien des Herzens, Lebercirrhose, Appetitzügler, Amphetamine und andere Drogen und die HIV-Infektion. Die primäre pulmonale Hypertonie (PPH) zählt zu den seltenen Ursachen, häufiger sind dagegen die Kollagenosen und die Lungenkrankheiten (rechts). Das Toxic-Oil-Syndrom (TOS) trat 1981 durch vergiftetes Rapsöl in Spanien auf.

2) ein Querschnittsverlust durch Remodelling der Gefäßwände und durch Okklusion von Arterien (bei der PPH ist typisch ein sogenanntes "pruning", der Verlust vieler sehr kleiner Arterien)

3) ein Elastizitätsverlust (fehlende Distension), oder

4) ein eingeschränkter aktiver Vasodilatationsmechanismus

in Frage.

Klinisch fallen in der Regel eine Dyspnoe bei stärkerer Belastung und eine mäßige Einschränkung der aeroben Kapazität im Belastungstest auf. Die Patienten mit einer Primären Pulmonalen Hypertonie und assoziierten Krankheiten sind in diesem Stadium allerdings in aller Regel noch asymptomatisch (s. unten).

Bei der **manifesten pulmonalen Hypertonie** ("c" in Abb. 3.2) liegt der PAP bereits in Ruhe höher als 20 mmHg. Außerdem fällt der pulmonalvaskuläre Widerstand unter Belastung deutlich weniger ab, und entsprechend steigt der PAP unter Belastung mit steigendem Herzminutenvolumen steil an. Klinisch weisen diese Patienten Dyspnoe bei leichterer Belastung und eine deutlich erniedrigte aerobe Leistung auf. Die ganz überwiegende Zahl der Pa-

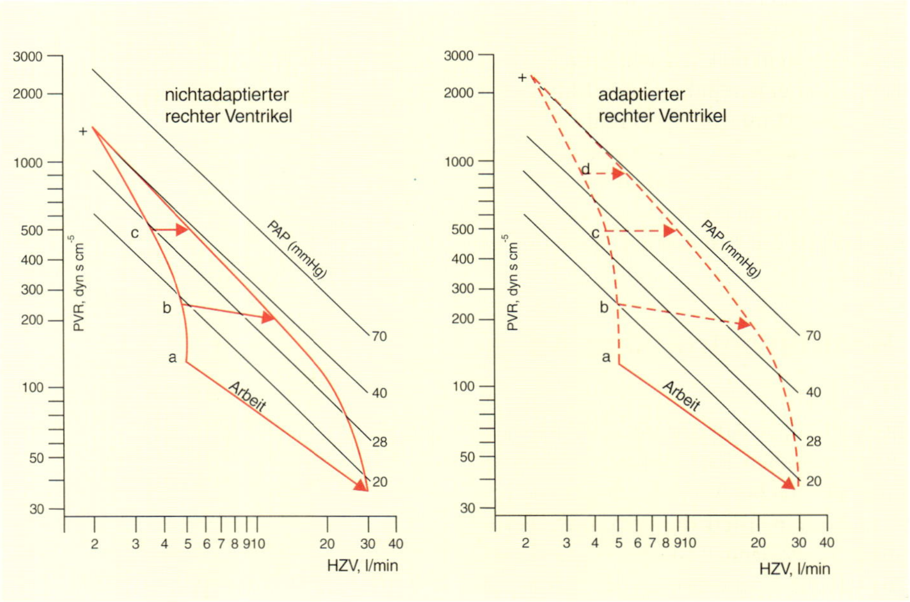

Abb. 3.2: Schweregrade der pulmonalen Hypertonie und rechtsventrikuläre Adaptation.
Doppeltlogarithmische Darstellung. HZV: Herzzeitvolumen, PVR: pulmonalvaskulärer Widerstand, PAP: pulmonalarterieller Mitteldruck unter Annahme eines pulmonalkapillären Drucks von 10 mmHg. Links sind die Verhältnisse bei einem normalen, nichtadaptierten rechten Ventrikel dargestellt, rechts bei einem chronisch druckbelasteten rechten Ventrikel mit Adaptation. Die Pfeile geben die hämodynamischen Veränderungen bei Arbeit wieder.

a) Normalbefund. In Ruhe liegt der pulmonale Mitteldruck deutlich unter 20 mmHg, das HZV liegt bei 5 l/min, der pulmonale Widerstand unter 150 dyn s cm^{-5}. Bei Arbeit steigt das HZV bis 30 l/min an (Sportler), ohne daß der pulmonale Druck wesentlich steigt.

b) Latente pulmonale Hypertonie. In Ruhe ist der PAP noch im Normbereich, steigt aber bei Belastung über 28 mmHg an. Das maximal erreichbare HZV ist beim nichtadaptierten Herzen stark vermindert. Beim gut adaptierten rechten Ventrikel wird bei Arbeit ein fast normales HZV erreicht, allerdings auf Kosten eines starken Anstiegs des pulmonalen Mitteldrucks, meist deutlich über 40 mmHg.

c) Manifeste pulmonale Hypertonie. Der nicht-adaptierte Patient zeigt bereits eine deutliche Einschränkung des Ruhe-HZV, während der adaptierte Patient erst bei Belastung eine Einschränkung erfährt.

d) Sehr schwere pulmonale Hypertonie. Der nicht-adaptierte Patient wäre bereits am ‚low-output Syndrom' verstorben (+). Der Patient mit einem gut adaptierten rechten Ventrikel hat ein erniedrigtes HZV in Ruhe und kaum mehr hämodynamische Reserven. Übersteigt der pulmonale Widerstand die Adaptationsfähigkeit, so verstirbt der Patient am ‚low-output Syndrom' (+).

tienten, die diesem Schweregrad zugeordnet werden, leidet ursächlich an einer Lungenkrankheit.

Die **schwere pulmonale Hypertonie** ("d") ist dadurch charakterisiert, daß schon in Ruhe das Herzminutenvolumen reduziert ist und unter Belastung nur wenig ansteigt. Die Patienten sind kaum noch belastbar (NYHA III-IV) und bereits in Ruhe findet sich meist eine venöse Sauerstoffsättigung unter 60 %. In diesem Schweregrad ist die Lebenserwartung sehr stark eingeschränkt. Der Einfluß der rechtsventrikulären Adaptation auf die Hämodynamik ist in Abb. 3.2 ebenfalls wiedergegeben. Abhängig vom Grad der Adaptation unterscheiden sich in diesem Stadium somit die pulmonalen Druck- und Widerstandswerte recht deutlich. Die Patienten mit Lungenkrankheiten dekompensieren häufig bereits bei einem pulmonalen Mitteldruck zwischen 30 und 45 mmHg, bei chronischen Lungenembolien zwischen 40 und 70 mmHg, bei den Pulmonal Arteriellen Hypertonien zwischen 40 und 120 mmHg, wobei die höchsten Druckwerte von den Patienten mit Eisenmenger-Reaktion erreicht werden.

3.3. Rechtsventrikuläre Adaptation

Die rechtsventrikuläre Adaption ist einer der wichtigsten prognostischen Faktoren bei pulmonaler Hypertonie. Der rechte Ventrikel hypertrophiert zunächst und kompensiert die gesteigerte Nachlast. Er dilatiert erst dann, wenn der Druck schneller wächst, als die Adaptation. Es zeigt sich, daß manche Patienten eine geradezu perfekte Adaptation an den erhöhten pulmonalen Widerstand entwickeln und auch mit suprasystemischen pulmonalen Drucken nur mittelgradig klinisch limitiert sind, während andere bereits bei mäßigen Widerstandserhöhungen rechtsventrikulär dekompensieren. Beginnt die Krankheit in frühem Alter und ist die Progression langsam, so kommt in aller Regel eine sehr gute rechtsventrikuläre Adaptation zustande. Insgesamt sind die Faktoren, die Einfluß auf das rechtsventrikuläre Remodelling haben, weithin unbekannt. Es gibt lediglich gewisse Hinweise darauf, daß das lokale ACE-Systems des Herzens unter Hypoxiebelastung aktiviert wird [225]. Dies könnte Bedeutung für die rechtsventrikuläre Adapation haben und möglicherweise für die enttäuschenden klinischen Effekte von ACE-Antagonisten bei pulmonaler Hypertonie verantwortlich sein.

3.4. Remodelling, Vasokonstriktion und in-situ-Thrombose in den Pulmonalarterien

Im Rahmen der pulmonalen Hypertonie kommt es ausnahmslos zu strukturellen Veränderungen der Pulmonalarterien, die in aller Regel parallel zur Vasokonstriktion auftreten. Oftmals tritt verstärkend eine lokale Thrombosierung kleiner Pulmonalarterien auf. Durch diese Vorgänge kommt es zu einer Abnahme des gesamten Gefäßquerschnittes und darüberhinaus zu einem Compliance-Verlust (Stiffening) des Gefäßgebietes.

3.4.1. Remodelling

Die strukturellen Veränderungen an den Pulmonalarterien sind an kleinen und großen Gefäßen sehr unterschiedlich. Die zentralen Gefäße werden aufgeweitet und können sogar aneurysmatische Formen annehmen, während das Lumen der kleinen Gefäße durch die Umbauvorgänge zunehmend verkleinert wird.

Der Begriff "Remodelling" wird in diesem Zusammenhang meist nur auf die Veränderungen der kleinen Lungengefäße bezogen. Die Beschreibung dieses Phänomens geht aus von der normalen Anatomie der distalen Gefäßaufzweigung der Lunge (Abb. 3.3). Dort besitzen die pulmonalarteriellen Gefäße bis hinunter zu einer Weite von ca. 80 µm Lumen eine kontinuierliche Media. Weiter distal finden sich nur noch partiell muskularisierte Gefäße, die sogenannte intermediäre Zellen aufweisen, die mit ihren Eigenschaften zwischen Perizyten und glatten Muskelzellen (SMC) anzusiedeln sind. In den am weitesten peripher gelegenen Gefäßbezirken findet man nur noch wenige Perizyten.

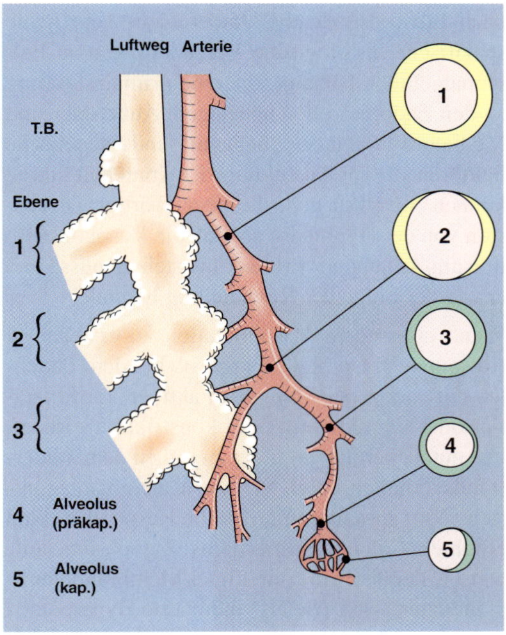

Abb. 3.3: Anatomie des pulmonalen Azinus. Die Azini stellen die kleinsten funktionellen Einheiten der Lunge dar. Parallel zum terminalen Bronchiolus verlaufen die kleinen muskulären Arterien (1), dann folgen teilweise muskuläre Gefäße (2) und nichtmuskuläre Arteriolen (3 und 4) sowie Kapillaren (5). Gelbe Flächen stellen glatte Muskulatur, grüne Flächen kontraktile Intimazellen (‚Intermediate cells' und ‚Pericyts') dar. Nach [64, 157].

In den allermeisten Fällen kommt es bei dem Remodelling der Gefäßwand a) zu einer Intimafibrose, b) zu einer Hypertrophie der Media und c) zu einer sogenannten "De Novo Muskularisation": die glatten Muskelzellen der Media wachsen in zunächst longitudinal angeordneten Zügen nach distal aus, so daß auch kleinere pulmonal-arterielle Gefäße bis herunter zu einem Durchschnitt von 15 μm eine komplette Muscularis aufweisen können. Die glatten Muskelzellen bilden vermehrt extrazelluläre Matrix, insbesondere Proteoglycane und Elastin. Gleichzeitig treten auch Veränderungen der Adventitia sowie der Intima auf. Bezüglich der Adventitia findet sich eine Aktivierung von Fibroblasten mit Proliferation dieser Zellen und Migration in die Gefäßwand hinein. Auch diese Zellen produzieren vermehrt extrazelluläre Matrix, insbesondere Kollagen Typ I und III. Hinsichtlich der Intima kommen mehrere Veränderungen zum Tragen. Die Glycocalixschicht auf den Endothelzellen scheint verändert, möglicherweise verbunden mit einer Reduktion von Heparansulfat, was per se einen Trigger für glattmuskuläres Wachstum darstellen könnte. Darüber hinaus scheint sich das Hämostaseprofil der Endothelzellen von der antikoagulatorischen Dominanz zur prothrombotischen Dominanz zu verschieben. Die Elastica interna ist zum Teil fragmentiert und weist Lücken auf, die ein Einwachsen von glatten Muskelzellen und Fibroblasten in die subendotheliale Schicht möglich machen. Eine Proliferation von als "Myofibroblasten" charakterisierten Zellen an dieser Stelle ist das typische Kennzeichen der Intimaproliferation oder der sogenannten Intimafibrose. Diese Myofibroblasten können von den ortsständigen intermediären Zellen, von eingewanderten glattmuskulären Zellen sowie von eingewanderten Fibroblasten abstammen. Die Veränderungen sind in Tab. 3.1 zusammenfassend dargestellt. Die sogenannte "plexogene Arteriopathie" ist dadurch charakterisiert, daß sich in kleinen, relativ dünnwandigen Ästen der Pulmonalarterien endoluminal multiple gewundene Kanäle ausbilden, die histologisch an Glomeruli der Niere erinnern. Nach neuesten immunhistologischen Untersuchungen bestehen die Kanäle überwiegend aus rasch proliferierenden Endothelzellen. Die Arbeitsgruppe um Norbert Voelkel und Rubin Tuder in Denver hat sich besonders intensiv mit den plexiformen Läsionen beschäftigt. Sie prägte den Begriff "misguided angiogenesis", der für die Hypothese steht, daß die intraluminalen Endothelproliferationen das Ergebnis eines frustranen Neovaskularisationsversuchs darstellen könnten [339]. Plexiforme Läsionen finden sich nicht nur bei der primären pulmonalen Hypertonie, sondern auch gelegentlich bei schweren kongenitalen Herzfehlern und seltenen Fällen von Leberzirrhose [124]. Allerdings sind die Läsionen bei solchen sekundären pulmonalen Hypertonien stets polyklonal, während bei primären pulmonalen Hypertonien und Dexfenfluramin-induzierten pulmonalen Hypertonien überwiegend monoklonale Läsionen gefunden werden [183].

Endothel	• Adhäsivität von Thrombozyten und Granulozyten↑ • Antikoagulatorische Aktivität↓, prokoagulatorische Aktivität↑ • Änderung der Glycocalixschicht • Heparansulfat ↓ • Steuerung der inflammatorischen Veränderungen • PPH: Plexiforme Läsionen, monoklonale Proliferation.
Intima	• Fibroblastenproliferation↑ • Proliferation von intermediären Zellen und Anstieg der kontraktilen Filamente mit Übergang in Fibroblasten • Kollagendeposition↑ • Proteoglycandeposition↑ • Polyamine↑ • Einwanderung und Proliferation von glatten Muskelzellen
Media	Glatte Muskelzellen: • Proliferation↑ • Elastindeposition↑ • Wanderung nach distal (de novo Muskularisation der Arteriolen) • Wanderung zur Intima? (Intimaproliferation/-fibrose)
Adventitia	Fibroblasten: • Proliferation↑ • Kollagendeposition↑ • Sensitivität gegenüber Endothelin-Stimulation↑

Tab. 3.1: Zelluläre Veränderungen beim Remodelling in der Intima, Media und Adventitia der Gefäße.

3.4.2. Vasokonstriktion

Bei der primären pulmonalen Hypertonie aber auch den meisten sekundären Formen läßt sich häufig der pulmonale Widerstand mit starken Vasodilatoren (Prostanoide, Adenosin) senken. Seltener gelingt eine starke Senkung mit NO oder Calcium-Antagonisten. Es sind oft die Patienten mit einer kürzeren Krankengeschichte, die besonders gut auf die Vasodilatantien ansprechen. Das hat zu der Hypothese geführt, daß die Vasokonstriktion das initiale Ereignis bei der PPH sei (Stadium I nach Edwards&Heath). Andererseits sind heute spezifische histologische Veränderungen an Pulmonalgefäßen bekannt, die eine primäre Störung an den Endothelzellen nahelegen. Außerdem sind Mediatordysbalancen bekannt und genetische Faktoren, die zur Ausbildung der Krankheit führen können. Insofern geht die gegenwärtige Diskussion von der Hypothese ab, daß die Vasokonstriktion am Anfang der Erkrankung stehen müsse und erst in der Folge des Remodelling beginne.

Wenn eine starke Vasodilatation zu erzielen ist (Responder), bleibt die Frage, ob bei dem Patienten ein endogener Mangel an aktiver Vasodilatation oder eine aktivierte Vasokonstriktion vorliegt. Die gute Übereinstimmung zwischen dem Widerstandsverhalten unter NO und Calciumantagonisten [309] spricht dafür, daß die Responder einen erhöhten Calciumeinstrom ins Zytoplasma aufweisen, der über ein erniedrigtes Membranpotential induziert wird. Die NO-induzierte Hyperpolarisation der Membran würde entsprechend die Calciumkanäle ebenso blockieren, wie ein Calciumantagonist. Die Ursache der Depolarisation wäre in einem endogenen Mangel an hyperpolarisierenden Faktoren zu vermuten. Ist weder eine Wirkung von NO noch von Calciumantagonisten vorhanden, so kann das bedeuten, daß das Membranpotential oder der Calciumeinstrom unbedeutend sind, oder daß der Calciumausstrom aus dem Zytoplasma endogen blockiert ist. Theoretisch könnten auch strukturelle Veränderungen gegenüber vasoaktiven Mechanismen so stark dominieren, daß allein deshalb keinerlei Vasoreaktivität mehr beobachtet wird. Es kann aber auch nicht ausgeschlossen werden, daß bei solchen "Non-Respondern" die endogenen vasodilativen Mechanismen bereits maximal aktiviert sind und deshalb keine weitere Vasodilatation mehr zu erzielen ist. Aus molekularbiologischen Untersuchungen ergab sich allerdings, daß eine funktionell entscheidende Komponente eines spannungsabhängigen Kaliumkanals bei den PPH-Patienten vermindert exprimiert wird [383]. Dies würde einem primären Mangel an aktiver Vasodilatation gleichkommen und sehr stark gegen die letztgenannte Erklärung für eine schlechte Ansprache auf Vasodilatoren sprechen.

3.4.3. Thrombose

Bei Thrombosen in Gefäßen mit einem Durchmesser unter 200 µm geht man in aller Regel von in-situ-Thrombosen und nicht von embolischen Ereignissen aus. Die Thrombosen verkleinern den Gefäßbaum und können weitere Umbauvorgänge aktivieren, die das Lumen vermindern. Auch bei Patienten mit primärer pulmonaler Hypertonie werden häufig Thrombosen in kleinen Gefäßen beobachtet. Bei manchen Patienten ist dies der prädominierende histologische Befund. Dafür wurde der Begriff "thrombogenic pulmonary artery disease" geprägt [350]. Es handelt sich dabei aber nicht um eine eigenständige Krankheit, nachdem Untersuchungen bei der familiären Form der primären pulmonalen Hypertonie zeigten, daß die Mitglieder einer bestimmten Familie genau so verschieden stark von Thrombosen betroffen sind, wie Mitglieder verschiedener Familien. Wahrscheinlich entscheiden sekundäre Faktoren über das Ausmaß der Thrombose bei primärer pulmonaler Hypertonie. Bei den primär toxisch getriggerten pulmonalen Hypertonien, wie dem "Toxic Oil Syndrom", oder im Monocrotalin-Modell der Ratte, gehört die in-Situ-Thrombose zu den frühen Ereignissen in der Entwicklung der pulmonalen Hypertonie. Für die anderen Formen der pulmonalen Hypertonie läßt sich keine Aussage über den zeitlichen Ablauf solcher Ereignisse machen. Hier betrifft die Thrombose besonders solche Gefäße, die bereits im Rahmen des Remodelling umgebaut sind. Das kann sowohl als Folge einer schweren Störung der endothelialen Funktion interpretiert werden oder umgekehrt, als Aktivierung des Remodelling durch die Gerinnungsphänomene (s. auch positives Feedback).

3.5. Mediatordysbalance

Sehr komplex ist die Frage, welche humoralen Effektoren für das Remodelling der pulmonalvaskulären Gefäßwand verantwortlich sind. Eine Übersicht über die möglichen Kandidaten gibt Tab. 3.2. Zusammenfassend haben wir es mit drei Gruppen von Substanzen zu tun. Zum einen Substanzen, welche ein vasokonstriktives Profil besitzen und darüber hinaus mitogenen Einfluß auf Gefäßwandkomponenten ausüben. Prototyp dieser Substanzen ist das Endothelin; aber auch Thromboxan A_2 (TXA_2), Angiotensin II, und der plättchenaktivierende Faktor (PAF) können zu dieser Gruppe gerechnet werden. Es gibt zahlreiche Hinweise dafür, daß in verschiedenen Modellen mit chronischer pulmonaler Hypertonie und Gefäßwandremodelling eine vermehrte Bildung dieser Substanzen auftritt. Die zweite Gruppe von Substanzen umfaßt sogenannte Growth Factors, zu denen man unter Einschränkungen den Tumor Nekrose Faktor (TNF) und Interleukin 1 (IL-1) zählen kann. Diese Substanzgruppe hat keinen oder nur einen geringen vasoaktiven Einfluß auf die pulmonale Strombahn. Dennoch können die Substanzen sehr wesentlich zu Umbauprozessen in der Gefäßwand beitragen, wie aus der tabellarischen Zusammenstellung (Tab. 3.2) ersichtlich ist. Die dritte Gruppe umfaßt Substanzen, welche primär vasodilatativ und darüberhinaus antiproliferativ wirksam sind. Dieses sind insbesondere PGI_2, ANP und NO. Diese relaxierenden Substanzen hemmen darüber hinaus die Plättchen-Endothel- und Granulozyten-Endothel-Interaktion. Man muß feststellen, daß hinsichtlich der proliferationsfördernden und mitogenen Faktoren eine Klassifikation in dominante Effektoren und solche mit Epiphänomencharakter gegenwärtig bestenfalls für einige tierexperimentelle Situationen vorgenommen werden kann. Für die Situation der pulmonalen Hypertonie des Menschen sind Quantifizierung und Kinetik der humoralen Effektorbildung hinsichtlich des Gefäßwandumbaus noch weitgehend unbekannt. Zahlreiche Indizien sprechen aber für eine bedeutende Rolle des Endothels einerseits als Sensor und andererseits als "Dirigent" der komplexen Erscheinungen.

3.5.1. Erhöhte Endothelinspiegel

Mittels Immunostaining zeigten Giaid et al. [99], daß Endothelin in den verschiedenen pulmonalvaskulären Gefäßabschnitten bei Gesunden und bei Patienten mit pulmonalen Erkrankungen ohne pulmonale Hypertonie nur marginal nachweisbar ist. Sehr stark ausgeprägt dagegen fand sich Endothelin in verschiedenen pulmonalvaskulären Gefäßabschnitten bei pulmonaler Hypertonie unterschiedlicher Genese. Allerdings betraf dies nicht nur die kleinen, verengten Gefäße, sondern auch die großen dilatierten Pulmonalgefäße. Bei Neugeborenen mit persistierender pulmonaler Hypertonie wurden erhöhte Endothelin-Spiegel im Blut

Substanz	Ursprung	Gefäßtonus	Mediahypertrophie	Fibroblasten-Chemotaxis	Fibroblasten-Wachstum	Matrix-Sekretion	Thrombozyten Interaktion	Granulozyten Interaktion
Konstringierende Substanzen								
ET1	Endothel	↑↑	↑	↑↑	↑↑	?	?	?
TXA_2		↑↑	↑	?	↑	?	↑	
A II	Plasma	↑↑	?	?	?			
Sonstige Wachstumsfaktoren								
Thrombin	Plasma	0	↑	↑	↑↑	↑	↑	↑
PAF	Endothel	↑↓	↑	↑	↑	↑	↑↑	↑
PDGF	ubiquitär	0	↑	↑	↑↑	↑	↑	↑
IGF-1		(↑)	↑	↑↑	↑↑	↑↑	?	?
FGF		0	↑	?	↑↑	↑		
TNF		0	?	?	↑↑	↑		
TGF β		0	↑	↑	↑	?		
IL-1		0	↑	↑	↑↓	↑		
Relaxierende Substanzen								
PGI_2	Endothel	↓↓	↓	↓	↓	?	↓	↓
PGE_2/E_1	Ubiquit.	↓	↓	↓	↓		↓	↓
NO	Endothel/ Epithel	↓↓	↓	?	↓	?	↓	↓
ANP/BNP	Herz	↓↓	↓	?	↓	?		

Tab. 3.2: Mediatoren mit Einfluß auf das Gefäßwandremodelling, geordnet nach ihren vasoaktiven Eigenschaften. ET1: Endothelin 1, PAF: platelet activating factor, TXA_2: Thromboxan A_2, A II: Angiotensin II, F'gen: Fibrin- bzw. Fibrinogenspaltprodukte, IGF-1: insulin like growth factor-1, PDGF: platetet derived growth factor, FGF: fibroblast growth factor, TNF: tumor necrosis factor, TGF-beta: transforming growth factor-beta, IL-1: Interleukin-1, PGI_2: Prostacyclin, PGE_2, PGE_1: Prostaglandin E_2 bzw. E_1, NO: Stickstoffmonoxyd = EDRF, ANP: atriales natriuretisches Peptid.

gefunden [8, 286] und eine experimentelle intrauterine Ligation des Ductus Arteriosus Botalli führte beim Schaf zur vermehrten Endothelin-Bildung [148]. Diese Befunde wären mit der Vorstellung vereinbar, daß die Endothelin-Synthese durch einen erhöhten pulmonalen Druck hochgeregelt wird und dann das Remodelling der Gefäße aktiviert und gleichzeitig vasokonstriktiv wirkt. Damit könnte es eine entscheidende Rolle für die Perpetuierung der pulmonalen Hypertonie spielen (positives Feedback). Dafür spricht auch die Reduktion des pulmonalen Druckanstiegs nach intrauteriner Ligation des Ductus arteriosus botalli durch den Endothelin-A-Rezeptorantagonisten BQ123 [149].

Die neuerdings verfügbaren selektiven Endothelin-Antagonisten für ET-A und ET-B-Rezeptoren [73] sowie selektive Agonisten gestatten einen weiteren Einblick in die komplexe Endothelin-Wirkung: So scheint es, daß über die Stimulation des ET-A Rezeptors sowohl die DNA-Synthese und damit die Proliferation der Zellen aktiviert wird als auch die Bildung von c-AMP, das die DNA-Synthese wieder hemmt. Die Stimulation der ET-B-Rezeptoren hemmt wieder die c-AMP-Bildung und steigert über diesen Weg die DNA-Syntheserate [325]. Diese komplexen Zusammenhänge werden dadurch noch komplizierter, daß kontraktile Zellen der Bronchial- und Gefäßmuskulatur entgegengesetzt reagieren können. So zeigten Uhlig et al. 1995, daß die selektive Stimulation von ET-B Rezeptoren eine Vasodilatation und gleichzeitig eine Bronchokonstriktion auslöst [341].

Zur Zeit werden klinische Phase II-Studien mit selektiven Endothelin-A-Rezeptor Antagonisten durchgeführt, nachdem tierexperimentell Hinweise auf eine günstige Beeinflussung des Remodelling im chronischen Hypoxiemodell nachgewiesen wurden. Aufgrund der nicht vollständig verstandenen Interaktionen des Endothelins mit anderen Systemen kann man erst nach Abschluß dieser Studien bewerten, welchen Stellenwert diese neuen Substanzen für die Therapie der pulmonalen Hypertonie besitzen.

3.5.2. Erniedrigtes Prostacyclin/Thromboxan-Verhältnis

Die Prostacyclin-Synthese ist bei chronischer pulmonaler Hypertonie vermindert und die Synthese von Thromboxan A_2, seinem physiologischen Gegenspieler, ist vermehrt [53]. Dazu passend wurde histologisch eine verminderte Expression der Prostacyclin-Synthase im Endothel bei primärer pulmonaler Hypertonie festgestellt [340]. Das verschobene Gleichgewicht zwischen Prostacyclin und Thromboxan A_2 bedeutet eine Stimulation von Vasokonstriktion, Proliferation, Thrombose und Inflammation in den betroffenen Gefäßen und könnte von großer Bedeutung für die Entstehung und Unterhaltung einer pulmonalen Hypertonie sein.

3.5.3. Erhöhte Serotoninspiegel

Wenn Blutplättchen aggregieren, so wird Serotonin bzw. 5-Hydroxytryptamin freigesetzt. Dieses stellt einen starken pulmonalen Vasokonstriktor dar [212] und steigert die Proliferation von den glatten Muskelzellen der Pulmonalgefäße [184]. Hervé et al. konnten 1995 zeigen, daß PPH Patienten gegenüber Kontrollpersonen zwar gleich hohe Serotoninspiegel im Vollblut hatten, daß aber im Serum ca. 50-fach erhöhte Serotoninspiegel vorlagen und der Serotoningehalt der Blutplättchen gegenüber den Kontrollpatienten etwa auf die Hälfte reduziert war [125]. Dies sprach für eine Störung in der Speicherfunktion der Blutplättchen für Serotonin. Diese Störung persistierte auch nach Lungentransplantation, was darauf hinweist, daß die gestörte thrombozytäre Speicherfunktion für Serotonin in einigen Fällen die entscheidende Ursache der pulmonalen Hypertonie ist.

Der endgültige Stellenwert dieses möglichen Pathomechanismus der PPH im Vergleich zu den anderen bekannten Faktoren kann anhand der gegenwärtigen Daten nicht bestimmt werden.

3.5.4. Vermehrt proinflammatorische Lipidmediatoren

In PPH-Lungen waren erhöhte Konzentrationen von 5-Lipoxygenase und dem 5-Lipoxygenase-aktivierenden Peptid (FLAP) im Endothel und in benachbarten Makrophagen festzustellen [375]. Zusätzlich sind histologisch aktivierte Gewebsmakrophagen in der Umgebung der Pulmonalgefäße nachweisbar. Dies deutet auf eine chronische Inflammation hin, die sowohl die Vasokonstriktion als auch das Remodelling aktivieren kann. Der Mangel des antiinflammatorischen Mediators Prostacyclin erhöht noch die Bedeutung des Befundes.

3.5.5. Dominanz von prothrombotischen Faktoren

Plasminogen-aktivator-inhibitor-1 (PAI-1) und tissue-Plasminogen-aktivator (t-PA) sind bei pulmonaler Hypertonie erhöht [39]. Zusätzlich konnte kürzlich gezeigt werden, daß auch der transpulmonale Gradient des PAI-1 bei PPH erhöht ist und erhöhte Spiegel des von-Willebrand Faktors vorhanden sind [134]. Alle genannten Mediatoren sind Endothelprodukte und ihre vermehrte Sekretion zeigt an, daß die Endothelfunktion bei pulmonaler Hypertonie nicht nur einfach vermindert ist, sondern daß ein Ungleichgewicht verschiedener Funktionen vorliegt. Die beschriebenen Befunde könnten für lokale thrombotische Ereignisse in der pulmonalen Strombahn bedeutsam sein, die zu einer mechanischen Verlegung und zu einer Aktivierung von proliferativen Vorgängen führen können. So wurde gezeigt, daß lösliche Produkte der Fibrinbildung und Thrombin potente mitogene Eigenschaften für Fibroblasten haben [102], die durch Calreticulin als Rezeptorstruktur vermittelt werden [103]. Diese Befunde könnten erklären, warum eine Antikoagulation mit Marcumar die Prognose der PPH-Patienten verbessert, indem die "latente Gerinnung" und damit die Produktion von

Fibrin und seinen Spaltprodukten sowie Thrombin gehemmt wird.

3.6. Feedback-Mechanismen

3.6.1. Positives Feedback

3.6.1.1. Mechanischer Streß

Wenn eine pulmonale Hypertonie besteht, so wirken stark vermehrte physikalische Kräfte auf die Gefäßwände. Diese setzen sich aus einem hydrostatischem und einem zyklischen Anteil zusammen. Zusätzlich können in den kleinen Gefäßen erhöhte Scherkräfte vorhanden sein (shear stress). Die Kombination solcher mechanischer Faktoren mit einer Endothelzellschädigung scheint zu besonders ausgeprägten Gefäßreaktionen zu führen [37]. Gefäße, die hydrostatischen und zyklischen Belastungen ausgesetzt sind, reagieren mit einer Verdickung der Wände (Remodelling). Diese Gefäßveränderungen schützen die Gefäße vor Dilatation und das Interstitium vor der Extravasion von Plasma (Lungenödem), andererseits aber erhöhen sie den pulmonalen Widerstand und "fixieren" die pulmonale Hypertonie.

Eine Zusammenstellung der Befunde ist in Abb. 3.4 wiedergegeben. Wie Untersuchungen mit isolierten Endothelmonolayern gezeigt haben, ist eine zyklische Dehnung in der Lage, die Produktion von Endothelin, Prostazyklin und Plasminogen-Aktivator-Inhibitor (PAI-1) gleichzeitig zu erhöhen [48]. Das gleichzeitige Auftreten von Endothelin und Prostacyclin könnte erklären, warum der Gefäßtonus balanciert bleibt und dennoch bereits ein Remodelling induziert werden kann. Der Anstieg von PAI-1 würde die Neigung zur lokalen Thrombosebildung erklären. Die zyklische Dehnung von Fibroblasten führt zur Aktivierung dieser Zellen mit erhöhter Mitoserate und gesteigerter Produktion von extrazellulärer Matrix (Fibrosierung) [34]. Ebenso wird in der glatten Muskulatur, unabhängig vom Endothel, eine Hypertrophie und vermehrte Elastinproduktion induziert, wie an der Aorta gezeigt wurde [154]. Eine pulmonalvaskuläre Stauung mit chronischer proteinreicher Exsudation in das Lungeninterstitium wird insbesondere unter körperlicher Belastung manifest. Diese Exsudation könnte über Thrombin ein inflammatorisches Geschehen der Gefäßwand induzieren, zu dem auch die Gefäßkonstriktion gehört.

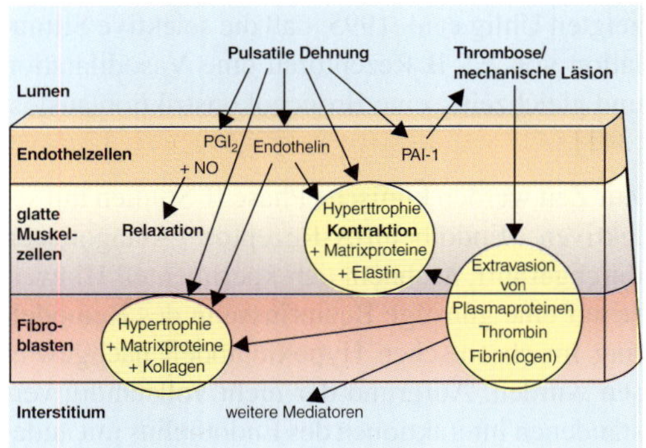

Abb. 3.4: Reaktion der Gefäßwand auf mechanischen Stress.
Durch eine zyklische Dehnung verschiedener Zellpopulationen wird deren Wachstum und die Sekretion von Matrixproteinen induziert; gleichzeitig wird die Sekretion von Wachstumsfaktoren stimuliert. Thrombin und Fibrinspaltprodukte wirken einerseits als Wachstumsfaktoren, gleichzeitig induzieren sie die Bildung weiterer Mediatoren. PAI-1: Plasminogen activator inhibitor, für sonstige Abkürzungen ☞ Tab. 3.2. Nach Daten von [48, 102, 154].

3.6.1.2. Polyglobulie

Eine Polyglobulie wird meist über die arterielle Hypoxie ausgelöst, die bei Lungenerkrankungen, Rechts-links-Shunt und bei chronischer Lungenembolie als Folge eines Mismatch von Ventilation und Perfusion oder bei alveolärer Hypoxie als Folge von atmosphärischer Hypoxie oder Hypoventilation auftritt. Die damit verbundene Steigerung der Viskosität erhöht den Perfusionswiderstand und somit den pulmonalen Druck. Andererseits steigt über eine hohe Hämoglobinkonzentration das arterielle O_2-Angebot an die Peripherie und der Bedarf an Herzminutenvolumen sinkt. Ein Optimum der Hämoglobinkonzentration scheint für COPD-Patienten zwischen 16 und 18 g/100ml zu liegen, für Eisenmenger-Patienten dagegen eher noch höher.

3.6.1.3. In-situ-Thrombose

Eine pulmonale Hypertonie führt zu einer gestörten endothelialen Funktion und fördert die Thrombosebildung. Dadurch wird der Gefäßquerschnitt verkleinert und die pulmonale Hypertonie wird verstärkt. Dies wäre bereits ein positiver Feedbackmechanismus. Es kommt noch hinzu, daß Thrombin und Fibrinogenspaltprodukte, die im Rahmen von Gerinnungsphänomenen freigesetzt werden, starke Wachstumsfaktoren sind und das

Remodelling des Gefäßes beschleunigen (oder induzieren) können.

3.6.1.4. Veränderung der Genexpression

Bei Patienten mit schwerer pulmonaler Hypertonie werden verminderte endotheliale Konzentrationen der NO-Synthase gefunden [100] und darüberhinaus wird die Expression von ceNOS mRNA experimentell durch Hypoxie reduziert [216]. Außerdem sinkt die Expression der Prostacyclin-Synthase [340] und steigt die Expression der Endothelin-Expression [99]. All diese Veränderungen wirken im Sinne eines positiven Feedback und tragen zur Verstärkung der bereits vorhandenen pathophysiologischen Störungen bei.

3.6.2. Negatives Feedback

3.6.2.1. NO

Einen negativen Feedback-Mechanismus stellt die endotheliale NO-Synthese dar. Beim Modell der hypoxisch induzierten pulmonalen Hypertonie führt beispielsweise die Blockierung der NO-Synthese durch L-NMMA zu einer massiven Steigerung der hypoxischen pulmonalen Vasokonstriktion [11]. Es ist allerdings zur Zeit unklar, ob Patienten mit PPH eine normale, verminderte oder erhöhte NO-Produktion aufweisen. Die Literatur ist hier sehr widersprüchlich. Aus der therapeutischen Anwendung von inhalativem NO ist bekannt, daß nur ein Teil der Patienten mit einer pulmonalen Vasodilatation reagiert. Es ist aber nicht bekannt, auf welcher Stufe der intrazellulären Signaltransduktion sich die "Responder" von den "Non-Respondern" unterscheiden. Die erste Hypothese würde lauten, daß manche Patienten ein so stark aktiviertes ANP-System haben, daß die cGMP Konzentration in den Widerstandsgefäßen bereits maximal ist und daß deshalb das NO keinen zusätzlichen Effekt mehr auslösen kann. Man kann zweitens die Hypothese aufstellen, daß bei den Non-Respondern die NO-abhängige Guanylatzyklase inhibiert ist oder fehlt und deshalb die cGMP-Antwort ausbleibt, oder drittens, daß bei den Non-Respondern die vasodilative Antwort auf das cGMP ausbleibt. Wir überprüften diese Hypothesen, indem wir bei Patienten mit schweren pulmonalen Hypertonien vor und nach einer Inhalation mit NO die pulmonalarteriellen und systemarteriellen Plasmakonzentrationen von ANP und cGMP bestimmten und mit den hämodynamischen Effekten in Beziehung setzten [98]. Bei der Untergruppe der "NO-Responder" betrug der mittlere PVR-Abfall 43 %, bei den restlichen Patienten lediglich 6 % ("Non-Responder"). Die pulmonalarteriellen und die systemarteriellen cGMP-Spiegel stiegen unter der NO-Inhalation im Mittel aller Patienten von ca. 14 auf fast 80 nM an, was einem 5,6-fachen Anstieg entspricht. Der transpulmonale Gradient als Differenz zwischen systemarteriellem und pulmonalarteriellem cGMP Spiegel stieg sogar von 1,2 auf 22,3 nM an. Dieser massive Anstieg des Gradienten wies auf eine excessive Steigerung der pulmonalen cGMP-Sekretion unter NO hin. Interessanterweise war keinerlei Korrelation der durch NO ausgelösten cGMP-Effekte mit den hämodynamischen Effekten festzustellen. Mit anderen Worten: Die Non-Responder reagierten auf NO mit dem gleichen cGMP-Anstieg wie die Responder. Für die eingangs formulierte Hypothese bedeutet das, daß weder eine Interaktion mit dem ANP-System noch eine Inaktivierung der Guanylatzyklase für den ausbleibenden vasodilativen NO-Effekt verantwortlich sein kann, sondern daß das produzierte cGMP bei Non-Respondern keine Vasodilatation auszulösen vermag.

Die Übereinstimmung zwischen der vasodilativen Potenz auf NO und Calciumantagonisten deutet darauf hin, daß Membranpotential-unabhängige Effekte von NO, beispielsweise auf die Myosinkinase, bei den Patienten keine große Rolle spielen und die Unterschiede zwischen Respondern und Nonrespondern den Calciumkanälen nachgeschaltet sein müssen.

3.6.2.2. Erhöhte ANP-Spiegel

Einen weiteren negativen Feedback stellt das atriale natriuretische Peptid dar. Die Sekretion dieses Peptides ist bei pulmonalvaskulärer Druckerhöhung erheblich gesteigert und bewirkt eine pulmonale Vasodilatation. Daneben hemmt ANP das Remodelling durch seine antiproliferativen Eigenschaften [374]. Zusätzlich wirkt es einer Natrium- und Volumenretention entgegen.

Die ANP-Spiegel sind bei Patienten mit chronisch obstruktiver Atemwegskrankheit signifikant erhöht [6] und korrelieren signifikant mit dem zentralen Venendruck, dem pulmonalen Gefäßwiderstand, dem Herzminutenvolumen und der pulmonalarteriellen Sauerstoffsättigung. Allerdings lagen im untersuchten Kollektiv allenfalls mittelgradige pulmonale Hypertonien vor. Wir haben die ANP-Konzentrationen von 20 Patienten mit schwerer pulmonaler Hypertonie untersucht [371]. Der überwiegende Teil (14 Patienten) litt an einer PPH, die restlichen Patienten litten an einer isolierten pulmonalen Hypertonie bei CREST-Syndrom (2), Lungenfibrose (2), chronischen Lungenembolien (1) und COPD (1). Die ANP-Konzentrationen waren im Mittel mit 582 pg/ml sehr stark erhöht (Norm < 50 pg/ml, Abb. 3.5).

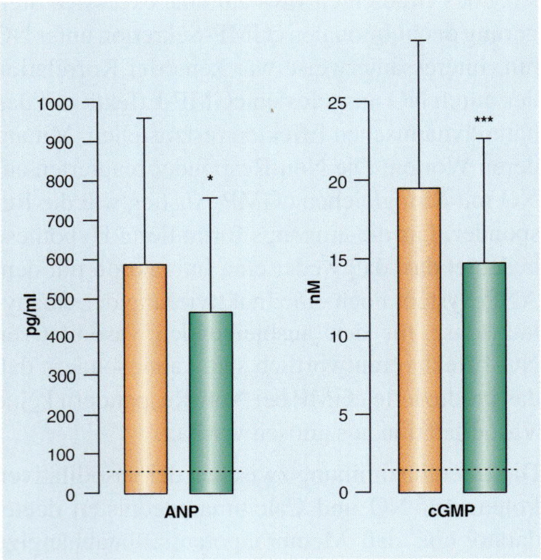

Abb. 3.5: ANP und cGMP bei schwerer pulmonaler Hypertonie.
Die orangefarbenen Balken repräsentieren die pulmonalarteriellen Spiegel ± SD vor und die grünen Balken nach Inhalation mit Iloprost. Die gestrichelte Linie markiert jeweils den oberen Normbereich. Sowohl das ANP als auch der second messenger, cGMP waren massiv erhöht. Parallel zu einem Abfall des pulmonalen Widerstandes bei der Inhalation fielen auch die ANP und cGMP-Werte signifikant ab. Nach [370].

Wie erwartet korrelierten die Spiegel signifikant mit dem pulmonalarteriellen Druck, dem PVR und der pulmonalarteriellen O_2-Sättigung sowie mit dem zentralen Venendruck und dem Herzminutenvolumen. Zusätzlich korrelierte die mittels Thermodilution ermittelte rechtsventrikuläre Ejektionsfraktion (RVEF) mit dem ANP-Spiegel. Das ANP-System wurde also, wie vermutet, mit steigender rechtsventrikulärer Belastung zunehmend aktiviert. Während die Korrelation des ANP mit den meisten hämodynamischen Parametern mit linearen Regressionen zu beschreiben war, zeigten das Herzminutenvolumen und die RVEF ein Schwellenphänomen. Erst wenn das HMV unter 4 l/min bzw. die RVEF unter 20 % absanken, waren sehr stark erhöhte ANP-Spiegel festzustellen. Oberhalb dieser Schwellenbereiche waren die Spiegel durchweg unterhalb von 300 pg/ml. Das deutet darauf hin, daß bei einer rechtsventrikulären Dekompensation ein separater Regelkreis der ANP-Sekretion aktiviert wird, der für die massiv erhöhten ANP-Spiegel bei den dekompensierten Patienten verantwortlich ist. Dem ANP-System kommt unter physiologischen Bedingungen und im Rahmen der rechtsventrikulären Dekompensation eine wichtige Rolle als negativer Feedback-Mechanismus zu.

Diagnostik und Klassifikation entsprechend der PPH Welt Konferenz in Evian (1998)

4. Diagnostik und Klassifikation entsprechend der PPH Welt Konferenz in Evian (1998)

In der Zusammenfassung der PPH Weltkonferenz in Evian, 1998, ist die Expertenmeinung zu verschiedenen Aspekten der pulmonalen Hypertonie wiedergegeben. Das Hauptthema der Konferenz war die Primäre Pulmonale Hypertonie (PPH). Entsprechend stand diese Erkrankung auch im Mittelpunkt der Ausführungen. Es wurde deutlich, daß eine Abgrenzung der PPH von anderen Erkrankungen und assoziierten Bedingungen durchaus schwierig ist. Es ist ein Verdienst der Konferenz, daß unter Einbeziehung der verschiedenen Expertenmeinungen Richtlinien und Definitionen erarbeitet wurden, auf deren Basis die wissenschaftliche Forschung aufbauen kann. Im folgenden werden die erarbeiteten Richtlinien in deutscher Übersetzung wiedergegeben.

4.1. Risikofaktoren und assoziierte Bedingungen

Die Stellungnahme zu den Risikofaktoren wurde von einer Arbeitsgruppe unter Vorsitz von Lucien Abenhaim (Montreal) und Gerald Simonneau (Paris) von Miguel Gomez-Sanchez (Madrid), Didier Lebrec (Clichy, Frankreich) und Rudolf Speich, Zürich erarbeitet:

Ein Risikofaktor für pulmonale Hypertonie ist jede Bedingung, die im Verdacht steht, eine kausale oder bahnende Rolle bei der Entwicklung der Erkrankung zu spielen. Weil Risikofaktoren eine Aussage über das Risiko der Entstehung der pulmonalen Hypertonie machen, müssen sie bereits vor dem Krankheitsbeginn vorhanden sein. Risikofaktoren können Medikamente, chemische Produkte, Krankheiten oder einen klinischen Zustand (Alter, Geschlecht) beinhalten. Wir verwenden den Begriff "assoziierte Bedingung", wenn es nicht möglich ist, festzustellen, ob ein Faktor bereits vor Beginn der primären pulmonalen Hypertonie vorhanden war und es somit unklar ist, ob er eine kausale Rolle spielt. Assoziierte Bedingungen können Krankheiten sein, die zusammen mit der primären pulmonalen Hypertonie auftreten und daher das Ergebnis eines gemeinsamen Risikofaktors sind. Wenn assoziierte Bedingungen nach dem Beginn einer PPH auftreten, kann es möglich sein, daß die PPH ein Risikofaktor für diese Bedingung ist.

Schlußfolgerungen bezüglich der kausalen Beziehung zwischen Risikofaktoren und der Entwicklung einer PPH beziehen sich auf das Ausmaß der Assoziation, den zeitlichen Zusammenhang der assoziierten Faktoren und die Konsistenz der Beobachtungen. Das klinische Bild der PPH bei Patienten mit bekannten Risikofaktoren ist im allgemeinen durch den Schweregrad der PPH bestimmt in Kombination mit den Auswirkungen des Risikofaktors auf den Zustand des Patienten. Beispielsweise werden bei der Assoziation von PPH und Lebercirrhose die kombinierten klinischen Befunde von PPH und Lebererkrankung zu Tage treten.

Die exakten Mechanismen, über welche ein Risikofaktor eine PPH auslöst, sind nicht bekannt. Angesichts der Tatsache, daß das absolute Risiko generell niedrig ist, spielen Faktoren der individuellen Empfänglichkeit wahrscheinlich eine große Rolle.

Die folgenden Risikofaktoren wurden auf der Basis ihrer Stärke der Assoziation mit PPH und ihrer wahrscheinlich kausalen Rolle eingeteilt. "Definitiv" deutet eine Assoziation an, die auf mehreren übereinstimmenden Beobachtungen basiert, einschließlich einer größeren kontrollierten Studie oder einer eindeutigen Epidemie. Es ist anzunehmen, daß definitive Risikofaktoren eine kausale Rolle bei der Entwicklung der Krankheit spielen. Der Begriff "sehr wahrscheinlich" deutet verschiedene übereinstimmende Beobachtungen an, (einschließlich großer Fallserien und Studien) die nicht einem Selektionsungleichgewicht zugeschrieben werden können oder einer generellen Übereinstimmung unter den Experten. "Möglich" deutet eine Assoziation an, basierend auf Fallberichten, Registern oder Expertenmeinungen. "Unwahrscheinlich" bezeichnet solche Faktoren, die im Verdacht standen, Risikofaktoren darzustellen, aber sich in kontrollierten Studien nicht als solche erwiesen.

Medikamente und Toxine
• Definitiv - Animorex - Fenfluramin - Dexfenfluramin - Toxisches Rapsöl • Sehr wahrscheinlich - Amphetamine - L-tryptophan • Möglich - Metamphetamine - Kokain - Chemotherapeutische Medikamente • Unwahrscheinlich - Antidepressiva - Orale Kontrazeptiva - Östrogen-Therapie - Zigarettenrauchen
Demographische und medizinische Bedingungen
• Definitiv - Geschlecht • Möglich - Schwangerschaft - Systemische Hypertonie • Unwahrscheinlich - Übergewicht
Krankheiten
• Definitiv - HIV-Infektion • Sehr wahrscheinlich - Portale Hypertonie/Lebererkrankungen - Kollagenosen - Kongenitale Links-Rechts-Shuntvitien • Möglich - Schilddrüsenerkrankungen

Tab. 4.1: Risikofaktoren für die Entwicklung einer Pulmonal Arteriellen Hypertonie (Nach Evian Konferenz, 1998 [389]).

4.2. Nomenklatur und Klassifikation der pulmonalen Hypertonie

4.2.1. Diagnostische Klassifikation

Die Nomenklatur und Klassifikation der pulmonalen Hypertonie hat sich im Vergleich zur bisherigen Klassifikation recht deutlich verändert. Insbesondere wurde die Unterscheidung zwischen primärer und sekundärer pulmonaler Hypertonie aufgegeben. Eine neue Krankheitsgruppe der "Pulmonal Arteriellen Hypertonie" wurde der "Pulmonal Venösen Hypertonie" und den Lungenkrankheiten sowie den thromboembolischen Krankheiten gegenübergestellt. Daneben wurde eine weitere Gruppe für vaskulitische Krankheitsbilder eingeführt. Die neue Einteilung ist besonders unter therapeutischen Gesichtspunkten relevant, denn die Krankheiten in der Gruppe der "Pulmonal Arteriellen Hypertonie" erscheinen einer Therapie mit Prostanoiden zugänglich, während solche Medikamente in der zweiten Gruppe in aller Regel kontraindiziert sind. Die neue Nomenklatur wurde während der Konferenz unter Vorsitz von A. P. Fishman im gesamten Forum diskutiert und später von Stuart Rich und Lewis Rubin endgültig niedergelegt.

Während der Konferenz bestand die Tendenz, die Bezeichnung "Primäre Pulmonale Hypertonie" ganz aufzugeben, nachdem die Bezeichnung "primär" verlangt, daß kein plausibler Auslöser der Erkrankung vorliegt. Nun kann ein Krankheitsbild, das weder histologisch noch klinisch oder pharmakologisch von der "Primären Pulmonalen Hypertonie" zu unterscheiden ist, mit disponierenden Faktoren (z.B. Appetitzügler oder Schwangerschaft) assoziiert sein. Es läßt sich aber nicht sicher entscheiden, ob es sich hierbei um einen kausalen (primären) Faktor handelt oder ob er lediglich die subklinisch vorhandene Erkrankung zur Manifestation bringt. Entsprechend kann auch nicht sicher entschieden werden, ob die Erkrankung einer "Primären Pulmonalen Hypertonie" im strengen Sinne entspricht. Diese Unsicherheit wächst, je strenger die Definition interpretiert wird.

In der offiziellen Zusammenfassung der Konferenz wurde der Begriff "Primäre Pulmonale Hypertonie" schließlich doch beibehalten, allerdings in Abgrenzung von Krankheiten und assoziierten Bedingungen, die einem plausiblen Auslöser entsprechen. Damit wurde Rücksicht auf die große Bedeutung genommen, welche dem Begriff "PPH" in der wissenschaftlichen Literatur und der Öffentlichkeitsarbeit bereits zukommt.

Während der Konferenz bestand ein offener Diskussionspunkt darin, wie die Beziehung zwischen kongenitalen Herzerkrankungen und PPH zu interpretieren sei. Nach der bisherigen Auffassung lassen sich Vitien mit einem starken intrinsischen Anteil an der Genese der pulmonalen Hypertonie (z.B. kleiner Vorhofseptumdefekt) von solchen mit einem starken extrinschen Anteil unterscheiden (z.B. großer Ventrikelseptumdefekt). Die Annahme, daß hierbei unterschiedliche biologische Mechanismen eine Rolle spielen, scheint durchaus plausibel. In der endgültigen Klassifikation wurden alle kongenitalen systemisch-pulmonalen Shuntvitien gleichermaßen in die Gruppe der "Pulmonal Arteriellen Hypertonie" aufgenommen und damit in die Nähe zur Primären Pulmonalen Hypertonie gerückt. Ähnlich verhält es sich mit den Lebererkrankungen. Hier lassen sich Krankheitsbilder mit einer schwersten pulmonalen Widerstandserhöhung, ähnlich der primären pulmonalen Hypertonie von solchen unterscheiden, bei denen ein Verlust des systemischen Vasotonus und eine konsekutive hyperzirkulatorische pulmonale Hypertonie vorliegt. Auch diese Krankheitsbilder sind pathobiologisch und insbesondere therapeutisch durchaus verschieden, denn nur die portopulmonalen Hypertonien mit deutlich erhöhtem pulmonalen Widerstand können sinnvoll mit Prostanoiden behandelt werden. Auch hier vermeidet die neue Klassifikation eine eindeutige Stellungnahme. Bei den Kollagenosen bleiben ebenfalls Fragen offen. So werden beispielsweise pulmonale Hypertonien mit gleichzeitigen klinischen Zeichen einer Kollagenose der Pulmonal Arteriellen Hypertonie zugeordnet. Sind zwar typische Autoantikörper nachweisbar, aber die klinischen Zeichen fehlen oder sind unzureichend für die Diagnose, wäre die Krankheit der PPH zuzuordnen. Wenn sich aber im Rahmen der Kollagenose eine Lungenfibrose entwickelt, so müßte die Krankheit der Gruppe 3 "Pulmonale Hypertonie bei Lungenkrankheiten" zugeordnet werden. Da die Abgrenzung zur klinisch manifesten Kollagenose einerseits und zur Lungenbeteiligung andererseits sehr schwierig sein kann, ist die neue Klassifikation bezüglich der Kollagenose-assoziierten Pulmonalen Hypertonie ebenfalls noch unscharf definiert.

Während der Konferenz wurde diskutiert, die hämodynamische Reaktion auf Vasodilatantien in die Klassifikation aufzunehmen. Dies hätte auf die pathobiologisch und therapeutisch gravierenden Unterschiede zwischen den einzelnen Patienten Rücksicht genommen. Letztlich wurde dieser funktionelle Gesichtspunkt in der endgültigen Klassifikation nicht berücksichtigt.

Trotz aller Mängel, welche die neue Klassifikation aufweist, ist anzunehmen, daß sie bis zur nächsten PPH Weltkonferenz Bestand haben wird. Sie stellt somit längerfristig die Basis für die internationale wissenschaftliche Diskussion dar und erlaubt eine klare Definition des spezifischen Forschungsbedarfes (☞ auch Tab. 4.2).

4.2.2. Funktioneller Schweregrad

Der funktionelle Schweregrad wurde auf der Konferenz als wichtiger Bestandteil der Klassifikation angesehen. Diskutiert wurde die Frage eines adäquaten Meßverfahrens (beispielsweise 6-min-Gehtest, Ergometrie, Echokardiographie, Katheteruntersuchung). Auch wurde die Frage diskutiert, ob nicht die aktuelle Medikation (beispielsweise hochdosierte Calciumantagonisten oder Prostanoide) in die Klassifikation aufgenommen werden sollte.

Für die Einteilung des Schweregrades wurden letztlich allein anamnestische Parameter herangezogen. Die aktuelle Medikation blieb gänzlich unberücksichtigt.

1	**Pulmonal Arterielle Hypertonie**
1.1	Primäre Pulmonale Hypertonie
a)	Sporadisch
b)	Familiär
1.2	in Verbindung mit:
a)	Kollagenosen
b)	Kongenitalen systemisch-pulmonalen Shuntvitien
c)	Portale Hypertension
d)	HIV Infektion
e)	Drogen/Medikamente
1)	Appetitzügler
2)	Andere
f)	Persistierende pulmonale Hypertonie der Neugeborenen
g)	Andere
2	**Pulmonal Venöse Hypertonie**
2.1	Linksatriale oder linksventrikuläre Erkrankungen
2.2	Linksseitige Klappenerkrankungen
2.3	Kompression der zentralen Lungenvenen von außen
a)	Mediastinalfibrose
b)	Adenopathie/Tumoren
2.4	Pulmonale Veno-Occlusive Krankheit
2.5	Andere
3	**Pulmonale Hypertonie assoziiert mit Erkrankungen der Atemwege und/oder Hypoxämie**
3.1	Chronisch obstruktive Lungenkrankheit
3.2	Interstitielle Lungenkrankheit
3.3	Schlafapnoe
3.4	Erkrankungen mit alveolärer Hypoventilation
3.5	Höhenbewohner
3.6	Lungenkrankheiten der Neugeborenen
3.7	Bronchopulmonale Dysplasie
3.8	Andere
4	**Pulmonale Hypertonie aufgrund chronischer thrombotischer und/oder embolischer Erkrankungen**
4.1	Thromboembolie der proximalen Lungenarterien
4.2	Obstruktion der distalen Lungenarterien
a)	Lungenembolie (Thrombus, Tumor, Parasiten, Fremdkörper)
b)	In-situ Thrombose
c)	Sichelzellanämie
5	**Pulmonale Hypertonie aufgrund von Erkrankungen, die unmittelbar die Lungengefäße betreffen**
5.1	Inflammatorisch
a)	Schistosomiasis
b)	Sarkoidose
c)	Andere
5.2	Pulmonal Kapilläre Hämangiomatose

Tab. 4.2: Nomenklatur und Klassifikation der pulmonalen Hypertonie gemäß Evian Konferenz 1998, nach [389].

Klasse 1	Patienten mit pulmonaler Hypertonie ohne Einschränkung der körperlichen Aktivität. Normale körperliche Belastungen führen nicht zu vermehrter Dyspnoe oder Müdigkeit, thorakalen Schmerzen oder Schwächeanfällen.
Klasse 2	Patienten mit pulmonaler Hypertonie mit einer leichten Einschränkung der körperlichen Aktivität. Keine Beschwerden in Ruhe. Normale körperliche Aktivität führt zu vermehrter Dyspnoe oder Müdigkeit, thorakalen Schmerzen oder Schwächeanfällen.
Klasse 3	Patienten mit pulmonaler Hypertonie mit deutlicher Einschränkung der körperlichen Aktivität. Keine Beschwerden in Ruhe. Bereits leichtere als normale Belastungen führen zu Dyspnoe oder Müdigkeit, thorakalen Schmerzen oder Schwächeanfällen.
Klasse 4	Patienten mit pulmonaler Hypertonie mit Unfähigkeit, irgendwelche körperliche Belastung ohne Beschwerden auszuführen. Zeichen der manifesten Rechtsherzinsuffizienz. Dyspnoe und/oder Müdigkeit können bereits in Ruhe vorhanden sein. Bei geringster Aktivität werden die Beschwerden verstärkt.

Tab. 4.3: Funktioneller Schweregrad der pulmonalen Hypertonie (Nach Evian Konferenz 1998, modifiziert nach der New York Heart (NYHA) Klassifikation [389]).

4.3. Diagnostik der pulmonalen Hypertonie (Empfehlungen der Evian-Konferenz)

Die Vorschläge zur Diagnostik der pulmonalen Hypertonie wurden unter Vorsitz von Alfred Fishman, Philadelphia und Michael McGoon, Rochester zusammen mit Irina Chazova, Moskau, Peter Fedullo, San Diego, Meinhard Kneussl, Wien, Andrew Peacock, Glasgow, und Adam Torbicki, Warschau, erarbeitet. Sie werden im folgenden (Kap. 4.3.) in deutscher Übersetzung wiedergegeben.

Die diagnostische Strategie für die Untersuchung von Patienten mit pulmonaler Hypertonie ist gut akzeptiert und besitzt ein hohes Maß an Übereinstimmung unter den erfahrenen Klinikern. Unter Ausnutzung der gegenwärtigen medizinisch technischen Möglichkeiten kann die korrekte Diagnose und Abschätzung des Schweregrades einer pulmonalen Hypertonie bei einem Patienten mit einer hohen Sicherheit gestellt werden. Die Übereinstimmung bezüglich des allgemeinen diagnostischen Vorgehens erlaubt es, hier eine Konzentration auf spezifische Problembereiche vorzunehmen.

4.3.1. Suchtests für pulmonale Hypertonie

Ein Suchtest in einer geeigneten Population kann dazu führen, daß die Erkrankung frühzeitig festgestellt wird, noch bevor Symptome erkennbar werden oder in Fällen, wo die richtige Diagnose zuvor noch nicht vermutet wurde. Dies könnte die Therapie zu einem frühen Zeitpunkt erlauben, wo dynamische bzw. reversible pathogenetische Mechanismen vorhanden sind und damit die Aussicht auf eine gute Prognose verbessern. Suchtests sollten nichtinvasiv sein, ein niedriges Risiko beinhalten und eine hohe Sensitivität und Spezifität bei der Feststellung der pulmonalen Hypertonie besitzen.

Suchtests sind adäquat in Populationen mit einem erhöhten Risiko für die Entwicklung einer pulmonalen Hypertonie. In solchen Fällen sollte die Untersuchung stets mit einer gründlichen klinischen Befragung starten, um die Symptome zu beleuchten, die zu einer pulmonalen Hypertonie passen sowie eine gründliche körperliche Untersuchung beinhalten. Wenn die Befragung und die Untersuchung nicht schlüssig sind, können weitere diagnostische Maßnahmen angezeigt sein.

Die folgenden Vorschläge wurden unter Berücksichtigung spezifischer Patientengruppen gemacht. Ein transthorakales Echokardiogramm ist gegenwärtig der bevorzugte Suchtest auf das Vorhandensein einer pulmonalen Hypertonie.

4.3.1.1. Kollagenosen

- **Formenkreis der Systemischen Sklerose**

Aufgrund der hohen Prävalenz der pulmonalen Hypertonie bei diesen Patienten und wegen der effektiven Therapiemöglichkeiten, wird ein transthorakales

Echokardiogramm in jährlichen Intervallen empfohlen, unabhängig ob Symptome vorhanden sind, oder nicht.

Systemischer Lupus Erythematodes disseminatus, Rheumatoide Arthritis und andere Kollagenosen

Aufgrund der niedrigen Prävalenz der pulmonalen Hypertonie und dem Fehlen einer etablierten effektiven Therapie, wird ein transthorakales Echokardiogramm nur dann empfohlen, wenn Symptome vorhanden sind, die auf eine pulmonale Hypertonie hinweisen.

4.3.1.2. Familien mit nachgewiesener pulmonaler Hypertonie

Eine detaillierte Familiengeschichte sollte zum Diagnosezeitpunkt einer PPH aufgenommen werden. Es ist vernünftig, ein transthorakales Echokardiogramm bei den erstgradigen Verwandten durchzuführen und zwar zum Diagnosezeitpunkt und jederzeit, wenn Symptome auftreten, die auf eine pulmonale Hypertonie hinweisen sowie alle 3 bis 5 Jahre bei asymptomatischen Angehörigen. Zusätzlich sollten die Verwandten über die typischen Symptome der pulmonalen Hypertonie hingewiesen werden. Die Grundlage dieser Empfehlung ist die größere Prävalenz der familiären Form der PPH im Vergleich zu früheren Annahmen und die Verfügbarkeit effektiver Therapiemaßnahmen. Außerdem wird der Suchtest unter asymptomatischen Familienangehörigen dazu beitragen, zusätzliche Informationen über die tatsächliche Prävalenz der familiären Form der PPH und die Effektivität einer frühen Intervention zu liefern.

4.3.1.3. Lebererkrankungen/Portale Hypertension

Weil eine pulmonale Hypertonie für diese Patienten einen hohen Risikofaktor für die Lebertransplantation darstellt und weil eine effektive Therapie verfügbar ist, sollte ein transthorakales Echokardiogramm bei allen Patienten durchgeführt werden, die sich in der Vorbereitung zur Lebertransplantation befinden.

4.3.1.4. HIV-Infektion

Angesichts der niedrigen Prävalenz der pulmonalen Hypertonie wird ein transthorakales Echokardiogramm nur bei solchen HIV-positiven Patienten empfohlen, die eine hinweisende Symptomatik aufweisen.

4.3.1.5. Patienten mit einer Vorgeschichte von intravenösem Drogengebrauch

Angesichts der unklaren Prävalenz der pulmonalen Hypertonie wird ein transthorakales Echokardiogramm nur bei solchen Patienten empfohlen, die eine hinweisende Symptomatik aufweisen.

4.3.1.6. Patienten mit einer Vorgeschichte der Einnahme von Appetitzüglern

Angesichts der niedrigen Prävalenz der pulmonalen Hypertonie wird ein transthorakales Echokardiogramm nur bei solchen Patienten empfohlen, die eine hinweisende Symptomatik aufweisen.

4.3.2. Die Untersuchung einer milden pulmonalen Hypertonie

Der breite Gebrauch der Doppler-Echokardiographie bei der Untersuchung von unspezifischen kardiovaskulären Symptomen oder Befunden hat zu zufälligen Beobachtungen eines leicht erhöhten systolischen rechtsventrikulären Druckes geführt. Eine solche "milde" pulmonale Hypertonie ist definiert als ein systolischer pulmonal arterieller Druck von 40 bis 55 mmHg, was einer Geschwindigkeit des Tricuspidal-Jets von 3,0 bis 3,5 m/s entspricht. Die folgenden Vorschläge werden im Hinblick auf die Untersuchung der milden pulmonalen Hypertonie gemacht.

4.3.2.1. Asymptomatische Personen

Es wird empfohlen, das Doppler-Echokardiogramm innerhalb 6 Monaten zu wiederholen, verbunden mit einer detaillierten Anamnese und körperlichen Untersuchung.

4.3.2.2. Symptomatische Personen

Es wird empfohlen, eine Rechtsherzkatheteruntersuchung durchzuführen, um die hämodynamischen Ergebnisse zu bestätigen. Wenn unter Ruhebedingungen keine pulmonale Hypertonie vorliegt, wird empfohlen, einen Belastungstest anzuschließen. Patienten mit einer milden pulmonalen Hypertonie bei Ruhe oder Belastung sollten behandelt werden, wie andere Patienten mit pulmonaler Hypertonie.

4.3.2.3. Hochrisikopatienten

Personen, die asymptomatisch sind, aber ein hohes Risiko haben, eine pulmonale Hypertonie zu entwickeln, sollten Doppler-Echokardiographisch nach 6 Monaten nachuntersucht werden. Wenn sich die milde pulmonale Hypertonie bestätigt, sollten sie diagnostisch und therapeutisch so behandelt werden, wie symptomatische Patienten.

4.3.3. Methoden zur Charakterisierung einer pulmonalen Hypertonie

Die Fortschritte der medizinischen Technologie haben die nichtinvasiven Meßmethoden erheblich verbessert, indem sie präziser und besser reproduzierbar die zugrundeliegende Pathophysiologie der Krankheit widerspiegeln.

4.3.3.1. Echokardiographie mit Doppler

Die folgenden Parameter werden zur Messung vorgeschlagen:

- Geschwindigkeit des Tricuspidal-Reflux Jets
- Pulmonal arterielle systolische Flußbeschleunigungszeit
- Rechtsventrikuläre Ejektionszeit
- Rechtsventrikuläre Volumina
- Rechtsventrikulärer Index der myokardialen Leistung
- Zeitpunkt der Mitsystolischen Deceleration der rechtsventrikulären Ejektion

Die Echokardiographie mit Doppler kann sinnvoll sein bei der Nachuntersuchung von Patienten mit pulmonaler Hypertonie, um den Progress der Erkrankung und/oder die Therapieansprache zu überprüfen.

4.3.3.2. Magnet-Resonanz-Tomographie

Die folgenden Parameter können sinnvoll für die Untersuchung des Patienten sein:

- Rechtsventrikuläre Morphologie
- Rechtsatriale Morphologie
- Pulmonalarterielle Morphologie
- Rechtsventrikuläre Funktion

4.3.3.3. Computer-Tomographie des Brustkorbes

Die folgenden Parameter können hilfreich sein:

- Rechtsventrikuläre Morphologie
- Rechtsatriale Morphologie
- Pulmonalarterielle Morphologie
- Rechtsventrikuläre Funktion

Es wird empfohlen, auch ein hochauflösendes Thorax-CT durchzuführen, um das Lungenparenchym zu beurteilen und das Vorhandensein einer pulmonalen veno-okklusiven Erkrankung festzustellen.

Der Stellenwert wiederholter Thorax-CT Untersuchungen zur Verlaufsbeurteilung ist nicht gesichert.

4.3.3.4. Belastungstests

Ein 6-min Gehtest oder eine Spiroergometrie zum Zeitpunkt der Diagnose und für die Verlaufsuntersuchungen werden empfohlen. Belastungstests charakterisieren am besten die funktionelle Einschränkung von Patienten mit PPH und ihre Therapieansprache.

4.3.3.5. Rechtsherzkatheteruntersuchung

Die Rechtsherzkatheteruntersuchung wird für alle Patienten empfohlen, welche wegen einer pulmonalen Hypertonie untersucht werden. Die Messungen während der Katheteruntersuchung sollen die folgenden Meßwerte beinhalten:

- Rechts atrialer Druck
- Rechtsventrikulärer systolischer und end-diastolischer Druck
- Pulmonalarterieller systolischer, diastolischer und mittlerer Druck
- Pulmonal arterieller Verschlußdruck (Wedge-Druck)
- Systemische und pulmonal arterielle Sauerstoffsättigung
- Herzzeitvolumen

4.3.3.6. Pharmakologische Testung

Es wird empfohlen, daß alle Patienten zum Zeitpunkt ihrer initialen Rechtsherzkatheteruntersuchung hinsichtlich ihres Ansprechens auf akute kurzwirksame Vasodilatoren getestet werden. Die folgenden Vasodilatoren werden vorgeschlagen:

- Intravenöses Prostacyclin

- Inhaliertes Stickstoffmonoxid (NO)
- Intravenöses Adenosin

Patienten, die in diesem Test gut ansprechen, können unter Umständen hervorragend von einer Therapie mit oralen Calcium-Antagonisten profitieren. Obwohl es keinen Konsens bezüglich der Definition des Ansprechens auf Vasodilatoren gibt, wäre eine minimale akzeptierbare Reaktion eine Reduktion des mittleren pulmonal arteriellen Drucks um 10 mmHg, verbunden entweder mit einem unveränderten oder gesteigerten Herzminutenvolumen. Patienten, die im Test nicht gut ansprechen, werden wahrscheinlich nicht von einer Therapie mit oralen Calciumantagonisten profitieren.

4.3.3.7. Schätzung der pulmonal arteriellen Impedanz

Die Messung der Impedanz des pulmonalen Gefäßbettes unter Benutzung der Beschleunigungszeit (AcT) könnten zusätzliche Informationen über die rechtsventrikuläre Leistung bringen. Die Parameter der Impedanz könnten hämodynamische Informationen liefern, die über die von Fluß- und Druckmessungen abgeleiteten Meßgrößen hinausgehen und besser die tatsächliche rechtsventrikuläre Nachlast widerspiegeln. Exakte Messungen der Impedanz können zum Zeitpunkt der Katheteruntersuchung durchgeführt werden, indem "high-fidelity" multisensor Druck- und Flußaufnehmer verwendet werden.

4.3.3.8. Lungenbiopsie

Obwohl die pathologische Untersuchung zuweilen Einblick in die histopathologische Charakteristik pulmonal hypertensiver Zustände gewährt, ist die Prozedur mit einem Risiko verbunden und es gibt wenig Hinweise darauf, daß sie zusätzliche klinisch verwertbare Informationen liefert, die über die sorgfältige nichtinvasive und hämodynamische Untersuchung hinausgeht. Dies gilt für die meisten Patienten. Die Lungenbiopsie kann nicht als Teil der Routineuntersuchung von Patienten mit vermuteter PPH empfohlen werden. Sie sollte in Erwägung gezogen werden bei spezifischen Indikationen, wie etwa bei Verdacht auf eine aktive Vaskulitis.

4.4. Eigene Vorschläge zum praktischen Vorgehen

4.4.1. Diagnostik bei Verdacht auf pulmonale Hypertonie

Der initiale Verdacht auf das Vorliegen einer pulmonalen Hypertonie ergibt sich durch das Beschwerdebild oder eine Risikokonstellation, welche eine Screeninguntersuchung rechtfertigt (☞ Empfehlungen der Evian-Konferenz, Kap. 4.3.1). In einigen Fällen wird sie sich zufällig ergeben, beispielsweise durch ein auffälliges EKG, Echokardiogramm oder eine Röntgenaufnahme im Rahmen einer anderen Fragestellung. Nach einer gründlichen Anamnese, welche auch die Familienanamnese einschließen sollte, und der körperlichen Untersuchung sollte die Basisdiagnostik in Form von Röntgenaufnahme, EKG und Echokardiographie durchgeführt bzw. vervollständigt werden. Ergibt sich daraus kein Anhalt für pulmonale Hypertonie und sind die Beschwerden gering, so sind keine weiteren Nachuntersuchungen notwendig. Sind zwar Anhaltspunkte für das Vorliegen einer milden pulmonalen Hypertonie vorhanden (☞ Kap. 4.3.2.), und die Beschwerden sind gering, so genügt eine Kontrolluntersuchung in 1 Jahr. Liegt der Verdacht auf eine schwere pulmonale Hypertonie vor oder sind deutliche funktionelle Einschränkungen vorhanden, so sollte eine Rechtsherzkatheteruntersuchung durchgeführt werden. Bestätigt sich dabei die Diagnose einer pulmonalen Hypertonie, sollte auch gleich eine pharmakologische Testung des pulmonalen Druck- und Widerstandsverhaltens durchgeführt werden. Hierfür favorisieren wir die Testung mit NO, weil diese nach der aktuellen Datenlage eine Vorhersage über den Effekt von Calciumantagonisten erlaubt und außerdem schnell und einfach durchführbar ist (☞ Abb. 6.5). Weiterhin ist dann eine rigorose Ursachendiagnostik notwendig (☞ Abb. 4.1). Ergibt diese Diagnostik eine plausible Ursache der pulmonalen Hypertonie (z.B. relativ frische Lungenembolie), die mit Aussicht auf Erfolg behandelt werden kann (Antikoagulation), so sollte dies zunächst umgesetzt werden. Wenn keine Verbesserung resultiert oder wenn keine solchen Therapieoptionen vorhanden sind, so besteht die Indikation zur Einleitung der Langzeittherapie entsprechend des Ergebnisses der pharmakologischen Testung.

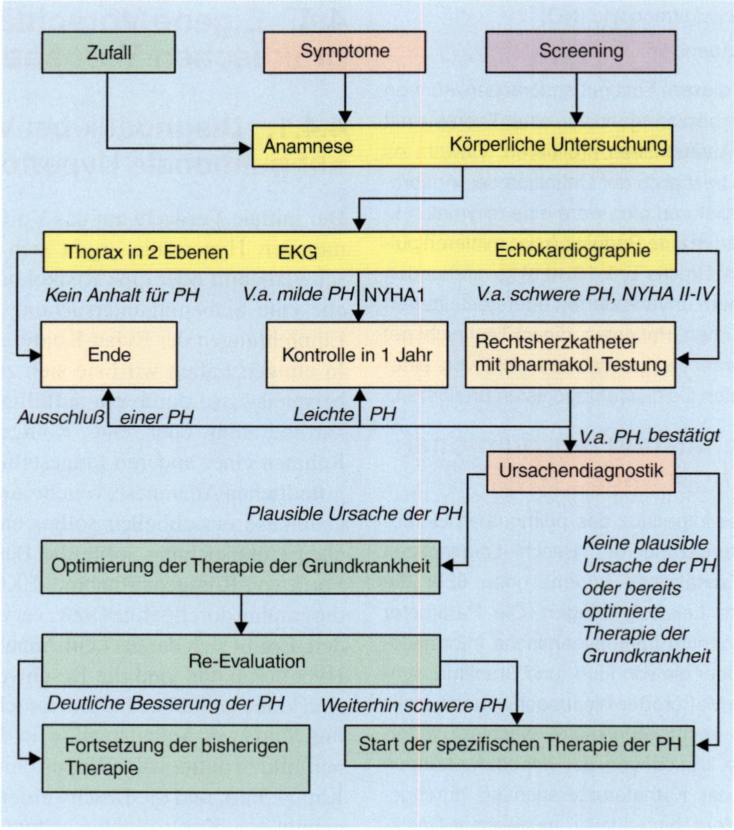

Abb. 4.1: Diagnostisches Vorgehen bei Verdacht auf pulmonale Hypertonie.
Die Symptome des Patienten, ein besonderes Risikoprofil (screening) oder ein Zufall geben den Anlaß zu einer ärztlichen Untersuchung. Es schließen sich eine Röntgenaufnahme, ein Ruhe-EKG und eine Echokardiographie an. Ergibt sich daraus kein Anhalt für eine pulmonale Hypertonie, so folgen keine weiteren Untersuchungen. Ergibt sich ein Hinweis auf eine milde pumonale Hypertonie, so wird eine Kontrolle in 1 Jahr empfohlen. Bei schwerer pulmonaler Hypertonie oder eindeutig symptomatischen Patienten folgt die Rechtsherzkatheteruntersuchung. Wenn sich die Verdachtsdiagnose bestätigt, sollte gleich eine pharmakologische Testung des pulmonalen Druck- und Widerstandsverhaltens erfolgen und sich eine umfassende Ursachendiagnostik anschließen. Ergibt sich keine weitere Option zu einer Therapie der Grundkrankheit, oder ist dies unzureichend, so besteht die Indikation zu einer spezifischen Therapie der pulmonalen Hypertonie.

4.4.2. Differentialdiagnostik der pulmonalen Hypertonie

Bereits die gründliche Anamnese wird in vielen Fällen Hinweise auf eine zugrundeliegende Ursache bzw. einen disponierenden Faktor für die pulmonale Hypertonie bringen. Beispielsweise ist Orthopnoe sehr stark hinweisend auf eine Pulmonal Venöse Hypertonie und untypisch für eine Pulmonal Arterielle Hypertonie. Die körperliche Untersuchung ist besonders wichtig im Hinblick auf Kollagenosen und Leberkrankheiten (Hauterscheinungen) sowie die geringfügige Lungenfibrose, die sich in manchen Fällen in Form einer Sklerosiphonie erkennen läßt, lange bevor im HR-CT eine Fibrose nachweisbar ist. Ein postthrombotisches Syndrom gibt Hinweise auf eine möglicherweise zugrundeliegende Lungenembolie. Der hepato-juguläre Reflux ist bei der primären pulmonalen Hypertonie eher selten und weist auf ein linksventrikuläres Problem hin.

Eine Untersuchung auf Autoantikörper sollte antinukleäre Antikörper und extrahierbare Kernantigene (Scl 70, Centromer, SSa, SSb und Jo-1 Antikörper) beinhalten sowie die typischen Antikörper für die Autoimmunthyreoiditis. Die letztgenannten Antikörper sind relativ häufig bei Patienten mit primärer pulmonaler Hypertonie anzutreffen.

Nach der gegenwärtigen Klassifikation ist ein solcher autoimmunologischer Befund mit der Diagnose einer Primären Pulmonalen Hypertonie vereinbar. Es sollten allerdings dann unbedingt weitere diagnostische Maßnahmen erfolgen (Kapillarmikroskopie, Breischluck, Schirmer-Test, ggf. Biopsie), die eine umfassende Beschreibung des Krankheitsbildes erlauben. Die Urindiagnostik ist insbesondere hinsichtlich Krankheitsbildern mit mikroangiopathischen Erscheinungen (z.B. Lupus Erythematodes Disseminatus) angezeigt.

Eine virologische Diagnostik sollte stets im Hinblick auf eine möglicherweise zugrundeliegende Virusinfektion erfolgen und ist daneben notwendig als Vorbereitung auf eine evtl. notwendige Lungentransplantation und sinnvoll zum Schutz des medizinischen Personals, das wiederholt Kontakt mit dem Blut des Patienten hat.

Ein relevanter links-rechts-Shunt fällt meist bereits in der transthorakalen Echokardiographie auf. Manche Defekte (hochsitzender Vorhofseptumdefekt) sind allerdings schwierig einzusehen und treten erst in der transösophagealen Untersuchung deutlich in Erscheinung. Die transösophageale Untersuchung gibt außerdem genau Auskunft über die Morphologie des Foramen ovale. Dies ist wichtig im Hinblick auf eine ggf. notwendig werdende atriale Septostomie.

Relevante primäre Leberkrankheiten sind zuweilen nur schwierig festzustellen, wenn nicht klare anamnestische Hinweise vorliegen. Im Rahmen

DD	Spezielle Diagnostik	Weiterführende Maßnahmen, nur ggf.
Familiäre Form	• gezielte Familienanamnese	• Stress-Echo der erstgradig Verwandten
Autoimmunkrankheiten	• Antinukleäre Antikörper • Extrahierbare Kernantigene • Schilddrüsenfunktion und Schilddrüsen-Antikörper • Urindiagnostik	• Thrombozyten-AK • Breischluck/Kapillarmikroskopie/ Schirmer-Test • Hautbiopsie
Chronische Virusinfektion	• HIV • CMV • Hepatitis B + C	• Leberbiopsie
Links-Rechts-Shunt	• Transoesoph. Echokardiographie	• Angiographie
Leberkrankheiten	• Labor • Oberbauch Sonographie • Ösophago-Gastroskopie	• Leberbiopsie
Lungenkrankheiten	• Lungenfunktion • Blutgasanalyse • CO-Diffusion • HR-CT	• BAL • Lungenbiopsie
Pulmonal Venöse Hypertonie	• Echokardiographie • HR-CT	• Belastungstests (Katheter/RNV) • Koronarangio • LV Angio • Lungenbiopsie
Lungenembolie	• Perfusionsszintigraphie + Ventilations-Szintigraphie	• Spiral-CT • Pulmonalisangiographie • Venendiagnostik • Thrombophiliediagnostik
Sonstige Krankheiten	• Differentialblutbild • BAL	• spezifische Tests • Histologie

Tab. 4.4: Vorschlag zur Diagnostik hinsichtlich der Abgrenzung der primären pulmonalen Hypertonie von den anderen Krankheiten. HIV: humanes immundefizienz Virus, CMV: Cytomegalievirus, BAL: bronchoalveoläre Lavage, HR-CT: "high-resolution" CT der Lunge, LV: linksventrikulär, RNV: Radionuklidventrikulographie.

einer primären pulmonalen Hypertonie entwickelt sich recht häufig eine sekundäre Leberbeteiligung (Cirrhose Cardiaque) mit erhöhtem Bilirubin, verminderter Cholinesterase und manchmal sogar Ösophagusvarizen, deren ursprüngliche Genese sich dann manchmal nicht mehr klären läßt.

Im Falle der Lungenerkrankungen ist dieses Problem nicht vorhanden, da auch bei schwersten primären pulmonalen Hypertonien die Lungenfunktion mehr oder weniger normal bleibt. Allerdings treten mitunter deutliche Störungen des Gasaustausches und der CO-Diffusionskapazität auf. Eine sekundäre pulmonale Hypertonie auf dem Boden einer Lungen- oder Bronchialerkrankung ist dann anzunehmen, wenn die pulmonale Hypertonie in einem plausiblen Verhältnis zur Schwere der Lungenkrankheit steht. Beispielsweise erklärt eine mittelgradige Überblähung mit leichter Obstruktion keinesfalls eine schwere pulmonale Hypertonie. Bezüglich der Lungenfibrosen ist man eher geneigt, auch geringfügigen Befunden eine kausale Rolle bei der Genese einer pulmonalen Hypertonie zuzuschreiben und die pulmonale Hypertonie als Folgezustand einer interstitiellen Erkrankung aufzufassen.

Die pulmonal-venösen Erkrankungen werden in aller Regel bereits durch die Vorgeschichte und die Echokardiographie erkennbar. Schwierigkeiten bereitet dagegen die veno-okklusive Erkrankung, die auch bei der Katheteruntersuchung nur schwer festzustellen ist. Hier hilft ein hochauflösendes CT der Lunge in aller Regel weiter (☞ Abb. 5.7 und 5.8). Liegt der Verdacht auf eine latente linksventrikuläre Erkrankung vor, so ist die Einschwemmkatheteruntersuchung mit Belastung bzw. die Radionuklidventrikulographie angezeigt. In den meisten dieser Fälle wird auch eine Koronarangiographie erforderlich sein.

Die Befunde bei chronischer Lungenembolie scheinen sich etwas von der akuten Lungenembolie zu unterscheiden. Auch bei sehr lange zurückliegenden Lungenembolien zeigt die Perfusionsszintigraphie typisch segmentale Ausfälle, ohne konkordante Ausfälle der Ventilation. Somit ergibt sich der falsche Eindruck einer akuten Lungenembolie. Andererseits ergibt auch in eindeutigen szintigraphischen Fällen zuweilen weder das Spiral-CT noch die Pulmonalisangiographie einen Thrombusnachweis. Hier scheint die supraselektive Angiographie mittels Ballonkatheter in der Aussagekraft eindeutig überlegen zu sein. Ein Abgrenzungsproblem zur Primären Pulmonalen Hypertonie kann sich dadurch ergeben, daß Lungenembolien und in-situ Thrombosen der Lungenarterien relativ häufig vorkommen.

Das Spektrum der sonstigen Krankheiten ist sehr umfangreich und reicht vom M. Behçet über die Bilharziose bis zur Thrombozythämie und der Sarkoidose (☞ Kap. 5.). Als allgemeiner Suchtest empfiehlt sich das Differentialblutbild in Kombination mit den allgemeinen Entzündungsmarkern.

4.4.3. Einteilung des Schweregrades der pulmonalen Hypertonie

Die PPH Weltkonferenz hat den funktionellen Schweregrad der pulmonalen Hypertonie in Anlehnung an die NYHA-Klassifikation definiert (☞ Tab. 4.3). Allerdings wurde keine Beziehung zu den hämodynamischen Befunden hergestellt. Nun zeigt die Praxis immer wieder, daß die anamnestische Einschätzung des Schweregrades zuweilen nicht plausibel erscheint. Es kommt beispielsweise vor, daß ein Patient mit völlig normalem Herzzeitvolumen und nur gering erhöhten pulmonalen Druckwerten Luftnot beim langsamen Gehen in der Ebene verspürt und andererseits eine Patientin mit stark eingeschränkter rechtsventrikulärer Funktion noch den kompletten Haushalt versorgt. Hierfür spielen sicherlich psychologische Mechanismen wie die Verdrängung bzw. die depressive Verstimmung eine große Rolle.

Aus diesem Grunde soll hier versucht werden, aus dem Empfehlungen der PPH Weltkonferenz und den eigenen Erfahrungen Richtwerte für eine objektive Einschätzung der Patienten zu geben.

■ Leichte (milde) pulmonale Hypertonie

Eine leichte (milde) pulmonale Hypertonie kann in aller Regel bis zu einem pulmonalen Mitteldruck von 40 mmHg angenommen werden. Allerdings kann bei schlechter rechtsventrikulärer Adaptation auch bereits unterhalb dieser Grenze eine Dekompensation eintreten. Insofern ist nicht allein der pulmonale Druck ausschlaggebend für die Diagnose einer leichten pulmonalen Hypertonie.

Mittelschwere pulmonale Hypertonie

Ist ein pulmonaler Mitteldruck von 40 mmHg bzw. ein systolischer Druck von 55 mmHg überschritten, so ist von einer mindestes mittelschweren pulmonalen Hypertonie auszugehen.

Schwere pulmonale Hypertonie

Eine schwere pulmonale Hypertonie liegt immer dann vor, wenn das Herzzeitvolumen in Ruhe deutlich reduziert ist. Dies läßt sich am leichtesten an einer in Ruhe erniedrigten zentralvenösen Sauerstoffsättigung unter 60 % erkennen.

Sehr schwere pulmonale Hypertonie

Ist die zentralvenöse Sauerstoffsättigung bereits unter 50 % abgesunken, so besteht die Gefahr des rechtsventrikulären Versagens innerhalb von wenigen Wochen bis Monaten und die Erkrankung ist als absolut vital bedrohlich einzuschätzen.

	Symptome	Echo	Katheter
Leicht	NYHA I	PAPs 35-55 mmHg	PAP 21-40 mmHg
Mittel	NYHA II	PAPs > 55 mmHg	PAP > 40 mmg Hg
Schwer	NYHA III	RV Funktion ↓↓	SVO_2 < 60 %
Sehr schwer	NYHA IV	RV Funktion ↓↓↓	SVO_2 < 50 %

Tab. 4.5: Vorschlag zur Einteilung des Schweregrades der Pulmonalen Hypertonie.
Die funktionelle Einschränkung wird anhand der oben definierten Kriterien eingeschätzt (NYHA I-IV). Die Echokardiographie mit der Schätzung des systolischen pulmonal arteriellen Drucks ist besonders im Vorfeld der invasiven Diagnostik wegweisend. Bei manifester pulmonaler Hypertonie besitzen die Befunde der Katheteruntersuchung die größere Aussagekraft.

Spezielle Krankheitsbilder

5. Spezielle Krankheitsbilder

5.1. Primäre Pulmonale Hypertonie (PPH)

Die primäre pulmonale Hypertonie (PPH) ist dadurch definiert, daß sich trotz genauer Untersuchung keine hinreichende Erklärung der pulmonalen Druck- und Widerstandserhöhung finden läßt.

5.1.1. Epidemiologie

Es ist eine seltene Erkrankung mit einer Inzidenz von 1- 2 Fällen pro 1 Million Einwohner und Jahr. Sie gilt als Modellkrankheit für alle anderen Formen der pulmonalen Hypertonie. Die PPH wurde besonders in den USA eingehend epidemiologisch untersucht. Die Krankheit führt zu einem progredienten Abfall der körperlichen Leistungsfähigkeit und die Lebenserwartung beträgt im Median nur 2,8 Jahre nach Diagnosestellung [62]. Frauen erkranken mehr als doppelt so häufig wie Männer. Der Häufigkeitsgipfel in der Altersverteilung liegt für Frauen zwischen 20 und 30 Jahren und für Männer zwischen 30 und 40 Jahren. In den ersten 3 Monaten nach Entbindung ist das Erkrankungsrisiko auf das 1,7-fache erhöht.

5.1.2. Pathogenese

Über die Ursachen bzw. Auslöser der PPH kann nur spekuliert werden. Es gibt die familiären Formen (vermutlich etwa jeder 3. Patient), für die eine genetische Komponente obligatorisch ist (s. unten). Bei der Erkrankung sind vermehrt Autoantikörper nachweisbar. Deshalb wird auch eine autoimmunologische Ursache in Betracht gezogen. Wie unten ausführlich dargestellt, werden von der PPH nicht zu unterscheidende Krankheiten durch Appetitzügler, wie Dexfenfluramin, ausgelöst und entstehen in Begleitung einer chronischen Leberkrankheit und der HIV-Infektion. Bei Patienten mit Vorhofseptumdefekt manifestiert sich eine familiäre PPH früher, als ohne Vitium. Insgesamt ist von einer multikausalen Auslösung bei gegebener genetischer Disposition auszugehen.

5.1.3. Beschwerdebild

Die frühen Symptome der primären pulmonalen Hypertonie sind in aller Regel uncharakteristisch und werden vielfach lange Zeit ignoriert. Tab. 5.1 gibt eine Übersicht über die vom amerikanischen PPH-Register erfaßten Daten. Einerseits werden die Beschwerden vom Patienten oft nicht bewußt zur Kenntnis genommen und andererseits vom behandelnden Arzt zunächst im Sinne eines "psychovegetativen Erschöpfungssyndroms" oder eines "mangelnden Trainingszustandes" interpretiert. Im Vordergrund der Beschwerden steht fast immer die Luftnot bei Belastung, die typischerweise erstmalig im Rahmen einer ungewohnten körperlichen Belastung oder im Rahmen eines pulmonalen Infektes auffällt. Auf genaues Befragen wird auch öfters ein belastungsabhängiger thorakaler Schmerz oder Druck angegeben, der jedoch selten im Vordergrund steht. Das gleiche gilt für eine allgemeine Müdigkeit, die mehr als ein vermindertes Durchhaltevermögen und seltener als ein vermehrtes Schlafbedürfnis zu verstehen ist.

	Als eines der ersten Zeichen	In der Spezialambulanz
Luftnot bei Belastung	60 %	98 %
Müdigkeit	20 %	73 %
Thorakale Schmerzen	7 %	47 %
Schwächeanfälle	12 %	41 %
Beinödeme	3 %	37 %
Herzstolpern	5 %	33 %
Raynaud-Syndrom	10 %	

Tab. 5.1: Erste Beschwerden bei PPH. Nach [275]. Links ist angegeben, wie oft eine bestimmte Beschwerde zu den ersten Symptomen gehörte, rechts sind die Beschwerden bei Erstvorstellung in der Spezialambulanz für Pulmonale Hypertonie aufgelistet.

Manche, insbesondere jüngere Patienten erleben zuweilen Belastungssynkopen (durch Belastung ausgelöste Ohnmacht) als Erstmanifestation ihrer Erkrankung. Diese kann beispielsweise durch einen Sprint auf eine Anhöhe ausgelöst werden. Eine häufig geäußerte Beschwerde ist eine besondere Mühe, Tätigkeiten in gebückter Haltung auszuüben (Schuhe binden). Sehr selten sind Beinödeme am Anfang der Erkrankung vorhanden. Häufig zeigt sich ein trockener, unproduktiver Husten.

Bis zur Vorstellung in einer Spezialambulanz vergehen in aller Regel mehrere Monate bis Jahre. Zu diesem Zeitpunkt leiden praktisch alle Patienten an Belastungsdyspnoe aber noch immer haben die meisten Patienten noch keine Beinödeme gehabt. Der Anteil der Patienten, die bereits eine Synkope erlitten haben, ist bereits auf 40 % angestiegen (☞ Tab. 5.1).

5.1.4. Körperliche Untersuchung

Die körperliche Untersuchung beginnt mit dem Gesamteindruck des Patienten. Patienten mit primärer pulmonaler Hypertonie befinden sich in aller Regel bis in späte Krankheitsstadien in einem guten Ernährungszustand und zeigen typischerweise kaum eine Muskelatrophie. Die Hände sind häufig kühl, einige Patienten berichten über ein Raynaud Phänomen. Dies sind aber fast nur Frauen, die zusätzlich antinukleäre Antikörper aufweisen. Somit liegt der Verdacht auf eine zumindest latente Kollagenose nahe. Wenn Hautzeichen zu erkennen sind (Teleangiektasien, subkutane Verkalkungen, Uhrglasnägel, Trommelschlegelfinger, Sklerodaktylie), so ist eine assoziierte Krankheit bzw. Grundkrankheit (Leber- oder Lungenkrankheit bzw. Kollagenose) sehr wahrscheinlich und entsprechend eine primäre pulmonale Hypertonie im engeren Sinne unwahrscheinlich. Relativ viele Patienten zeigen akneähnliche Effloreszenzen mit Betonung im thorakalen Bereich und an den Streckseiten der Oberarme. Oft liegt eine Lippenzyanose vor, auch bei noch normaler Sauerstoffsättigung. Die Mundschleimhäute sind meist normal, abgesehen von einer Landkartenzunge, (☞ Abb. 5.1), die bei etwa jedem 5. Patienten zu beobachten ist. Bei schweren Krankheitsbildern ist eine vertiefte Atmung sehr typisch sowie ein acetonartiger Foetor. Die Halsvenen zeigen bei Tricuspidalinsuffizienz eine pulssynchrone Pulsation und bei rechtsventrikulärer Dekompensation bzw. unzureichender diuretischer Therapie eine vermehrte Füllung. Ein hepatojugulärer Reflux ist eher hinweisend auf eine latente linksventrikuläre Erkrankung, als auf eine PPH. Über dem Jugulum ist, unabhängig von der Tricuspidalinsuffizienz, häufig eine Doppelpulsation zu erkennen. Diese wird durch reflektierte venöse Pulswellen im Rahmen der veränderten rechtsventrikulären Füllung erklärt.

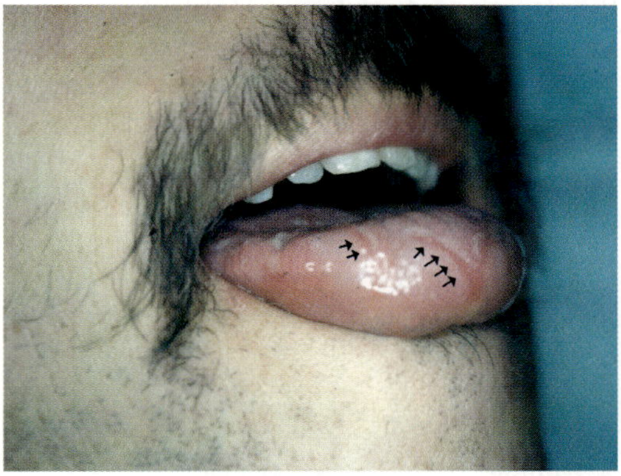

Abb. 5.1: Landkartenzunge bei PPH. 32-jähriger Mann mit schwerer PPH. Diagnose seit 6 Monaten bekannt. Die typischen Regeneratinseln (Pfeile) im Zungenrandbereich sind von einem feinen weißlichen Randsaum begrenzt.

Die Auskultation des Herzens zeigt häufig ein systolisches Geräusch mit einem punctum maximum über dem 3.-5. ICR links parasternal. Dieses Geräusch wird weder in die Axilla noch in die Carotiden fortgeleitet und entspricht dem Tricuspidalreflux. Bei lange bestehender pulmonaler Hypertonie ist zusätzlich häufig ein decrescendo Diastolikum auskultierbar (Graham Steell Geräusch), welches einer Pulmonalinsuffizienz bei Dilatation des Truncus pulmonalis entspricht. Wenn keine Geräusche auskultierbar sind, ist gelegentlich ein gespaltener zweiter Herzton oder ein Galopprhythmus zu auskultieren.

Die Bauchdecken sind in aller Regel unauffällig, öfters findet sich ein Meteorismus und in schweren Fällen Ascites. Die Leber ist in schweren Fällen vergrößert und zeigt eine Pulsation (prognostisch ungünstiges Zeichen).

Die Lunge weist in aller Regel einen normalen Befund auf. Feuchte Rasselgeräusche sind sehr selten und auch bei den chronischen kongestiven Herzkrankheiten nur selten vorhanden. Knisternde endinspiratorische Rasselgeräusche sind hinweisend auf eine interstitielle Lungenkrankheit und machen die Diagnose einer PPH eher unwahrscheinlich. Knacksende vereinzelt auftretende Geräusche im basalen Bereich sind hinweisend auf eine abgelaufene Pleuritis, bespielsweise in der Folge einer Lungenembolie.

Die Beine weisen in schweren Fällen Ödeme auf. Petechiale Einblutungen und entsprechende chronische Hautverfärbungen sind recht typisch bei Patienten unter hochdosierten Calciumantagonisten in Kombination mit Marcumar. Ein postthrombotisches Syndrom muß den Verdacht auf eine chronische Lungenembolie lenken.

Anamnese	Körperliche Untersuchung
• Aktuelles Beschwerdebild	• Halsvenen
• erstes Symptom	• Herzgeräusche
• Verlauf	• Foetor
• Familie	• Ödeme/ Stauungszeichen
• Medikamente/Drogen	• Ascites/Leberpuls
• Sonstige Erkrankungen	• Hepatojug. Reflux
	• Teleangiektasien/ Sklerodaktylie/ Leberhautzeichen
	• Frenulumverdickung/ Mundverkleinerung
	• Rasselgeräusche

Tab. 5.2: Anamnese und körperliche Untersuchung bei Verdacht auf pulmonale Hypertonie. Die aufgeführten anamnestischen Informationen und Befunde der körperlichen Untersuchung sollten bei der Erstuntersuchung niemals fehlen.

5.1.5. Technische Untersuchungen

5.1.5.1. Katheteruntersuchung

Die Rechtsherzkatheteruntersuchung gilt nach wie vor als der "Goldstandard" für die Bestimmung des pulmonalen Drucks und Gefäßwiderstandes. Nach den Daten des amerikanischen PPH Registers wiesen die Patienten bei der ersten Untersuchung im Mittel einen pulmonalen Druck von 60 mmHg auf und einen Widerstand von 26 mmHg/L/min/m^2, was ca. 1250 dyn s cm^{-5} entspricht [275]. Die Patienten waren meist schon längere Zeit vor dieser Katheteruntersuchung symptomatisch. Es ist davon auszugehen, daß PPH Patienten in aller Regel erst oberhalb eines pulmonalen Widerstandes von ca. 600 dyn s cm^{-5} erste Symptome entwickeln. Die Tab. 5.3 zeigt zwei pharmakologische Testungen des pulmonalen Druck- und Widerstandsverhaltens bei einer 32-jährigen Patientin mit einer dekompensierenden Rechtsherzinsuffizienz nach Entbindung. Aufgrund der manifesten Rechtsherzdekompensation konnte initial kein Calciumantagonist appliziert werden. Die Patientin wurde mit inhalativem Iloprost 9 bis 12 mal täglich behandelt und nach 3 Monaten nachuntersucht. Es war eine weitgehende rechtsventrikuläre Rekompensation und eine deutlich größere Vasodilatationsfähigkeit der Pulmonalgefäße eingetreten. Nun wurde zusätzlich ein Calciumantagonist eingesetzt, der die Symptomatik weiter besserte (Tab. 5.3 und Abb. 7.5).

5.1.5.2. EKG

Der Grundrhythmus ist in aller Regel ein normofrequenter bis mäßig beschleunigter Sinusrhythmus. Das P ist in II, III und aVF betont in Abhängigkeit von der Dilatation des rechten Vorhofes. Auch bei sehr schweren Krankheitsbildern bleibt der Sinusrhythmus in aller Regel vorhanden. Nur gelegentlich tritt intermittierendes oder chronisches Vorhofflimmern auf. Dies muß den Verdacht auf eine zusätzliche kardiale Erkrankung lenken. Der Lagetyp ist fast immer nach rechts gerichtet, in leichteren Fällen kommen aber auch andere Lagetypen vor. Das S in I ist dabei vertieft und verbreitert und entspricht einer Verzögerung der rechtsventrikulären Erregungsausbreitung. Diese kommt besonders gut in Ableitung V_1 als inkompletter Rechtsschenkelblock zur Darstellung. Damit geht auch ein persistierendes S bis V_6 einher. Die Erregungsrückbildung zeigt in schweren Fällen praktisch immer typische "schneeschaufelartige" ST-Streckensenkungen in V_2-V_4 und häufig in II, III und aVF (☞ Abb. 5.2).

Woche		0	0	0	0	12	12
Pharmakon		base	O_2	NO	ila	base	ila
Dosis			2 l/min	13 ppm	13,5 µg		13,5 µg
HR	min^{-1}	83	76	58	54	61	55
SAP	mmHg	79	80	86	84	80	77
PAP	mmHg	66	61	37	33	56	22
PAWP	mmHg	5,5	5,5	5,5	5,5	4	4
CVP	mmHg	19	17	12	10	3	0
HZV	l/min	1,98	2,11	3,16	3,35	2,87	4,98
RVEF	%	5	6	16	18	17	27
SVR	dyn s cm^{-5}	2424	2389	1873	1767	2146	1237
PVR	dyn s cm^{-5}	2444	2104	797	657	1449	289
PaO_2	mmHg	86	173	92	75	99	89
$PaCO_2$	mmHg	21,8	26,6	28,3	26	32,6	33,7
SvO_2	%	27,5	36,2	54,5	52,5	65,1	68,7
PVR/SVR		1,008	0,881	0,426	0,372	0,675	0,234
6min walk	m	0	0	0	0	380	426

Tab. 5.3: Pharmakologische Testung bei dekompensierender PPH.
32-jährige Patientin mit frisch diagnostizierter PPH. Reaktionen auf Sauerstoff, Stickstoffmonoxyd und inhalatives Iloprost bei der Erstuntersuchung (Woche 0) und nach 12 Wochen regelmäßiger Iloprosttherapie. Base: vor Inhalation, NO: unter Inhalation mit Stickstoffmonoxid, ila: nach Inhalation mit Iloprost Aerosol. SAP: Systemisch arterieller Mitteldruck, PAP: Pulmonal arterieller Mitteldruck, PAWP: Pulmonal arterieller Verschlußdruck, CVP: zentral venöser Druck, RVEF: rechtsventrikuläre Ejektionsfraktion, SVR: systemisch vaskulärer Widerstand, PVR: pulmonal vaskulärer Widerstand, PaO2: systemisch arterieller Sauerstoffpartialdruck, PaCO2: systemisch arterieller Kohlendioxidpartialdruck, SvO2: zentralvenöse Sauerstoffsättigung, PVR/SVR: Verhältnis aus PVR und SVR, 6-min-walk: Gehstrecke, die in 6 min zurückgelegt wird. Beachte die Verbesserung des pulmonalen Widerstandes und der rechtsventrikulären Funktion im Verlauf der 12 Therapiewochen.

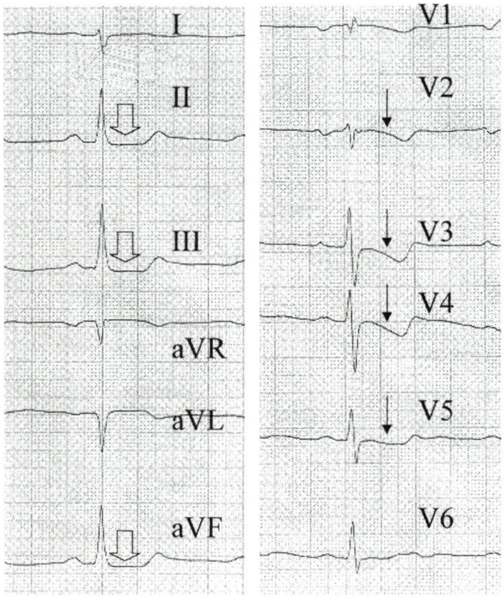

Abb. 5.2: EKG bei PPH. 34-jährige Frau mit kompensierter Rechtsherzinsuffizienz unter inhalativem Iloprost. Der Rechtslagetyp ist sehr charakteristisch, ebenso wie die rechtsventrikuläre Verzögerung (inkompletter Rechtsschenkelblock, persistierendes S bis V_6) mit den bogenförmigen (schneeschaufelartigen) ST-Streckensenkungen in V_{1-5} (schmale Pfeile) sowie horizontalen ST-Streckensenkungen in II, III und aVF (breite Pfeile).

5.1.5.3. Röntgen und CT Thorax

Die Röntgenaufnahme im ap Strahlengang zeigt bei Patienten mit symptomatischer PPH fast immer ein dilatiertes Pulmonalsegment und dilatierte zentrale Pulmonalarterien. Die Herzsilhouette ist ansonsten in leichteren Fällen noch normal bis grenzwertig vergrößert. In der seitlichen Aufnahme ist dabei meist eine verlängerte sternale Kontaktfläche als Hinweis auf eine rechtsventrikuläre Vergrößerung zu erkennen. In schwereren Fällen ist die Herzsilhouette auch im a.p. Strahlengang verbreitert, was durch den links randbildenden rechten Ventrikel zu erklären ist. Die Herzkontur ähnelt dabei manchmal der globalen Herzinsuffizienz. Allerdings sind bei der PPH die Lungenfelder völlig klar und zeigen weder eine akute noch eine chronische Stauung (☞ Abb. 5.3). Veränderungen der Lungenzeichnung weisen auf eine zusätzlich bestehende oder abgelaufene Erkrankung hin.

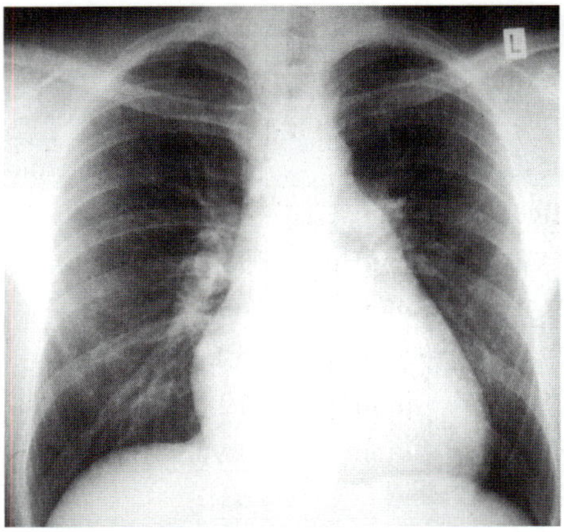

a

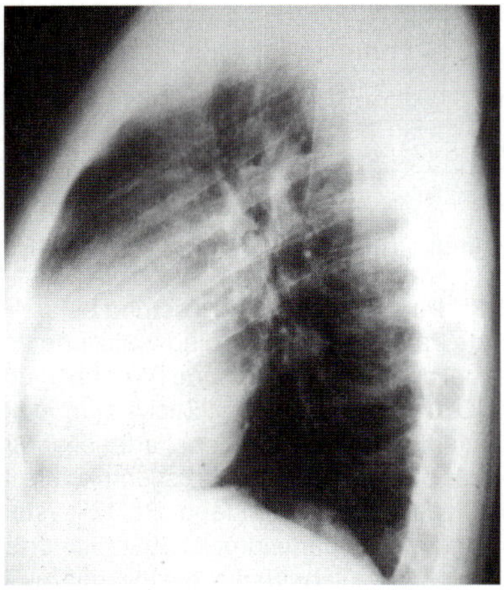

b

Abb. 5.3a+b: Lungenaufnahme in 2 Ebenen bei PPH. 32-jähriger Mann mit schwerer dekompensierender PPH. **a:** a.p. Aufnahme. Man erkennt die globale Herzdilatation, das prominente Pulmonalsegment und die dilatierte Unterlappenarterie rechts. Die Lungenfelder sind völlig unauffällig. **b:** Seitliche Aufnahme: Die sternale Kontaktfläche des Herzschattens ist massiv verlängert.

Das hochauflösende CT des Thorax zeigt bei der PPH einen Normalbefund. Es erlaubt damit die Abgrenzung zur unten beschriebenen pulmonal kapillären Hämangiomatose und der venookklusiven Erkrankung [74].

5.1.5.4. Echokardiographie

Die Echokardiographie besitzt von allen nichtinvasiven Methoden zur Beurteilung einer pulmonalen Hypertonie die höchste Spezifität. Es muß allerdings betont werden, daß eine gut kompensierte PPH selbst bei stark erhöhten Druckwerten einer oberflächlichen Untersuchung leicht entgeht. Neben der Beurteilung der pulmonalen Hypertonie besteht der Stellenwert der Echokardiographie in der Beurteilung der linksventrikulären Funktion und aller Herzklappen sowie der Beurteilung des Perikards im Hinblick auf zugrundeliegende Erkrankungen. Aber auch für die PPH selbst hat die eingeschränkte linksventrikuläre Funktion eine prognostische Relevanz [273], ebenso wie die häufig anzutreffende Perikardergußlamelle [133].

Die im Rahmen der Evian Konferenz empfohlenen Meßparameter sind bereits oben wiedergegeben (☞ Kap. 4.3.3.1.). Die Vermessung des Tricuspidalrefluxjets ist für die leichteren pulmonalen Hypertonien richtungsweisend. Unter prognostischen Gesichtspunkten spielen jedoch andere Parameter, welche die rechtsventrikuläre Funktion widerspiegeln, eine größere Rolle.

Systolischer pulmonaler Druck

Der systolische pulmonale Druck ist gleich dem maximalen systolischen rechtsventrikulären Druck. Dieser kann anhand des maximalen systolischen Druckgradienten (Δp) zwischen dem rechten Ventrikel und dem rechten Vorhof (RAP) abgeschätzt werden. Dabei wird aus der maximalen Refluxgeschwindigkeit (v_{max}) der Druckgradient nach der Bernoulli-Gleichung bestimmt.

$$\Delta p_{max} = 4\, v_{max}^{2}$$

und entsprechend

$$\text{PAP systolisch} = \Delta p_{max} + \text{RAP},$$

wobei der RAP bei nichtgestauten Halsvenen meist mit 5 mmHg angenommen wird und bei gestauten Halsvenen höher, entsprechend der klinischen Einschätzung. Die Messung ist in den meisten Fällen korrekt, allerdings liefert die Methode nach einer Untersuchung an ca. 80 PPH Patienten, die alle auch invasiv untersucht wurden, bei ca. 30 % falsch niedrige Werte [132].

Systolische Zeitintervalle

Die rechtsventrikuläre Accelerationszeit (AcT) korreliert signifikant mit dem pulmonalen Druck. Allerdings erlaubt die Messung nur eine ungefähre Abschätzung des Druckes [338, 255]. Zu der Ungenauigkeit trägt bei, daß die Accelerationsszeit insgesamt recht kurz ist und nicht nur von der Dauer der rechtsventrikulären Anspannungsphase (PREP) sondern auch von den in den Pulmonalarterien reflektierten Pulswellen abhängt. Die PREP selbst hängt auch nicht nur vom pulmonalen Druck ab, sondern beispielsweise von der arteriellen Oxygenierung und dem Alter des Patienten [256]. Die Art der Pulswellenfortleitung in den Pulmonalarterien ist von der Genese der pulmonalen Hypertonie abhängig [85]. Genau dies könnte den Stellenwert der Registrierung des rechtsventrikulären Ausstromprofils ausmachen, als rasche nichtinvasive Methode zur Diagnose einer proximalen Lungenembolie [334]. Der gegenwärtige Stellenwert der AcT ist eher darin begründet, daß eine besonders kurze Zeit (<62 ms) ein Marker einer schlechten Prognose ist [82].

Die Messung der rechtsventrikulären Kontraktionszeit (CT, anhand der Dauer des Refluxes durch die Tricuspidalklappe in Verbindung mit dem Klappenschluß) und der rechtsventrikulären Ejektionszeit (ET, anhand des dopplersonographischen Ausstromprofils durch die Pulmonalklappe) erscheint klinisch besonders relevante Informationen zu liefern. So wurde in einer retrospektiven Studie bei 53 PPH Patienten ein aus beiden Meßgrößen einfach zu errechnender Parameter bezüglich seines prädiktiven Wertes für die Lebenserwartung untersucht [377]. Als Index der globalen rechtsventrikulären Funktion wurde der Doppler-RV-Index (DRVI) bestimmt mit

$$\text{DRVI} = (\text{CT}-\text{ET})/\text{ET}.$$

Die Patienten hatten im Mittel einen deutlich erhöhten DRVI mit 0,83, verglichen mit 0,28 bei Normalpersonen. Es bestand eine hochsignifikante Assoziation zwischen der Lebenserwartung und dem DRVI, wobei der DRVI (im Gegensatz zum pulmonalen Druck und der Größe des Tricuspidalrefluxes) sich als unabhängiger Prädiktor einer ungünstigen Prognose herausstellte. Es müssen sicherlich weitere, insbesondere prospektive Studien abgewartet werden, um den Stellenwert dieses Index endgültig zu beurteilen.

5.1.5.5. Szintigraphie

Die Perfusionsszintigraphie zeigt bei der PPH normalerweise einen unauffälligen Befund. Gelegentlich ist jedoch eine diffuse Inhomogenität festzustellen. Wenn typische segmentförmige Defekte sichtbar sind, ist von einer abgelaufenen Embolie mit weitgehender Rekanalisation der bildgebend erfaßbaren Gefäße und nicht von einer PPH auszugehen, auch wenn die Pulmonalisangiographie völlig unauffällig ist. Die Ventilationsszintigraphie ist bei der PPH ebenfalls normal. Bei normaler Perfusionsszintigraphie kann auf eine Ventilationsszintigraphie verzichtet werden.

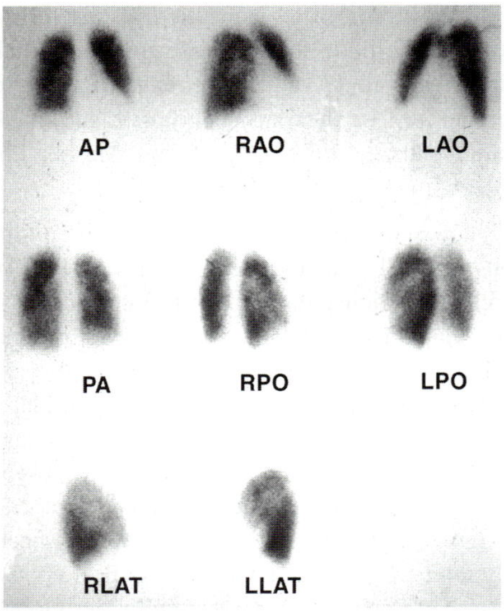

Abb. 5.4: Perfusionsszintigraphie bei PPH. 31-jährige Frau mit schwerer PPH. In der Perfusionsszintigraphie ist eine diffuse Inhomogenität ohne konkreten Anhalt für Lungenembolien zu erkennen.

5.1.5.6. Labor

Es gibt gegenwärtig keine Laborbefunde, denen eine Spezifität für die PPH zukommt. Es besteht allerdings eine gute Korrelation zwischen dem Schweregrad der pulmonalen Hypertonie und dem Spiegel des atrialen natriuretischen Peptids (ANP) [370]. Diesem Hormon könnte auch prognostische Bedeutung zukommen. Das Problem des Parameters hinsichtlich der Routinediagnostik ist die aufwendige Probenaufbereitung (Abnahme von Trasylol-Blut und sofortige Zentrifugation in der Kühlzentrifuge). Ähnliche Aussagekraft wie die Messung des ANP-Spiegels könnte dem NT-ANP zukommen, einem stabilen Spaltprodukt des Pro-ANP sowie dem "brain natriuretic peptide" (BNP), das eine deutlich längere Plasmahalbwertszeit hat, als ANP.

Bei den Patienten ist die Harnsäure ist sehr häufig erhöht [136] und korreliert mit der Höhe des pulmonalen Widerstandes sowie negativ mit der rechtsventrikulären Funktion. Eine Hyperuricämie und stellt ein prognostisch ungünstiges Zeichen dar [237].

Bei vielen Patienten finden sich weitere unspezifische Laborauffälligkeiten. Die Blutsenkungsgeschwindigkeit ist häufig etwas erhöht, ebenso wie die GGT (bis ca. 50 U/l) und die LDH (bis ca. 350 U/l).

Während das Differentialblutbild in aller Regel unauffällig ist, zeigt das rote Blutbild häufig Auffälligkeiten. Die Hämoglobinkonzentration liegt meist im oberen Normbereich. Wenn sie im mittleren bis unteren Bereich der Norm oder sogar darunter liegt, so ist fast immer ein erniedrigter Färbekoeffizient (MCH) als Zeichen eines Eisenmangels festzustellen. Entsprechend sind auch der Serumeisen- und Ferritinspiegel erniedrigt. Ein erhöhter Ferritinspiegel legt stets den Verdacht auf eine andere Grund- bzw. Begleitkrankheit nahe.

Die Creatininclearance ist meist auf 50-90 ml/min erniedrigt. Bei schwerer Erkrankung findet sich häufig eine Retention der harnpflichtigen Substanzen. Auch ein steigender Bilirubinspiegel zeigt eine zunehmende rechtsventrikuläre Dekompensation an. Das sensibelste Zeichen einer abnehmenden Lebersyntheseleistung ist aber ein sinkender Marcumarbedarf. Manche Patienten benötigen schließlich nur noch 1,5 Tbl. Marcumar pro Woche.

Autoantikörper finden sich recht häufig als unspezifischer Befund. Insbesondere Schilddrüsenantikörper und/oder eine substitutionsbedürftige Hypothyreose gehören zu den häufigeren Befunden [61].

Patienten mit PPH haben offenbar eine höhere Durchseuchung mit Hepatitis C als ein Vergleichskollektiv [114]. Das virale Agens könnte also evtl. Einfluß auf die pulmonale Strombahn haben, oder indirekt, über Effekte auf die Leber, das pulmonale Remodelling aktivieren. Ähnliche Überlegungen gelten für die HIV-Infektion (s. unten).

5.1.5.7. Lungenfunktion

Die Lungenfunktion bei PPH ist vielfach völlig normal. Im Mittel ist allerdings die Vitalkapazität auf 82 % der Norm reduziert [275], ohne daß bei den Patienten mit Restriktion eine Lungenfibrose nachweisbar wäre. Die von einer Restriktion betroffenen Patienten neigen auch zum Kollaps der kleinen Luftwege bei forcierter Exspiration. Eine Obstruktion (erhöhte Resistance) ist selten, aber ein hyperreagibles Bronchialsystem ist ein häufiger Befund. Diesem kommt zwar keine unmittelbare klinische Bedeutung zu, er kann aber zu einer erheblichen Verzögerung der eigentlichen Diagnose führen.

5.1.5.8. Blutgasanalyse

Die symptomatischen PPH Patienten weisen fast immer eine Hypocapnie auf (pCO_2 bei 30 mmHg). Der pCO_2 korreliert aber nicht signifikant mit der Hämodynamik. Der pO_2 hängt besonders vom rechts-links Shunt über ein offenes Foramen ovale ab sowie von Ventilations-Perfusionsverteilungsstörungen innerhalb der Lunge. Daher ist der pO2 individuell sehr verschieden.

5.1.5.9. CO-Diffusionskapazität

Bei PPH Patienten ist die CO-Diffusionskapazität im Mittel auf 60-80 % der Norm reduziert. Selten ist sie ganz normal und selten liegt sie unter 50 % der Norm. Es ist keine eindeutige Korrelation zur Schwere der Erkrankung oder Begleitbefunden zu erkennen.

5.1.5.10. Schlafapnoediagnostik

Viele Patienten zeigen periodische nächtliche Entsättigungen der Sauerstoffkonzentration, meist als Folge einer Cheyne-Stokes Atmung. Dies ist möglicherweise eine eigenständige Indikation für eine nächtliche O_2-Therapie, allerdings stehen kontrollierte Daten aus.

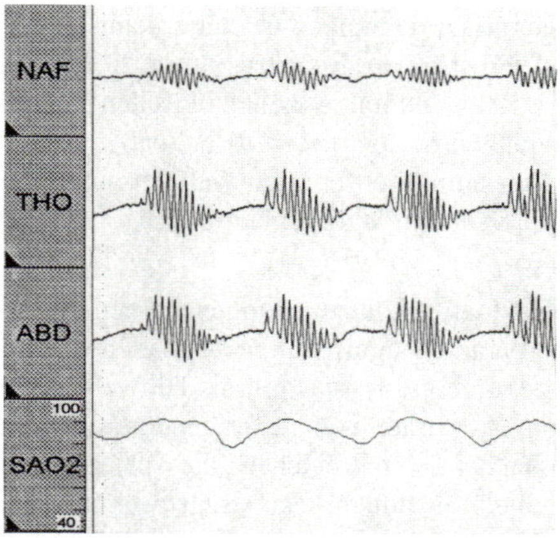

Abb. 5.5: Nächtliche periodische Atmung bei PPH. 55-jährige Patientin, 165 cm, 59 kg mit schwerer PPH und offenem Foramen ovale. Während des Schlafes tritt phasenweise eine periodische Atmung auf. Durchschnittlich werden 45 Hypopnoe- bzw. Apnoephasen/Stunde gezählt. Die minimale O_2-Sättigung betrug 76 % und in über 75 % der Schlafzeit lag die Sauerstoffsättigung unter 90 %. Dies entspricht einer erheblichen Hypoxämie. (Aufzeichnung Dr. R. Schulz, Medizinische Klinik II, Gießen).

5.2. Familiäre Form der Primären Pulmonalen Hypertonie

Die familiäre Form der PPH (FPPH) ist dadurch charakterisiert, daß mindestens 2 erkrankte Patienten innerhalb des Familienstammbaums identifiziert werden können. Die "familiäre" und die "sporadische" Form der PPH unterscheiden sich weder histologisch noch durch den Verlauf, die Geschlechtsverteilung oder die klinische Erscheinung [192]. Selbst die histologischen Subtypen (Dominanz von konzentrischer/exzentrischer Intimafibrose, Mediahypertrophie, plexiformen Läsionen und Thrombosen) ist innerhalb der einzelnen Familien genauso stark gestreut wie innerhalb des Gesamtkollektivs der PPH-Patienten [193]. Das gleiche gilt auch für die nachweisbaren Autoantikörper.

Im Vergleich zur sporadischen PPH ist der pulmonale Druck und Widerstand bei Diagnosestellung etwas niedriger und die rechtsventrikuläre Funktion sowie der klinische Zustand etwas besser. Das hängt wahrscheinlich mit der erhöhten Aufmerksamkeit gegenüber typischen Symptomen und den gezielten Screeninguntersuchungen bei Angehörigen von PPH-Patienten zusammen. Der Anteil der familiären Form an der Gesamtzahl der PPH-

Patienten wurde anhand des amerikanischen National Prospective Registry auf 6 % geschätzt [275]. Aus aktuellen genealogischen Untersuchungen wurde aber geschlossen, daß die Häufigkeit von familiären Formen vielfach unterschätzt wird [78] und in Wirklichkeit bei ca. 30 % liegen könnte.

Nach aktuellen Untersuchungen werden in betroffenen Familien signifikant mehr Mädchen als Jungen geboren [194]. Das gilt als Hinweis auf eine höhere Abortrate von gentragenden Jungen im Vergleich zu den Mädchen, die später aber die Krankheit ausbilden. Das trägt wahrscheinlich zum Überrepräsentierung des weiblichen Geschlechts bei der FPPH bei, kann diese aber keinesfalls komplett erklären. Bei den gesicherten familiären Formen wurde festgestellt, daß die Vererbung autosomal dominant, nicht X-chromosomal gebunden ist und eine signifikante Verknüpfung mit dem HLA-Antigen DR 3 aufweist [2]. In mehreren voneinander unabhängigen Familien aus verschiedenen Kontinenten konnte das betroffene Gen dem Chromosom 2 q31-32 zugeordnet werden. Anhand der Genanalyse wurde sogar ein Familienmitglied identifiziert, das an einer PPH litt, ohne es bis dahin zu wissen [227, 228]. Die identifizierte Genregion ist noch wenig untersucht und die meisten dort kodierten Gene sind noch gänzlich unbekannt. Man weiß lediglich, daß dort unter anderem der Plasminogen-Aktivator-Inhibitor Komplex (PAI) und verschiedene Integrine mit Bedeutung für die Angiogenese kodiert werden. Die bekannte Genregion hat zur Zeit noch eine Größe von 7 Mio Basenpaaren und kodiert für ca. 150 Gene. In spätestens 2 Jahren wird bekannt sein, für welches Genprodukt das FPPH-Gen kodiert. Das könnte im Idealfall unmittelbare therapeutische Möglichkeiten eröffnen, etwa die Substitution eines Genproduktes. Die therapeutischen Konsequenzen könnten aber auch eine lange Entwicklungszeit benötigen, wie das Beispiel der Mucoviszidose zeigt.

Bei der familiären PPH ist eine Acceleration des Krankheitsbeginns von Generation zu Generation nachweisbar. Die Lebenserwartung der ersten bekannten Generation lag nach einer Untersuchung an amerikanischen Familien bei 46, bei der zweiten bei 36 und der dritten bei 24 Jahren [194]. Dieser Befund spricht dafür, daß die familiäre pulmonale Hypertonie zu den “diseases of trinucleotide repeat” gehört. Dieser sehr seltene Vererbungsmodus ist bisher nur bei einigen seltenen neurologischen Erkrankungen bekannt.

5.3. Sonstige Krankheiten aus der Gruppe “Pulmonal Arterielle Hypertonie”

Der Klassifikation der Evian Konferenz folgend, finden sich in der Gruppe der Pulmonal Arteriellen Hypertonie außer der PPH eine Reihe Krankheiten, die große Ähnlichkeit mit der PPH haben aber mit Faktoren assoziiert sind, die kausale Bedeutung haben könnten.

Für einige der aufgeführten Bedingungen (z.B. Vorhofseptumdefekt, Appetitzügler, HIV-Infektion) muß postuliert werden, daß der Patient eine Disposition für die pulmonale Hypertonie als wesentliche Voraussetzung für die Pathogenese mitbringt und der genannte Faktor lediglich einen auslösenden Begleitumstand darstellt (schwache Risikofaktoren), für andere (großer Ventrikelseptumdefekt, systemische Sklerose) muß ein starker pathogenetischer Mechanismus unterstellt werden.

5.3.1. Kollagenosen

Bei Kollagenosen, insbesondere dem CREST-Syndrom und der Sklerodermie, die den systemischen Sklerosen zugehören, ist die Inzidenz der pulmonalen Hypertonie mit bis zu 50 % recht hoch, es handelt sich damit um einen starken Auslöser. Für diese Krankheitsbilder ist sogar die pulmonale Hypertonie als die häufigste Todesursache anzusehen [182]. Bei Sjögren-Syndrom und Mischkollagenosen muß ebenfalls mit dem gehäuften Auftreten einer pulmonalen Hypertonie gerechnet werden [72]. Der systemische Lupus erythematodes (SLE) hat nach allgemeiner Einschätzung ein vergleichsweise niedriges Risiko, es gibt aber auch Schätzungen einer jährlichen Inzidenz der PH von 5 % [15]. Wenn die pulmonale Hypertonie ohne sonstige Krankheitsmanifestation an den inneren Organen auftritt, spricht man in der Literatur auch von der “isolierten pulmonalen Hypertonie”. Selten kommt es vor, daß eine pulmonale Hypertonie der klinischen Manifestation einer Kollagenose vorausgeht. Interessanterweise weisen die klassischen vaskulitischen Krankheitsbilder, wie M. Wegener, Purpura Schönlein Henoch, Dermatomyositis und M. Winiwarter Bürger keine erhöhte Inzidenz der pulmonalen Hypertonie auf. Selbst die Panarteriitis nodosa und der M. Takayasu, die gelegentlich die Pulmonalarterien mitbefallen, entwickeln typischerweise keine pulmonale Hypertonie.

Klinische Unterschiede zur PPH

Die klinischen Manifestationen entsprechen den bei der PPH aufgeführten Befunden in Kombination mit spezifischen Befunden der entsprechenden Kollagenose. Das Geschlechtsverhältnis ist noch mehr auf Seiten des weiblichen Geschlechts, als bei der PPH. Im Mittel liegt die CO-Diffusionskapazität niedriger, als bei den PPH Patienten, allerdings mit großer Variabilität. Die Patienten sind im Mittel etwa 15 Jahre älter, als die PPH Patienten und viele sind chronisch mit Corticoiden vorbehandelt. Entsprechend häufiger muß auch mit weiteren Begleitkrankheiten gerechnet werden (Diabetes mellitus, KHK, sonstige linksventrikuläre oder valvuläre Erkrankungen, Osteoporose, Ödeme, infektiöse Komplikationen).

Innerhalb des Formenkreises der systemischen Sklerose läßt sich ein charakteristischer Unterschied zwischen der anti-Scl-70 positiven Sklerodermie und dem anti-Centromer positiven CREST-Syndrom feststellen. Während die pulmonale Hypertonie sich bei der Sklerodermie meist parallel zur Lungenfibrose entwickelt, fehlt häufig die Lungenfibrose beim CREST-Syndrom mit pulmonaler Hypertonie. Dies mahnt zu besonderer Aufmerksamkeit gegenüber der pulmonalen Hypertonie beim CREST-Syndrom. Im Rahmen der Evian Konferenz wurde für diese Erkrankungen eine jährliche Echokardiographie, selbst bei beschwerdefreien Patienten vorgeschlagen (s. oben).

5.3.2. Kongenitale systemisch-pulmonale Shuntvitien

Bei einem Vorhofseptumdefekt (ASD) ist die Entstehung einer schweren pulmonalen Hypertonie bis ins hohe Alter hinein recht selten (Wahrscheinlichkeit maximal 5 %). Das Risiko ist noch weitaus kleiner einzuschätzen, wenn bereits im Kleinkindesalter ein solches Shuntvitium primär erfolgreich verschlossen wurde. Wenn sich dennoch eine schwere pulmonale Hypertonie entwickelt, ist diese eher der PPH als der "mechanisch" induzierten sekundären pulmonalen Hypertonie zuzuordnen [176]. Besondere Beachtung verdient allerdings die körperliche Belastung. Wie in Abb. 3.2 dargestellt, verfügt die normale pulmonale Strombahn über große Reserven zur Querschnittserweiterung (Vasodilatation, Distension, Recruitment). Diese werden aber bei einem relevanten Rezirkulationsherz bereits in Ruhe aufgebraucht, so daß eine "latente pulmonale Hypertonie" resultiert. Unter körperlicher Belastung oder bei entzündlichen Lungenkrankheiten wird nun die pulmonale Hypertonie manifest und kann jetzt über die erhöhte mechanische Belastung der Gefäße (hydrostatische bzw. zyklische Wandspannung) ein Remodelling induzieren (Abb. 3.4). Ist dadurch einmal der pulmonale Widerstand erhöht worden, so perpetuiert das Krankheitsbild und mündet schließlich in die Shuntumkehr.

Bei primär druckwirksamen systemisch-pulmonalen Shuntvitien, wie dem Ventrikelseptumdefekt, den sogenannten AV-Shunts, dem persistierenden Ductus arteriosus Botalli und einigen komplexen Vitien (Abb. 5.6) entwickelt sich weitaus häufiger und früher eine pulmonale Hypertonie, als bei reinen Rezirkulationsvitien. Die Wahrscheinlichkeit, eine schwere pulmonale Widerstandserhöhung mit Shuntumkehr (Eisenmenger-Syndrom) zu entwickeln, liegt bei mindestens 30 %. Hier ist anzunehmen, daß die genetische Disposition eine geringere Rolle spielt und stattdessen im Rahmen der primären mechanischen Belastung eine Vielzahl von pathogenetischen Mechanismen gleichzeitig aktiviert werden. Der aktuelle Stand der Forschung konzentriert sich auf die endotheliale Dysfunktion sowie die pro-proliferativen Mediatoren, welche die Fibroblasten und glatten Muskelzellen stimulieren und das vaskuläre Remodelling einleiten [121].

Klinische Unterschiede zur PPH

Das klinische Bild der Patienten entspricht dem der PPH, wobei in aller Regel die Hypoxämie, Zyanose und Polyglobulie ausgeprägter sind. Der entscheidende Unterschied ist aber, daß der Progress der Rechtsherzinsuffizienz bei weitem langsamer und die Prognose insgesamt besser ist, als bei der PPH [378, 140]. Dies ist einerseits auf die bereits frühkindliche Störung und eine entsprechend gute rechtsventrikuläre Adaptation und andererseits auf den rechts-links-Shunt zurückzuführen, welcher zu einer Entlastung des rechten Ventrikels und einer ausreichenden Füllung der systemischen Zirkulation führt.

In der transthorakalen bzw. transoesophagealen Echokardiographie läßt sich in aller Regel der Defekt darstellen. Auch fehlmündende Lungenvenen werden zuverlässig erkannt, wenn sie im rechten Vorhof münden. Bei Mündung in die V. cava oder die Portalgefäße kann die Darstellung sehr schwierig sein und erfordert die Kathetertechnik. Letztere ist auch ohnehin nach wie vor erforderlich, um den Shuntfluß auszumessen.

5.3.3. Portale Hypertension

Im Sektionsgut findet sich unter den Patienten mit dem histologischen Bild der PPH in 38 % eine Lebercirrhose [210]. Diese überzufällige Assoziation bedeutet, daß eine Lebercirrhose einen Risikofaktor für PPH darstellt. Umgekehrt findet sich in ca. 2 % der Patienten mit Lebercirrhose eine pulmonale Hypertonie. Bei Patienten, die wegen einer Lebercirrhose transplantiert werden sollen, liegt die Inzidenz für eine pulmonale Druckerhöhung bei 20 % und für eine pulmonale Widerstandserhöhung bei ca. 4 % [49]. Auf welche Weise jedoch die Lebererkrankung die Lungengefäße erfaßt, durch hepatisch nicht metabolisierte oder von der Leber vermindert sezernierte Mediatoren [126], durch chronische Überperfusion, Dysbalancen im Gerinnungssystem oder durch Beteiligung der Lungengefäße am gleichen Pathomechanismus, der auch zur Lebercirrhose führt, ist unklar.

Die Assoziation einer primären Lebererkrankung mit einer pulmonalen Widerstandserhöhung wird als "portopulmonalen Hypertonie" bezeichnet. Demgegenüber wird die pulmonale Gasaustauschstörung, welche durch dilatierte pulmonale Kapillar- und Shuntgefäße im Rahmen einer Lebercirrhose induziert wird, als "Hepatopulmonales Syndrom" bezeichnet [285, 4].

5.3.3.1. Hepatopulmonales Syndrom

Das hepatopulmonale Syndrom tritt bei 20-50 % aller Patienten mit Lebercirrhose auf. Es ist durch

- eine Passage von Mikrobläschen durch das pulmonale Strombett (erkennbar an Echos im linken Vorhof nach venöser Injektion)
- einem $pO_2 < 70$ mmHg bzw. einer erhöhten $AaDO_2$ ($AaDO_2 > 10 + 0{,}43$ (Alter-20)) [233] ohne Zeichen einer Lungenkrankheit anhand von Lungenfunktion und Röntgenbild

charakterisiert.

Liegt eine Lungenkrankheit vor, so ist ein hepatopulmonales Syndrom dennoch anzunehmen, wenn außerdem ein über 6 % erhöhter pulmonaler Shunt von Albumin-Makroaggregaten nachweisbar ist (erhöhte Detektion im Gehirn, verglichen mit der Lunge) [4].

Bei diesem Syndrom treten Teleangiektasien auf (Spider naevi), Trommelschlegelfinger und Belastungsdyspnoe. Häufig wird eine "Orthodeoxie" gefunden (Abfall des pO_2 vom Liegen zum Stehen). Ein schweres hepatopulmonales Syndrom mit ausgeprägter Dyspnoe gilt als Indikation für die Lebertransplantation [177]. Nach der Transplantation bildet sich die pulmonale Störung in aller Regel zurück.

Beim hepatopulmonalen Syndrom liegt häufig ein erhöhter pulmonaler Druck, aber nur selten ein erhöhter pulmonaler Widerstand vor. Im Mittel ist der Widerstand sogar niedriger, als normal.

5.3.3.2. Portopulmonale Hypertonie

Die portopulmonale Hypertonie ist durch eine mehr oder weniger ausgeprägte pulmonale Widerstandserhöhung und eine starke pulmonale Druckerhöhung charakterisiert. In retrospektiven Studien der Universitäten von Baltimore (USA) lag der mittlere pulmonale Widerstand der Patienten bei ca. 560 dyn s cm^{-5}, während in Paris (Frankreich) im Mittel 960 dyn s cm^{-5} vorgefunden wurden [179]. Der recht große Unterschied in den untersuchten Gruppen ist wahrscheinlich auf die unscharfe Abgrenzung des Krankheitsbegriffes gegenüber dem Hepatopulmonalen Syndrom einerseits und der Primären Pulmonalen Hypertonie andererseits zurückzuführen. Die Hämodynamik der in Paris als "Portopulmonale Hypertonie eingestuften Patienten ähnelt sehr der Hämodynamik von PPH-Patienten, während die amerikanischen Patienten deutlich niedrigere pulmonale Widerstände und höhere Herzzeitvolumen aufwiesen. Die histopathologischen Veränderungen entsprechen denen bei PPH [200], ebenso wie das Ansprechverhalten auf Vasodilatantien [126]. Für die Lebertransplantation besteht eine relative Kontraindikation. Es gibt jedoch Berichte über die erfolgreiche Lebertransplantation bei diesem Krankheitsbild. Dies bezieht sich allerdings auf eine relativ geringe pulmonale Widerstandserhöhung [302], bzw. eine Vortherapie mit intravenösem Prostacyclin [265].

Die Abgrenzung der Portopulmonalen Hypertonie zum Hepatorenalen Syndrom einerseits und zur PPH andererseits ist schwierig. Aus der Definition des Hepatopulmonalen Syndroms folgt, daß auch Patienten mit erhöhtem pulmonalen Widerstand vorkommen können und in entsprechenden Untersuchungen fanden sich bei ca. 10 % der Patienten auch die Kriterien einer Portopulmonalen Hypertonie. Darüberhinaus wurde in Einzelfällen die Entwicklung der Portopulmonalen Hypertonie aus einem Hepatorenalen Syndrom heraus beschrieben [199]. Die Diagnose ist spätestens dann nicht mehr mit den Kriterien des Hepatopulmonalen Syndromes vereinbar, wenn ein normales oder erniedrigtes Herzzeitvolumen vorliegt (Tab. 5.4).

Die gleiche Unschärfe ist bei der Abgrenzung der portopulmonalen Hypertonie von der PPH vorhanden. Hier ähnelt sich nicht nur die Hämodynamik, sondern auch der histologische Befund. Für die Zuordnung wird häufig die Anamnese den Ausschlag geben, indem eine lange vorbekannte Leberkrankheit die Diagnose einer PPH in aller Regel ausschließt (☞ Patient 3, Tab. 5.5).

Wie groß das Spektrum der portopulmonalen Hypertonie ist, zeigen die klinischen Beispiele in Tab. 5.5. Patient 1 wurde als eine portopulmonale Hypertonie klassifiziert und dennoch erfolgreich lebertransplantiert. Anschließend sank sein Herzzeitvolumen in den Normbereich und entsprechend normalisierte sich der pulmonale Druck [302]. Patient 2 leidet an einer alkoholtoxischen Lebercirrhose. Er erlitt im 52. Lebensjahr eine Ösophagusvarizenblutung, seither kein Alkohol mehr, seit 10 Jahren progrediente Dyspnoe. Seit 2 Jahren Diagnose einer pulmonalen Hypertonie. Die Klinik ist mit der Diagnose "Hepatopulmonales Syndrom" vereinbar. Insbesondere ist der systemische Widerstand deutlich erniedrigt. Dennoch liegt angesichts der erheblichen pulmonalen Widerstandserhöhung eine Kontraindikation gegen die Lebertransplantation vor. Die Patientin 3 leidet an einer Autoimmunhepatitis. Im 63. Lebensjahr erlitt sie eine Ösophagusvarizenblutung, seit 5 J. empfindet sie eine progrediente Dyspnoe. Die Hämodynamik paßt zur PPH und hat keine Ähnlichkeit mehr mit dem Hepatopulmonalen Syndrom. Patient 4 ist ein 32 jähriger Mann mit langjährig bekannter schwerer Rechtsherzinsuffizienz bei PPH (Lungenaufnahme ☞ Abb. 5.3). In der Vorgeschichte keinerlei Anhalt für eine Leberschädigung, im Rahmen der Transplantationsvorbereitungen (zur Lungentransplantation) jedoch Nachweis von Ösophagusvarizen und bioptisch Nachweis einer kleinknotigen Lebercirrhose, die angesichts der Vorgeschichte als "cirrhose cardiaque" aufzufassen ist. Bei Patient 3 und 4 ist nach Ausnutzung aller medikamentösen Maßnahmen allenfalls eine Lungentransplantation aber keine Lebertransplantation indiziert.

	HPS	Portopulmonale Hypertonie			PPH mit Leberzirrhose
		leicht	mittel	schwer	
Schweregrad der Zirrhose	+++	+++	++	++	+
Angiektasie	+++	+++	+ -	+ -	+ -
AaDO2	+++	+++	+ -	+ -	+ -
HZV	+++	+++	+	-	-
PVR	- (+)	+	++	+++	+++
Normalisierung nach Leber TX	ja	ja	Evtl. nach Vorbehandlung	nein	Nein

Tab. 5.4: Pulmonale Zirkulationsstörung assoziiert mit portaler Hypertension.
HPS: Hepatopulmonales Syndrom. AaDO2: Alveolo-arterielle Sauerstoffdifferenz, HZV: Herzzeitvolumen, PVR: Pulmonal vaskulärer Widerstand, LeberTX: Lebertransplantation. Die erfolgreiche Vorbehandlung der portopulmonalen Hypertonie wurde für die intravenöse Therapie mit Prostacyclin beschrieben.

5.3.4. HIV-Infektion

Die HIV-Infektion, scheint eindeutig mit dem Auftreten einer pulmonalen Hypertonie assoziiert zu sein. Der erste publizierte Fall stammt aus dem Jahre 1987 [164]. Die Inzidenz einer pulmonalen Hypertonie bei HIV liegt bei ca. 0,5 % [313]. Bei HIV-infizierten Patienten ist das Risiko somit etwa 2500-fach höher, als in der Normalbevölkerung. Die Drogenabhängigen unter den HIV-Patienten sind dabei überrepräsentiert (mit ca. 50 % statt mit 30 %, wie im Vergleichskollektiv ohne pulmonale Hypertonie). Dies wird auf die Ko-Morbidität mit Hepatitis, die gelegentlichen Fremdkörperembolien und den Mißbrauch von Amphetaminen bei den iv. Drogenabhängigen zurückgeführt. Es sind bevorzugt solche HIV-positive betroffen, welche die HLA-Antigene DR6 und DR52 tragen. Dies weist auf die Beteiligung von CD8 Lymphozyten an dem Krankheitsgeschehen hin, denn die gleiche HLA-Konstellation wird bei HIV-Infizierten mit dem CD8-dominierten "diffuse infiltrative lymphocytosis syndrome" (DILS) gefunden [226]. Histologisch finden sich dabei keine Unterschiede gegenüber der PPH nicht infizierter Personen. Die Mortalität entspricht offenbar ebenfalls einem hämodynamisch vergleichbaren PPH-Kollektiv [264]. Ob die HIV-Viren direkt mit den Zellen der Pulmonalgefäße interagieren oder indirekte Effekte wichtiger sind, ist ungeklärt. Die Beobachtung, daß durch antivirale Therapie mit Reduktion der Viruslast auch Teilremissionen der pulmonalen Hypertonie erzielt werden können, weist aber auf eine unmittelbare Beteiligung der Viren an der pulmonalen Widerstandserhöhung und den endothelialen Wachstumsvorgängen hin.

Klinisch entspricht das Bild der PPH. Zusätzlich sind zuweilen die Stigmata der HIV-Erkrankung festzustellen. Allerdings ist die pulmonale Hypertonie keinesfalls auf Endstadien der HIV-Erkrankung beschränkt, sondern betrifft Patienten in allen Krankheitsstadien. Zuweilen fällt der positive HIV Test erst im Rahmen der differentialdia-

Pat		1	2	3	4
Diagnose		LeberCi Ad TX	LeberCi	LeberCI	PPH mit Leber Ci
Alter	Jahre	52	61	68	32
HR	min^{-1}	95	99	77	80
SAP	mmHg	95	91	93	76
PAP	mmHg	45	60	56	70
PAWP	mmHg	10	7	11	6
CVP	mmHg	5	4	15	22
HZV	l/min	13,8	7,9	2,6	2,9
RVEF	%	40	29	12	6
SVR	dyn s cm^{-5}	520	881	2438	1490
PVR	dyn s cm^{-5}	202	537	1406	1766
PaO_2	mmHg	65	62	48	77
$PaCO_2$	mmHg	32	34,1	24	26,9
SvO_2	%	82	70	50,6	52,8
PVR/SVR		0,389	0,609	0,577	1,185
NYHA		III	IV	III	III

Tab. 5.5: Portopulmonale Hypertonie und PPH mit sekundärer Lebercirrhose.
Pat. 1: dekompensierende Lebercirrhose, gelistet zur Lebertransplantation. Patient 2: Lebercirrhose mit portopulmonaler Hypertonie und Hyperzirkulation, Patient 3: Lebercirrhose mit portopulmonaler Hypertonie und "low-output-syndrom", Patient 4: PPH mit sekundärer Lebercirrhose. Die Hämodynamik allein würde keine eindeutige Zuordnung der Diagnose erlauben. NYHA: klinischer Schweregrad. Für restliche Abkürzungen s. Tab. 5.3.

gnostischen Abklärung einer pulmonalen Hypertonie auf.

5.3.5. Medikamente/Toxine

5.3.5.1. Appetitzügler

Unter dem 1967 bis 69 in der Schweiz, Deutschland und Österreich eingesetzten Appetitzügler Aminorex kam es zu einem deutlichen Anstieg der PPH-Inzidenz in der Bevölkerung, der epidemiologisch zuerst in Zürich und Umgebung belegt wurde [107]. Relativ häufig war eine spontane Rückbildung der pulmonalen Hypertonie nach Absetzen des Appetitzüglers festzustellen.

Anfang der 90er Jahre fiel unter den PPH Patienten in Frankreich ein erhöhter Anteil von Personen auf, die zuvor den Appetitzügler Fenfluramin oder Dexfenfluramin eingenommen hatten [41]. Im Jahre 1996 wurde Dexphenfluramin in den USA als Appetitzügler zugelassen und erfreute sich ein Jahr lang großer Beliebtheit bei den praktischen Ärzten, den Verbänden zur Bekämpfung der Adipositas und der Bevölkerung. Schon wenige Monate nach der Zulassung erschien in einer weitverbreiteten medizinischen Fachzeitschrift ein Artikel über die Assoziation zwischen der Einnahme von Dexfenfluramin und der primären pulmonalen Hypertonie [3]. Darin wurde beschrieben, daß Patienten aus mitteleuropäischen Ländern, die eine primäre pulmonale Hypertonie entwickelten, in 19 % der Fälle zuvor einen Appetitzügler eingenommen hatten im Vergleich zu nur 6 % in einem gesunden Vergleichskollektiv. Die Daten legten nahe, daß Dexfenfluramin die Inzidenz der PPH etwa verzehnfacht, bei längerer Einnahme sogar verzwanzigfacht. Mittlerweile ist Dexfenfluramin vom Markt genommen worden, allerdings erst, nachdem eine erhöhte Inzidenz von linksventrikulären Klappenvitien unter dieser Therapie auffiel. Klinisch, histologisch und pharmakologisch verhalten sich die Dexphenfluramin-assoziierten PPH Patienten so, wie die PPH-Patienten ohne bekannten Auslöser. Das gilt auch für den molekularbiologischen Befund der monoklonalen Zellproliferate in den plexiformen Läsionen, wie für den Verlust der alpha-Untereinheit der spannungsabhängigen Kaliumkanäle. Der einzige Unterschied, der zwischen den Dexphenfluramin-assoziierten und den anderen PPH Patienten jemals gezeigt wurde, war eine erniedrigte pulmonale NO-Produktion bei vergrößerter Serumkonzentration der Oxidationsprodukte von NO [13]. Dies könnte darauf hinweisen, daß eine verminderte pulmonale NO-Produktion ein Risiko für die Appetitzügler-induzierte pulmonale Hypertonie darstellt. Insgesamt stellt sich die Frage, ob Appetitzügler überhaupt eine kausale Rolle für die pulmonale Hypertonie spielen und ob sie nicht vielmehr die Manifestation einer genetisch determinierten PPH triggern.

Fenfluramin, die Vorläufersubstanz von Dexphenfluramin, steht ebenfalls im Verdacht, eine pulmonale Hypertonie auslösen zu können. Die Datenlage für das meist gleichzeitig eingesetzte Phentermin ("Phen-Fen") ist nicht klar.

5.3.5.2. Amphetamine

Drogenkonsumenten haben, wie bereits oben beschrieben, eine erhöhte Inzidenz der pulmonalen Hypertonie. Hierfür kann unter anderem der vermehrte Konsum von Amphetaminen in diesem Patientenkollektiv verantwortlich sein. Statistische Analysen dieses Risikofaktors sind aber wegen der multiplen möglichen Interaktionen praktisch unmöglich.

5.3.5.3. Toxic Oil Syndrom

Im Jahre 1981 trat eine epidemieartige multisystemische Erkrankung auf, die durch den Verzehr von Rapsöl ausgelöst wurde, das mit Anilin denaturiert und illegal in Spanien verkauft worden war. Daran erkrankten über 20000 Menschen [337, 203, 323, 163]. Die Erkrankung trat in 3 Phasen auf. Das akute Stadium war durch ein nichtkardiogenes Lungenödem charakterisiert, das häufig zur Krankenhauseinweisung führte. Das intermediäre Stadium, etwa von Monat 2 bis 4, war durch sensorische Störungen, Myopathie, Thromboembolien und pulmonale Hypertonie charakterisiert. Das späte Stadium war durch eine periphere Neuropathie, Krämpfe, Sklerodermie und pulmonale Hypertonie zu beschreiben. Es wird geschätzt, daß ca. 7 % der ursprünglich registrierten Patienten eine pulmonale Hypertonie entwickelten, viele davon allerdings leicht und reversibel. Einige Patienten entwickelten jedoch eine schwere pulmonale Hypertonie, welche der PPH sehr ähnlich war. Die geschätzte Inzidenz liegt bei ca. 1,6/1000 der ursprünglich registrierten Patienten und somit ca. 1000-fach über der Inzidenz in der Normalbevölkerung. Das Geschlechtsverhältnis liegt bei ca. 2:1 auf Seiten des weiblichen Geschlechts. Bei der Berechnung der Inzidenz ist allerdings zu bedenken, daß viele Patienten recht früh verstorben sind und daher keine pulmonale Hypertonie entwickeln konnten. Die histopathologische Untersuchung und die pharmakologische Charakterisierung entsprechen der PPH.

5.3.5.4. Andere mögliche Auslöser

Obwohl das Risiko der oralen Kontrazeptiva aufgrund der größten bisher durchgeführten Kohortenstudie für die primäre pulmonale Hypertonie als gering eingestuft wurde [3], bleibt der Verdacht, daß die weiblichen Sexualhormone einen Auslösefaktor darstellen könnten [167, 206]. Allein durch die Tatsache, daß das weibliche Geschlecht mit Beginn der Pubertät deutlich häufiger von der PPH betroffen wird, als das männliche, und die gehäufte Manifestation der PPH kurz nach der Entbindung deutet auf eine pathogenetische Rolle dieser Hormone hin. Schließlich sind Fälle bekannt, wonach die Hormonsubstitution bei genetisch determinierter PPH die Manifestation der Erkrankung auslöste [229].

Mitomycin C, welches für die Chemotherapie maligner Tumore verwendet wird, steht im Verdacht, eine Veno-Okklusive Erkrankung auslösen zu können [158, 351].

5.4. Pulmonal Venöse Hypertonie

Die kongestiven Herzkrankheiten, die Kompression der zentralen Pulmonalvenen und die Veno-Okklusive Krankheit werden gemäß der Evian-Klassifikation gemeinsam in die Gruppe der "Pulmonal Venösen Hypertonie" eingeordnet. Entsprechend findet sich ein buntes Bild an Pathomechanismen, angefangen vom mechanisch induzierten Remodelling bei Linksherzinsuffizienz über tumorartige und tumoröse Wachstumsvorgänge im Mediastinum bis zu primären pulmonalvenösen Gefäßproliferationen. Das gemeinsame Merkmal dieser Erkrankungen ist der erhöhte pulmonale Kapillardruck.

5.4.1. Linksseitige Myokard- oder Klappenerkrankungen

Quantitativ dominieren die kongestiven Herzkrankheiten, entsprechend der großen Häufigkeit der koronaren Herzkrankheit. Dabei addiert sich der durch den pulmonalen Widerstand bedingte Druckabfall über den Lungengefäßen zu dem zuweilen bis auf 25 mmHg erhöhten linksatrialen Füllungsdruck. Wenn nun außerdem der präkapilläre Widerstand erhöht ist, kann eine Rechtsherzinsuffizienz resultieren, die wesentlich die klinische Symptomatik und die Prognose bestimmt. Neben der reinen pulmonalen Druckerhöhung besteht das Problem der "Fixierung" der pulmonalen Widerstandserhöhung. Dies kommt vor allem dann zum Tragen, wenn eine Herztransplantation durchgeführt werden soll. Der transplantierte, nicht adaptierte rechte Ventrikel ist dann nicht in der Lage, den erhöhten pulmonalen Widerstand zu überwinden und dekompensiert. Das therapeutische Problem der medikamentösen Therapie bei den Pulmonal Venösen Hypertonien besteht darin, daß die präkapilläre Widerstandserhöhung eine Schutzfunktion gegenüber dem Lungenödem ausübt. Dadurch bergen vasodilative Ansätze (Calciumantagonisten, NO, Prostanoide) die Gefahr des Lungenödems und sind, wenn überhaupt, nur mit größter Vorsicht einzusetzen (s. Therapie).

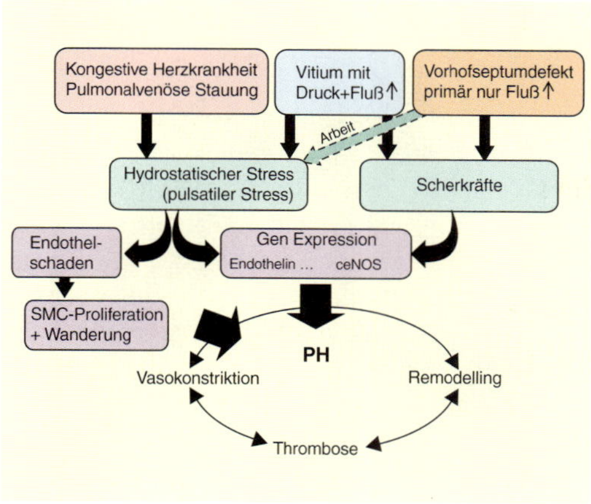

Abb. 5.6: Kardiogene pulmonale Hypertonie.
Die kongestive Herzkrankheit, besonders aber primär druckwirksame Vitien führen meist innerhalb weniger Jahre zu einer schweren präkapillären Widerstandserhöhung. Der führende Pathomechanismus geht vom mechanisch induzierten Endothelschaden aus, durch welchen Elastase-Aktivität und phänotypische Veränderungen von glatten Muskelzellen (SMC) ausgelöst werden [279]. Eine reine Hyperzirkulation die nicht primär druckwirksam ist (Vorhofseptumdefekt), führt sehr viel seltener und meist erst nach vielen Jahrzehnten zu einer pulmonalen Widerstandserhöhung. Der entscheidende Pathomechanismus ist nicht bekannt. Es kommen zwei verschiedene Mechanismen in Betracht. 1) Die durch die Hyperzirkulation erhöhten Scherkräfte (shear stress) könnten sehr langfristig (z.B. durch Induktion von Endothelin) eine Gefäßumbildung mit Widerstandserhöhung verursachen und 2) könnte die unter körperlicher Belastung manifest werdende pulmonale Hypertonie über die sekundäre Druckbelastung eine Widerstandserhöhung herbeiführen.

Klinische Hinweise auf Linksherzinsuffizienz lassen sich vielfach aus der Anamnese gewinnen (bekannter Herzinfarkt, koronare Herzkrankheit, Klappenerkrankung/Operation, Kardiomyopathie). Klinisch fällt zuweilen lediglich ein hepatojugulärer Reflux auf. Feuchte Rasselgeräusche über den Lungen können völlig fehlen.

Das EKG zeigt selten die typischen Befunde der PPH und das Echokardiogramm ergibt in aller Regel die richtige Diagnose. In schwierigen Fällen hilft die Messung des pulmonal arteriellen Verschlußdruckes (PAWP) bei Ruhe und Belastung und die Radionuklidventrikulographie bei Ruhe und Belastung weiter. Bei begründetem Verdacht auf eine koronare Herzkrankheit ist eine Koronarangiographie angezeigt.

5.4.2. Kompression der Pulmonalvenen von außen

Hinter einer Kompression der Pulmonalvenen kann sich eine mediastinale Fibrose verbergen, beispielsweise nach der seltenen Histoplasmose-Infektion, ein mediastinaler Tumor bzw. Metastasen. Die gleichen hämodynamischen Auswirkungen hat ein Narbenzug an der Einmündung der Lungenvenen, wie er sich manchmal nach linksatrialer Hochfrequenzbehandlung im Rahmen einer antiarrhythmischen Behandlung entwickelt [281].

Hinweise auf solch eine Störung ergeben sich durch Stauungszeichen in der Lungenaufnahme bzw. im HR-CT im entsprechenden pulmonalen Abflußgebiet. Die mediastinale Kompression der Pulmonalvenen von außen ist im Thorax-CT bzw. in der Kernspintomographie meist zu erkennen. Eine Mündungsstenose einer Lungenvene kann nur zuverlässig durch selektive Sondierung und Angiographie nachgewiesen werden.

5.4.3. Veno-okklusive Erkrankung

Die veno-okklusive Erkrankung stellt eine seltene und sehr schwierige Differentialdiagnose der PPH dar. Die Diagnose wird histologisch oder autoptisch gestellt. Die Pathogenese dieser Erkrankung ist nicht bekannt. Die Prognose ist eher schlechter, als die der PPH.

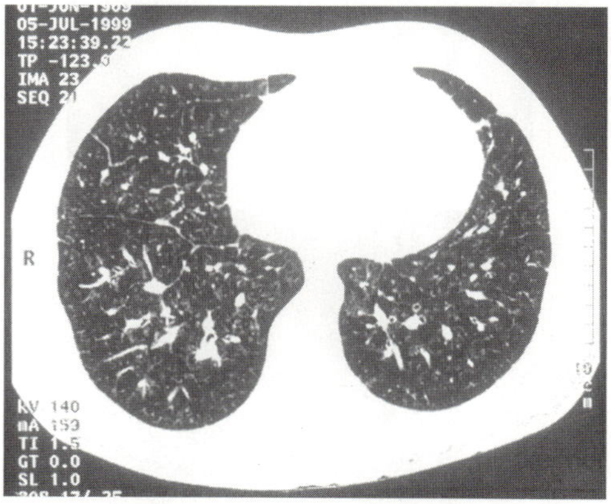

Abb. 5.7: Typisches HR-CT bei Veno-okklusiver Erkrankung. 30-jähriger Mann. High resolution (HR) Computer-Tomogramm (CT) der Lunge. Man erkennt diffus verteilt zentroazinäre ödematöse Inseln und leichtgradig verdickte Interlobulärspalten (Aufnahmen Prof. Rau, Radiologie, Gießen).

Hinweise auf die Erkrankung liefert das HR-CT, welches eine Betonung der Läppchengrenzen im Sinne gestauter Lymphwege zeigt (s. Abb. 5.7) und ein Lungenödem als Komplikation einer Therapie mit Vasodilatantien [142]. Das EKG und die Echokardiographie unterscheiden sich nicht von der PPH. Die Katheteruntersuchung liefert auch keine eindeutigen Hinweise, nachdem der pulmonal-arterielle Verschlußdruck wenig hilfreich zur Messung des pulmonalen Kapillardrucks ist. Der erhöhte Kapillardruck sinkt nämlich im Augenblick des Ballonverschlusses auf das linksatriale Niveau ab.

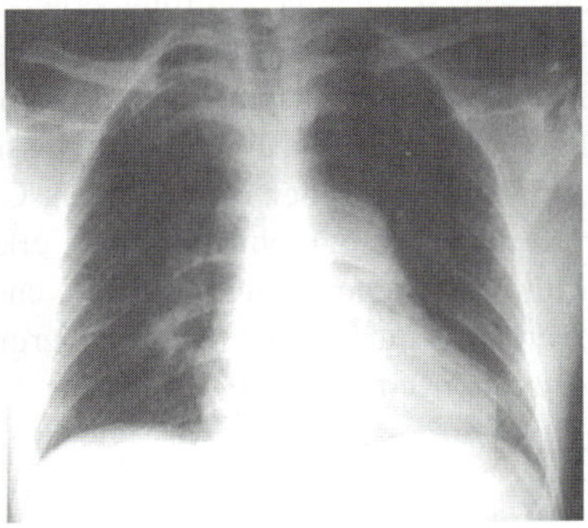

a

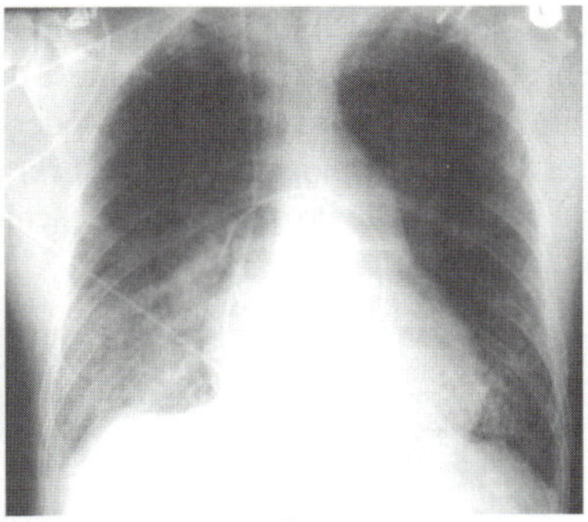

b

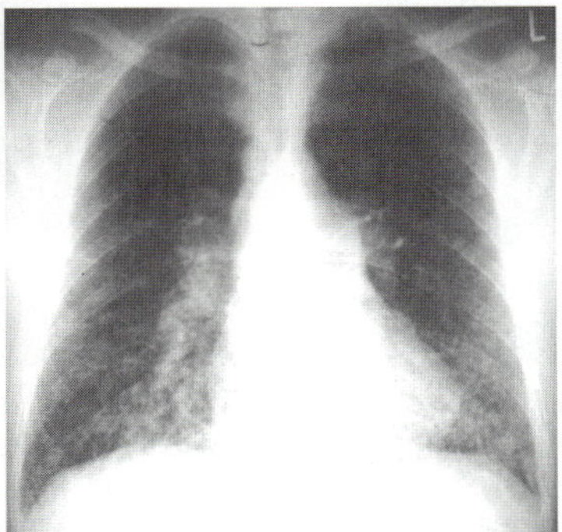

c

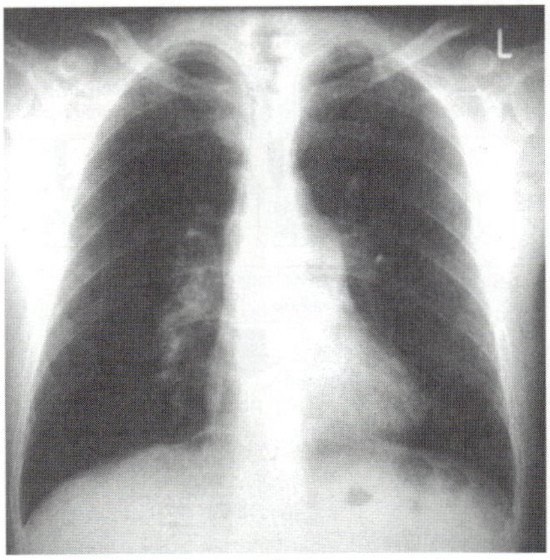

d

Abb. 5.8: Lungenaufnahme bei Veno-okklusiver Erkrankung.
30-jähriger Mann. Lungenaufnahmen im zeitlichen Verlauf. **a:** bei Erstvorstellung. Das Herz ist global vergrößert, das Pulmonalsegement und die zentralen Pulmonalgefäße sind massiv dilatiert und unscharf abgebildet. Das Lungenparenchym zeigt eine diffuse Zeichnungsvermehrung. **b:** akutes Lungenödem nach Applikation von 20 mg Nifedipin zur Testung des pulmonalen Druck- und Widerstandsverhaltens. Der Swan-Ganz-Katheter liegt noch in der rechten Pulmonalarterie. **c:** Kontrolle nach 2 Wochen unter hochdosierter Therapie mit Diltiazem und Diuretika. Die Herzgröße hat deutlich abgenommen. Ausgeprägte chronische Stauung mit Betonung der basalen Lungenabschnitte. D: Kontrolle nach 5 Monaten. Die Herzgröße hat weiter abgenommen. Kaum noch nachweisbare interstitielle Zeichnungsvermehrung. Der klinische Schweregrad entspricht weiterhin NYHA IV. (Aufnahmen: Prof. Rau, Radiologie, Gießen).

5.5. Pulmonale Hypertonie in Assoziation mit Erkrankungen des Atmungssystems und/oder Hypoxie

Bei den obstruktiven Atemwegserkrankungen stellt die Entwicklung einer pulmonalen Hypertonie einen Marker einer ungünstigen Prognose dar. Das gilt auch für die Mukoviszidose [85]. Pathophysiologisch lassen sich Krankheitsbilder unterscheiden, bei denen die Hypoxie, die Inflammation und der strukturelle Verlust der Lungengefäße dominiert.

5.5.1. Struktureller Gefäßverlust

Ein Verlust der pulmonalen Strombahn, beispielsweise beim schweren Lungenemphysem oder nach Pneumonektomie ist allein nicht ausreichend, um eine manifeste pulmonale Hypertonie auszulösen. In Kombination mit den Faktoren Hypoxie und Inflammation kommt aber dem Gefäßverlust sicherlich Bedeutung zu. Außerdem muß bei schweren lungendestruktiven Erkrankungen auch immer mit Thromboembolien im Rahmen der weitgehenden Immobilisation der Patienten gerechnet werden (☞ Abb. 5.9).

Die Abgrenzung zur PPH gelingt anhand von Lungenfunktionsdiagnostik, CO-Diffusion, HR-CT und Perfusions-Ventilationsszintigraphie.

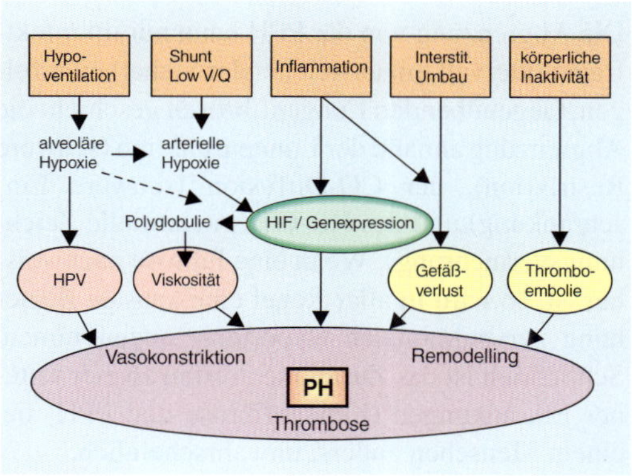

Abb. 5.9: Ursachen der pulmonalen Hypertonie bei chronischen Lungenkrankheiten.
Alveoläre Hypoxie aktiviert die hypoxische pulmonale Vasokonstriktion (HPV) und führt zur arteriellen Hypoxie. Dadurch werden hypoxie-induzierte Faktoren (HIF) in sensitiven Zellen gebildet und aktivieren weitere Gene, beispielsweise das Erythropoetin, welches die Hämatopoese im Knochenmark aktiviert. In der Lunge werden Gene aktiviert, die das Wachstum von Muskelzellen und Fibroblasten anregen und wesentlich zum Remodelling der Gefäße beitragen. Auch inflammatorische Mediatoren aktivieren solche Gene. Die Inflammation trägt gleichzeitig zum Parenchymverlust durch gewebstoxische Produkte bei (z.B. Trypsin, H_2O_2) und beschleunigt die Gefäßrarefizierung. Die körperliche Inaktivität ist ein wesentlicher Risikofaktor für Thromboembolien, welche eine vorbestehende pulmonale Hypertonie gravierend verschlechtern.

5.5.2. Hypoxie

Das quantitativ dominierende Krankheitsbild in dieser Rubrik ist die chronisch obstruktive Lungenerkrankung mit konsekutiver alveolärer Hypoxie. Hinzu kommen Zustände prolongierter alveolärer Hypoxie durch muskuläre Ateminsuffizienz, Thoraxdeformitäten oder (schlafbezogene) Atemregulationsstörungen. Die atmosphärische Hypoxie kommt in Europa als Auslöser einer chronischen pulmonalen Hypertonie praktisch nicht vor. Sie ist jedoch bei den Hochlandbewohnern der Anden der wichtigste prognoselimitierende Faktor.

Obwohl die Hypoxie der Auslöser der Widerstandserhöhung ist, erkennt man häufig kein akutes Ansprechen des pulmonalen Widerstandes auf Sauerstoff. Tab. 5.6 zeigt eine mittelgradige Druck- und Widerstandserhöhung im Rahmen eines schweren chronisch hypoxischen Lungenerkrankung. Unter Sauerstoff ist kein eindeutiger Abfall des pulmonalen Widerstandes zu erkennen. Dagegen fallen das HZV und entsprechend auch der pulmonale Druck deutlich ab. Dies ist auf eine Steigerung des systemischen Widerstandes unter der O_2-Zufuhr zurückzuführen. Dieses Beispiel zeigt in eindrucksvoller Weise, daß unter akuter Applikation zuweilen die hypoxische Vasodilatation der systemischen Gefäße besser als die hypoxische Vasokonstriktion der Pulmonalgefäße auf Sauerstoff anspricht.

		O_2-Pause	O_2 4 l/min
PaO_2	mmHg	43,6	65,1
$PaCO_2$	mmHg	31,4	35,1
SvO_2	%	56	61,8
HR	min^{-1}	92	87
VO_2	l/min	0,21	0,20
PAP	mmHg	30	23
SAP	mmHg	92	90
HZV	l/min	3,7	2,9
PVR	dyn s cm^{-5}	554	538
SVR	dyn s cm^{-5}	1542	1932

Tab. 5.6: Hämodynamischer Effekt von Sauerstoff bei schwerer Hypoxämie.
38-jähriger Mann mit schwerer langsam progredienter idiopathischer Lungenfibrose. Beachte den Abfall des pulmonalen Drucks unter Sauerstoff ohne nenneswerten Abfall des pulmonalen Widerstandes. VO_2: Sauerstoffaufnahme, restliche Abkürzungen ☞ Tab. 5.3.

Die Abgrenzung zur PPH ist anhand der Anamnese (chronische Bronchitis, Rauchen), der Blutgasanalyse (CO_2-Retention) und der Lungenfunktion (Obstruktion, Überblähung) möglich. Bei sehr schweren pulmonalen Hypertonien aber nur mittelschweren Bronchialerkrankungen muß an die Möglichkeit einer Zweiterkrankung (die chronisch obstruktive Bronchitis ist sehr häufig) bei PPH gedacht werden.

Höhenkrankheit

Die akute Höhenkrankheit stellt sich bei disponierten Personen nach raschem Höhenanstieg (meist deutlich oberhalb 2500 m) ein und ist durch ein Hirnödem und ein Lungenödem charakterisiert [22]. Die betroffenen Personen haben meist Kopfschmerzen und Übelkeit, sind kaum noch leistungsfähig und haben in schweren Fällen Ruhedyspnoe und eine röchelnde Atmung. Es liegt regelmäßig ein deutlich erhöhter pulmonal arterieller Druck vor. Dieser läßt sich durch Calciumantagonisten, NO und Prostanoide effektiv senken. Interessanterweise senkt NO stärker den pulmonalen Widerstand, als Sauerstoff [9], die beiden Gase haben jedoch eine additive Wirkung. Unter längerfristiger O2-Therapie bzw. nach dem Abstieg aus der Höhe bildet sich das Krankheitsbild innerhalb einiger Stunden zurück. Die Ursache der Störung wird in einer inflammatorischen Reaktion oder einer primären endokrinologischen Dysregulation, beispielsweise des Endothelinsystems [299] vermutet.

5.5.3. Inflammation

Neben der alveolären Hypoxie als Trigger des Geschehens können bei entzündlichen Lungenerkrankungen auch inflammatorische Mechanismen zu der Veränderung der Vasoregulation beitragen. Solche primär extravasal lokalisierte inflammatorische Mechanismen stellen sicher die prädominante physiologische Schiene bei pulmonaler Hypertonie aufgrund von interstitiellen Lungenerkrankungen und Fibrosierung dar, wie in Abb. 5.9 dargestellt. Unter diesen Bedingungen kann es zu einer Bildung zahlreicher vasoaktiver Mediatoren kommen, welche vasokonstriktiv wie auch vasodilatativ in die pulmonal-vaskuläre Gefäßregulation eingreifen können. Eine Zusammenstellung dieser möglichen Mediatoren unter Betonung ihres primär präkapillären oder postkapillär lokalisierten Ansatzes ist in Tab. 2.1 wiedergegeben. Im Falle der interstitiellen Lungenkrankheiten zeigt sich, daß die pulmonale Hypertonie keineswegs eng mit dem Grad der Fibrose korreliert. Auch bei den chronisch obstruktiven Krankheiten spielt die Inflammation eine große Rolle für die pulmonale Widerstandserhöhung. Das wird immer wieder deutlich, wenn ein Patient mit kompensiertem Cor pulmonale eine Infektexacerbation erleidet. Dies führt häufig zu einem massiven Anstieg des pulmonalen Drucks und Widerstandes und zur Dekompensation des Cor Pulmonale. Ein weiterer Hinweis auf die Bedeutung der Inflammation ist die Tatsache, daß viel stärker die chronisch entzündlichen Krankheitsbilder (blue bloater) zur pulmonalen Hypertonie neigen, als die nichtentzündlichen reinen Emphysemtypen (pink puffer).

Die Abgrenzung von der PPH kann nur im infektfreien Intervall mit ausreichender Sicherheit erfolgen. Gegenüber den Lungenfibrosen geschieht die Abgrenzung anhand der Lungenfunktion (schwere Restriktion), der CO-Diffusion (schwere Einschränkung) und des HR-CT (interstitielle Zeichnungsvermehrung). Wenn eine Fibrose nachweisbar ist, so wird in aller Regel eine kausale Beziehung zur pulmonalen Hypertonie angenommen. Schließlich ist das Zusammentreffen zweier seltener Erkrankungen (Lungenfibrose und PPH) bei einem Menschen äußerst unwahrscheinlich.

5.6. Pulmonale Hypertonie in Folge der chronisch thrombotischen und/oder embolischen Krankheit

In dieser Krankheitsgruppe finden sich gemäß der Evian-Klassifikation die proximale Lungenembolie und die Obstruktion der distalen Lungenarterien. Letztere werden unterteilt in die pulmonale Embolie, die in-situ Thrombose und die Sichelzellerkrankung.

5.6.1. Chronische Lungenembolie

Die chronische Lungenembolie ist relativ selten im Vergleich mit der akuten Lungenembolie. Nur in 0,5 bis 4 % der Fälle von akuten Embolien entwickelt sich eine schwere chronische pulmonale Hypertonie. Wenn man von 10 000 tödlichen Lungenembolien in Deutschland ausgeht und bedenkt, daß nur jede dritte symptomatische Lungenembolie tödlich ist, bleiben ca. 20 000 nichtletale Embolien jährlich, von denen rein rechnerisch 100 bis 850 Patienten eine pulmonale Hypertonie entwickeln müßten [147]. Die chronische pulmonale Hypertonie entwickelt sich am häufigsten nach chronisch rezidivierenden, meist klinisch stumm verlaufenden Embolien [278]. Die Prognose der chronischen Lungenembolie ist schlecht im Vergleich zur akuten oder subakuten Lungenembolie [320] und hängt vom pulmonalarteriellen Druck nach Diagnose ab. In dem von Riedel et al. [278] untersuchten Kollektiv zeigte sich, daß bei einem initialen Mitteldruck über 30 mmHg in jedem Fall ein weiterer Progreß auftrat. Die 5-Jahres-Überlebensrate nach Erstuntersuchung lag bei Drucken zwischen 30 und 40 mmHg bei ca. 50 %, bei Druckwerten zwischen 41 und 50 mmHg bei 30 % und bei Druckwerten über 50 mmHg bei ca. 10 %. Somit war die Prognose in diesem Kollektiv, bezogen auf den pulmonalen Druck, sogar deutlich schlechter, als die der primären pulmonalen Hypertonie [62]. Im Gegensatz zur primären pulmonalen Hypertonie ist bei der chronischen Lungenembolie die Perfusion inhomogen über das Gefäßbett verteilt. Somit sind Gefäßareale vorhanden, die überperfundiert werden, während die obliterierten Gefäße nur noch durch die Bronchialarterien durchblutet werden. Im Verlauf der Zeit kommt es zu einer zunehmenden Engstellung der verbliebenen (primär überperfundierten) Gefäßareale. Dies wird besonders deutlich, wenn die Perfusionsszintigraphie mit der hämodynamischen Messung verglichen wird. So wurde gezeigt, daß bei älteren Lungenembolien, im Vergleich zu frischeren Fällen, der Anteil der segmenttypischen Obstruktion an der Widerstandserhöhung deutlich geringer [19] und somit ein sekundäres Remodelling der primär freien Gefäße anzunehmen war. Bei unseren pharmakologischen Testungen ergibt sich der Befund, daß dieses Remodelling auch von einer Vasokonstriktion begleitet wird, die teilreversibel ist.

Die Unterscheidung von der PPH geschieht bei den proximalen Lungenembolien relativ einfach anhand der Lungenszintigraphie und des Spiral-CT bzw. der Pulmonalisangiographie (☞ Abb. 5.10 und 5.11). Die Diagnose der peripheren Lungenembolie gestaltet sich hingegen zuweilen sehr schwierig. Hier ist die Lungenszintigraphie nach unserer Erfahrung das sensitivste Verfahren, während Spiral-CT und Pulmonalisangiographie öfters negative Befunde ergeben.

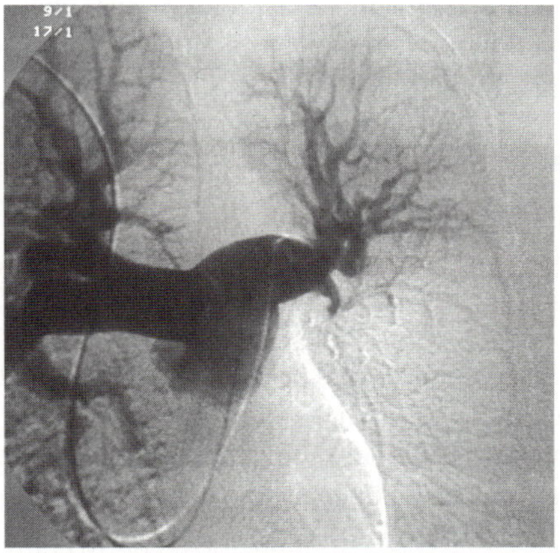

Abb. 5.10 :Pulmonalisangiographie bei chronischer Lungenembolie.
47-jährige Patientin mit Lungenembolie vor 5 Jahren. Seither konsequent antikoaguliert. Zunehmende Belastungsdyspnoe seit 2 Jahren. Man erkennt einen kompletten Abbruch der Unterlappengefäße links (Aufnahmen: Prof. Rau, Radiologie, Gießen).

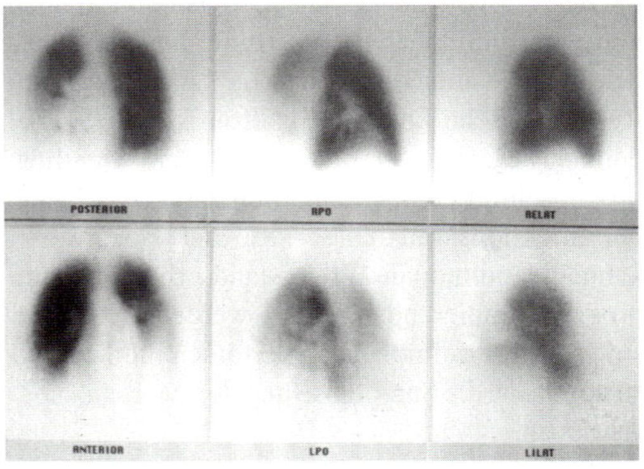

Abb. 5.11: Perfusionsszintigramm bei chronischer Lungenembolie. Gleiche Patientin wie Abb. 5.10. Die Perfusion des gesamten linken Unterlappens ist ausgefallen. Ansonsten weitgehend erhaltene Perfusion (Aufnahmen: Prof. Bauer, Nuklearmedizin, Gießen).

5.6.2. Chronische Mikroembolie/Thrombose

Bei der sogenannten chronischen Mikroembolie, wie sie bei splenektomierten Patienten mit pulmonaler Hypertonie [137] und bei der Sichelzellanämie unterstellt werden muß, ist auch die Perfusionsszintigraphie negativ. Das gilt auch für die in-situ-Thrombose, die für die PPH typisch ist. Hier hilft nur die histologische Untersuchung weiter, die jedoch in aller Regel keine Konsequenz hat. Schließlich werden alle in Frage kommenden Krankheiten ohnehin antikoaguliert und über eine vasodilative Therapie entscheidet die klinische Ansprache.

5.7. Pulmonale Hypertonie in Folge von Krankheiten, die direkt die pulmonalen Gefäße betreffen

In dieser Gruppe sind die Erkrankungen zusammengefaßt, die durch unmittelbare Schädigung der Pulmonalgefäße eine schwere pulmonale Hypertonien auslösen können.

Es wird zwischen inflammatorischen Erkrankungen und der pulmonal kapillären Hämangiomatose unterschieden.

5.7.1. Inflammatorische Erkrankungen

Praktisch alle inflammatorischen Erkrankungen im Bereich von Lunge und Mediastinum können von einer pulmonalen Hypertonie begleitet werden. Das gilt auch für das häufige "Akute (Adulte) Respiratorische Distress Syndrom" (ARDS), bei dem das Rechtsherzversagen zu den wichtigen prognoselimitierenden Faktoren zählt. Aber auch bei Infektionskrankheiten, wie der Nocardiose, kann die pulmonale Widerstandserhöhung zum prognoselimitierenden Faktor werden. Weiterhin sind schwere pulmonale Hypertonien für die Schistosomiasis, die Sarcoidose und den M. Behçet beschrieben.

5.7.1.1. Schistosomiasis

Die Schistosomiasis ist in endemischen Gebieten die häufigste Ursache der pulmonalen Hypertonie und betrifft ca. 25 % der Infizierten [23]. Bei uns ist sie außerordentlich selten. Die Diagnose wird anhand der Parasitenausscheidung im Stuhl gestellt.

5.7.1.2. Sarkoidose

Die Sarkoidose im Stadium III (Lungenfibrose) ist öfters mit einer pulmonalen Hypertonie assoziiert. Dagegen kommt sehr selten ein "isolierter" Befall der Pulmonalgefäße mit pulmonaler Hypertonie vor. Differentialdiagnostisch muß die Histiozytosis X bedacht werden, die häufiger, als die Sarkoidose als Ursache einer schweren pulmonalen Hypertonie in Frage kommt. Die Tuberculose und die seltenen granulierenden Infektionskrankheiten (Brucellose, Listeriose, Histoplasmose) müssen selbstverständlich ausgeschlossen werden.

Die Diagnose wird mittels bronchoalveolärer Lavage oder Biopsie gestellt.

5.7.1.3. Morbus Behçet

Der M. Behçet ist eine Erkrankung ungeklärter Genese, die in der Türkei entlang der historischen Seidenstraße relativ häufig vorkommt, aber bei uns sehr selten ist. Pathomorphologisch im Vordergrund steht eine Vaskulitis der Vasa vasorum in praktisch allen Gefäßgebieten des Körpers. Der pulmonale Befall ist durch Inflammation und wandständige Thrombosen der großen Pulmonalarterien und Befall der kleinen Gefäße mit diffusen Lungeninfiltraten charakterisiert [80]. Die resultierende pulmonale Hypertonie ist ein schwergradig prognoselimitierender Faktor.

Die Diagnose des M. Behçet stützt sich auf die typischen Schleimhautläsionen an Mund und Genitalien in der Vorgeschichte und auf den typischen klinischen Verlauf. Histologische Untersuchungen an der Lunge werden nicht empfohlen, weil diese Eingriffe mit einer hohen Komplikationsrate behaftet sind.

5.7.2. Pulmonal Kapilläre Hämangiomatose

Die Pulmonal Kapilläre Hämangiomatose ist eine sehr seltene Erkrankung mit einer knäuelartigen Proliferation der pulmonalen Kapillaren. Die Genese dieses Krankheitsbildes ist unbekannt. Die Erkrankung ist dem Veno-okklusiven Syndrom einerseits und der PPH andererseits verwandt und schließt stets die präkapillären Gefäße mit ein. Die Diagnose kann aus dem Bild des HR-CT vermutet werden, aber nur histologisch (meist autoptisch) gesichert werden [189].

Therapie der schweren pulmonalen Hypertonie

6. Therapie der schweren pulmonalen Hypertonie

6.1. Allgemeine Maßnahmen

Neben den medikamentösen und technischen Eingriffen, die zur Behandlung der pulmonalen Hypertonie möglich sind, darf nicht vergessen werden, einige allgemeine Maßnahmen zu berücksichtigen, die erheblichen Einfluß auf die Krankheitsentwicklung und -bewältigung haben können. Patienten und ihre Angehörigen sollten über die Krankheit so weit wie möglich aufgeklärt werden. Dabei muß in einfühlsamen Gesprächen die Ernsthaftigkeit der Prognose bis hin zur Transplantation und den möglichen Komplikationen als auch das ganze Spektrum der konservativen therapeutischen Möglichkeiten erörtert werden. Der Patient sollte in die Lage versetzt werden, den Sinn der diagnostischen und therapeutischen Maßnahmen in vollem Umfang zu verstehen, denn es zeigt sich, daß danach unangenehme und anstrengende Untersuchungen im allgemeinen gut toleriert werden. Neben dieser ärztlichen Beratung sollten die Patienten die Möglichkeit erhalten, sich mit anderen Betroffenen auszutauschen und sich auf diese Weise von verschiedenen Seiten zu informieren. In diesem Zusammenhang ist die Tätigkeit des Selbsthilfe- und Fördervereins "PPH e.V" besonders hervorzuheben. (Kontaktadresse ☞ Ende Kap. 9.)

6.1.1. Körperliche Schonung und trotzdem Muskeltraining

Herausstechendes Merkmal der pulmonalen Hypertonie ist der erhöhte pulmonale Widerstand und die Unfähigkeit zur pulmonalen Vasodilatation unter körperlicher Belastung. Dies führt zu einem massiven Anstieg des pulmonalen Drucks und einer entsprechenden Mehrbelastung des rechten Ventrikels bei jeder körperlichen Arbeit. In dieser Situation kann es sogar zu einer Synkope (Belastungssynkope) kommen. Diese Erscheinung ist manchmal das erste Symptom einer pulmonalen Hypertonie. "Körperliche Schonung" bedeutet die Vermeidung eines Anstiegs des Herzminutenvolumens durch die Aktivierung des arteriellen Barorereflexes. Diese Aktivierung wird durch einen Abfall des peripheren Gefäßwiderstands im Rahmen der belastungsinduzierten muskulären Vasodilatation ausgelöst. Weniger stark wirksam auf den Baroreflex sind kurzfristige Belastungen der Muskulatur oder Belastungen von kleinen Muskelgruppen. Entscheidend ist, wie groß der Bedarf an Durchblutung in der beanspruchten Muskelgruppe ist. Dies kann man sich bei einem gezielten Muskeltraining zunutze machen. In der Praxis heißt das, daß ein Training mit kleinen Muskelgruppen empfohlen werden kann. Ziele eines solchen Trainings sind

- eine fortschreitende Muskelatrophie aufzuhalten, denn diese disponiert zu sekundären Komplikationen, wie etwa Inaktivität, Osteoporose und Infektanfälligkeit
- der Aufbau von Kraftreserven, denn diese beeinflussen die Lebensqualität und das Selbstbewußtsein
- die Ökonomisierung der Muskelarbeit, denn es ist möglich, durch gezieltes Training mehr Leistung mit der gleichen muskulären Durchblutung zu erzielen

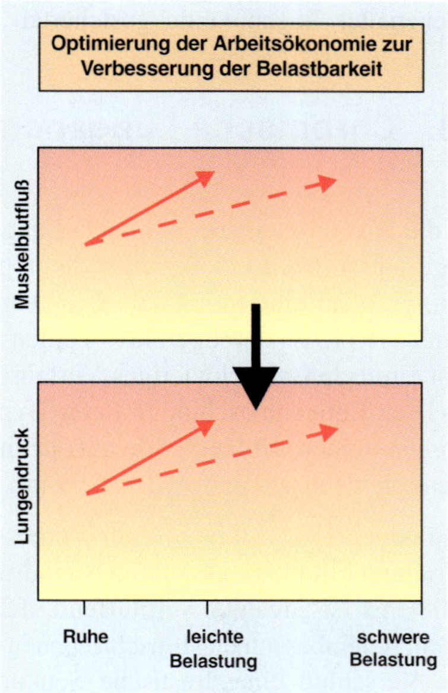

Abb. 6.1: Ziel des spezifischen Trainings bei pulmonaler Hypertonie. Die gestrichelte Linie stellt das Trainingsziel dar. Durch ein spezifisches muskuläres Training wird der Durchblutungsbedarf der Muskulatur bei gegebener Belastung vermindert. Dadurch kann bei unverändert limitiertem Blutfluß eine höhere körperliche Leistung erzeilt werden.

6.1.2. Antikoagulation

Bei der PPH sind häufig histologisch Mikrothrombosen in kleinen Gefäßen nachweisbar. Dies kann zu einer mechanischen Verlegung der ohnehin stark verengten pulmonalen Strombahn führen. Zusätzlich üben die Fibrinogenspaltprodukte eine proliferative Wirkung auf die Gefäße aus. So ist zu erklären, daß die PPH-Patienten unter Marcumar eine bessere Prognose aufweisen, als ohne Antikoagulation [276]. Dem Heparin könnte in diesem Zusammenhang noch eine weitere Bedeutung als antiproliferative Substanz zukommen (☞ Kap. 6.5.6.).

6.1.3. O_2-Langzeittherapie

Für Patienten mit pulmonaler Hypertonie gilt, anders als bei normalem pulmonalen Druck, allgemein die Empfehlung, bereits unterhalb eines arteriellen pO_2 von 65 mmHg mit einer Langzeitsauerstofftherapie zu beginnen. Eine O_2-Therapie führt bei Patienten mit COPD und Lungenfibrose recht häufig zu einer akuten Senkung des pulmonalen Drucks. Bei Patienten mit einer PPH wird nur selten eine signifikante Senkung des pulmonalen Drucks und Widerstands auf die Gabe von Sauerstoff beobachtet. Dennoch sollten auch diese PPH-Patienten eine Langzeitsauerstofftherapie erhalten, wenn der pO_2 in Ruhe die Marke von 65 mmHg unterschreitet oder während der Nacht eine periodische Atmung mit Abfall der arteriellen Sättigung unter 85 % auftritt. Durch die O_2-Therapie wird das Sauerstoffangebot in der Peripherie gesteigert, was allen Organen, insbesondere aber auch dem stark belasteten rechten Ventrikel und der Atemmuskulatur zugute kommt.

6.1.4. Infekttherapie

Die Erfahrung zeigt, daß Patienten mit primären oder sekundären pulmonalen Hypertonien sich im Rahmen von Infekten sehr schnell verschlechtern können und in vital bedrohliche Situationen geraten. Daher muß bereits bei den Zeichen eines beginnenden bakteriellen Infektes eine entschiedene antibiotische Therapie eingeleitet werden. Bei vermuteten viralen Infekten der oberen Luftwege mit Allgemeinsymptomatik sollte eine antibiotische Prophylaxe erfolgen. Zu diesem Zweck sind die neueren Makrolidantibiotika oder orale Breitspektrum-Cephalosporine oder –Penicilline geeignet. Die Patienten müssen gut über die Zusammenhänge und die klinischen Zeichen informiert sein, um die Therapie rechtzeitig einleiten zu können. Wir rezeptieren gefährdeten Patienten meist bereits vorsorglich ein Antibiotikum, das dann zu Hause bereit liegt und nach Rücksprache mit der Ambulanz eingenommen werden kann.

6.1.5. Aderlaß

Patienten mit schwerer pulmonaler Hypertonie entwickeln häufig eine Polyglobulie. Diese hat sowohl positive als auch negative Effekte für die Zirkulation: Einerseits steigt die O_2-Transportfähigkeit des Blutes und der Bedarf an Herzminutenvolumen sinkt. Das hat den Effekt, daß auch der Sympathikustonus sinkt und das Herz geschont wird. Andererseits steigert die Polyglobulie die Viskosität des Blutes und erhöht damit den pulmonalvaskulären Widerstand. Der Effekt wurde experimentell an der Rattenlunge überprüft. Dabei zeigte sich ein mäßiger Anstieg des Widerstands beim Anheben des Hkt von <10 auf 35 bis 45 %, jedoch ein steiler Anstieg jenseits eines Hkt von 60 % [24]. Für die Patienten mit pulmonaler Hypertonie könnte man daraus ableiten, einen Aderlaß oberhalb von Hkt = 60 zu empfehlen. Kontrollierte Studien zum Effekt dieses Vorgehens auf die Prognose existieren allerdings nicht. Die Erfahrung zeigt, daß Patienten mit einem Eisenmenger-Syndrom von ihrer Polyglobulie profitieren und erst oberhalb einer Hämoglobin-Konzentration von 20 g % einen Aderlaß benötigen. Dagegen scheinen Patienten mit COPD zu profitieren, wenn die Hämoglobinkonzentration unter 18 g % gehalten wird. Der Unterschied könnte darin begründet sein, daß Patienten mit COPD im Mittel eine normale oder gesteigerte pulmonale Perfusion haben, während Patienten mit Eisenmenger-Syndrom hier stark limitiert sind. Der durch den Aderlaß erzwungene Anstieg des Herzzeitvolumens würde die COPD-Patienten nicht belasten, aber beim Eisenmenger Patienten die Gefahr der Dekompensation heraufbeschwören.

6.2. Spezielle Krankheiten

6.2.1. HIV-Erkrankung

Wenn sich im Rahmen einer HIV-Infektion eine pulmonale Hypertonie entwickelt, sollte zunächst die Viruslast konsequent supprimiert werden. Wenn die pulmonale Hypertonie persistiert, so gelten die gleichen Behandlungsprinzipien, wie für die PPH. Eine Lungentransplantation kommt allerdings nach gegenwärtiger Auffassung nicht in Frage.

6.2.2. Links-Rechts-Shuntvitien

Bei frühkindlich diagnostizierten Links-Rechts-Shuntvitien steht die operative Korrektur im Vordergrund. Schwieriger ist die Frage, ob und wann ein im Erwachsenenalter diagnostizierter Links-Rechts-Shunt verschlossen werden soll. Ein großer Vorhofseptumdefekt, der zu einer schweren rechtsventrikulären Dilatation und konsekutiven Rhythmusstörungen führt, wird auch im höheren Alter noch mit gutem klinischen Erfolg verschlossen, sofern keine relevante Erhöhung des pulmonalen Widerstandes vorliegt. Bei deutlich erhöhtem pulmonalen Gefäßwiderstand (spätestens ab 600 dyn s cm^{-5}) muß die Indikation zum Shuntverschluß sehr zurückhaltend gestellt werden (☞ Kap. 6.8.). Eine Shuntumkehr gilt als gesicherte Kontraindikation gegen den Shuntverschluß. Für die Korrektur fehlmündender Lungenvenen im Erwachsenenalter liegen keine gesicherten Daten vor.

6.2.3. Chronische Lungenembolie

Wenn die Diagnose einer proximalen Lungenembolie gesichert wurde, sollte unbedingt geprüft werden, ob nicht eine Pulmonalisthrombendarteriektomie (PTEA) durchgeführt werden kann. Dies ist ein technisch schwieriges Verfahren, das an der Herz-Lungenmaschine in tiefer Hypothermie vorgenommen wird und weltweit nur an wenigen Zentren technisch gut beherrscht wird.

Die hämodynamische und klinische Verbesserung ist bei richtiger Indikationsstellung beeindruckend [14, 208]. Es ist zuweilen verblüffend, daß auch bei einem scheinbar nur eng umschriebenen embolischen Verschluß eine drastische Senkung des pulmonalen Widerstands erzielt wird. Als Beispiel sei eine 47-jährige Patientin dargestellt, die scheinbar nur einen chronischen embolischen Verschluß des linken Unterlappens aufwies (☞ Abb. 5.10 und 5.11), nachdem 5 Jahre zuvor eine schwere Lungenembolie abgelaufen war. Dennoch war eine zunehmende rechtsventrikuläre Dekompensation zu beobachten und der präoperative pulmonalvaskuläre Widerstand war mit 800 dyn s cm^{-5} stark erhöht. Nach der bilateralen Thrombendarteriektomie lag der pulmonalvaskuläre Widerstand unter 150 dyn s cm^{-5} und damit im Normbereich. Die Herzgröße normalisierte sich (☞ Abb. 6.2) und die klinische Belastbarkeit normalisierte sich vollständig. Dieses Beispiel steht für den Regelfall, daß intraoperativ mehr thrombotisches Material zu entfernen ist, als nach der bildgebenden Diagnostik zu erwarten wäre. Liegen die Embolien zu weit peripher, d.h. jenseits der Subsegmentarterien oder liegt das thromboembolische Ereignis bereits sehr lange zurück (> 7-10 Jahre), so ist der Befund meist nicht operabel. Frischere Embolien sollten im ersten halben Jahr ebenfalls nicht operativ angegangen werden, weil in dieser Zeit noch die Möglichkeit zu einer spontanen Rekanalisation besteht und das auszuschälende Präparat noch nicht ausreichend fest ist. Hier steht die Rezidivprophylaxe (Antikoagulation) zunächst ganz im Vordergrund.

Ist eine chronische Lungenembolie nicht einer Operation zugänglich, so lohnt sich ein Versuch

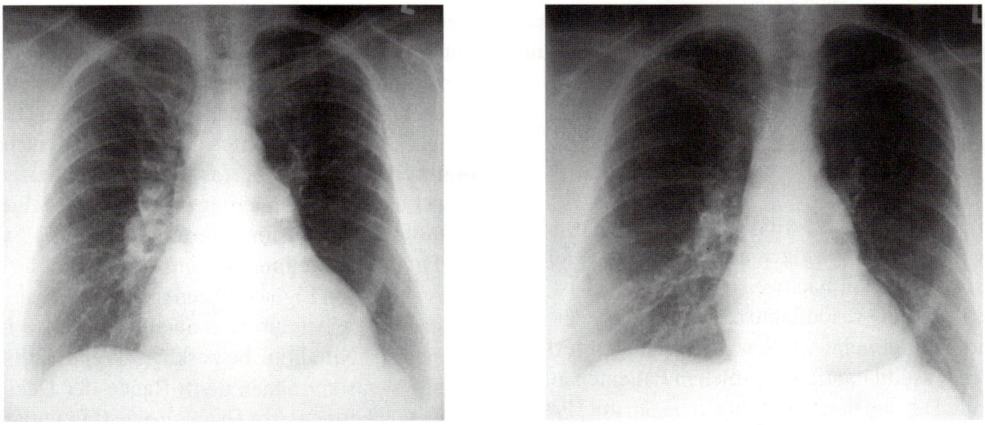

a b

Abb. 6.2a+b: Lungenaufnahmen vor und nach Pulmonalisthrombendarteriektomie. Gleiche Patientin wie Abb. 5.10 und 5.11. **a:** Präoperativer Befund mit global dilatiertem Herz. Links basal Residuum nach Pleuritis bei Lungenembolie. NYHA Stadium III. **b:** Kontrolle 4 Monate nach Pulmonalisthrombendarteriektomie (Dr. Stein Iversen, Frankfurt). Man erkennt eine Normalisierung der Herzgröße bei weiterhin zentral dilatierten Pulmonalgefäßen. NYHA Stadium I.

mit Vasodilatantien. Hierbei ist aber besonders der mitunter negative Einfluß auf den Gasaustausch zu beachten.

6.2.4. Lungenkrankheiten und chronische Hypoxie

Die wesentliche Therapie besteht in der therapeutischen Verbesserung/Vermeidung der chronischen alveolären Hypoxie und in der konsequenten Therapie der Inflammation. Das bedeutet die strikte Einstellung des Rauchens, die Langzeit-O_2-Therapie, ggf. unter Verwendung einer transtrachealen O_2-Zufuhr, eine optimierte antiobstruktive und antiinflammative Therapie. Bei Patienten mit respiratorischer Globalinsuffizienz besitzt die nächtliche Heimbeatmung einen hohen Stellenwert, um der chronischen Erschöpfung der Atemmuskulatur entgegenzuarbeiten. Wenn eine schwere Überblähung vorliegt, so kann eine Lungenvolumenreduktion indiziert sein. Von dieser Maßnahme ist allerdings eher ein Anstieg als ein Abfall des pulmonalen Drucks zu erwarten [361], ohne daß dies aber eindeutige prognostische Relevanz hätte.

Steht eine nächtliche Schlafapnoe im Vordergrund, so ist manchmal schon eine C-PAP Therapie ausreichend, um einen leicht erhöhten pulmonalen Druck zu normalisieren.

6.2.5. Interstitielle Lungenkrankheiten

Die Therapie zielt primär stets auf die Grundkrankheit (z.B. Allergenkarenz bei exogen allergischer Alveolitis) und auf die begleitende alveoläre Hypoxämie, indem eine Langzeitsauerstofftherapie eingesetzt wird. Bei Erkrankungen, die günstig auf Corticoide ansprechen, müssen diese eingesetzt werden, ggf. in Kombination mit anderen Immunsuppressiva. Bei fehlender Therapieansprache des interstitiellen Krankheitsgeschehens ist auch nicht mit einem Effekt auf die pulmonale Hypertonie zu rechnen. Bei Fällen, in denen eine pulmonale Vasokonstriktion im Vordergrund steht, können Vasodilatantien indiziert sein (☞ Kap. 7.3.1.2.).

6.2.6. Thrombozytäre Erkrankungen

Bei pulmonaler Hypertonie mit Thrombozytose muß zunächst an rezidivierende Lungenembolien gedacht werden. Außerdem können zirkulierende thrombozytäre Inhaltsstoffe (PAF, Serotonin) die Ursache der pulmonalen Hypertonie sein. Wenn eine Erkrankung des myeloproliferativen Formenkreises vorliegt, sollte eine Chemotherapie durchgeführt werden, die darauf zielt, die Thrombozytenzahlen in den mittleren Normbereich zu senken. Thrombozytäre Störungen äußern sich häufig in Form von Thrombozytopenien. Diese erfordern in jedem Falle eine spezifische weitere Abklärung und Therapie.

6.3. Systemische Vasodilatantien

Bei pulmonalen Hypertonien jeglicher Genese ist eine mehr oder weniger ausgeprägte pulmonale Vasokonstriktion nachweisbar. Von daher ist der Ansatz einer vasodilatativen Therapie naheliegend. Mittlerweile wurden praktisch alle verfügbaren Vasodilatantien bei solchen Patienten angewandt. Die meisten Erfahrungen liegen mit Hydralazin, Nifedipin, Diltiazem und Prostacyclin vor, die allesamt zu einer Verminderung des intrazellulären Calciums in der Gefäßmuskulatur führen. Eine solche Vasodilatation kann über die Entlastung der rechtsventrikulären Nachlast zu einer symptomatischen Besserung und einer Rekompensation des rechten Herzens führen, aber auch von negativen Begleiterscheinungen überschattet werden.

Die Vasodilatantien führen bei einer kleinen Zahl von Patienten zu einer überwiegenden pulmonalen Vasodilatation, unter der sich der belastete rechte Ventrikel erholt (RV-Rekompensation). Dies wurde für die PPH beschrieben [276, 309] als auch für die kindliche Form der PPH [28].

Bei der Mehrheit der Patienten überwiegt die systemische vasodilative Wirkung, der systemische Druck und damit der koronare Perfusionsdruck sinkt, der arterielle Baroreflex wird aktiviert und der erhöhte Sympathikustonus steigert das Herzzeitvolumen so stark, daß der pulmonale Druck steigt. Dies alles belastet den rechten Ventrikel. Als weiterer Belastungsfaktor verschlechtert sich zuweilen die Oxygenierung durch eine gesteigerte Ventilations-Perfusions-Verteilungsstörung und im Falle der Calciumantagonisten können die negativ inotropen Eigenschaften in den Vordergrund treten. Hierbei ist durchaus auch die negative Inotropie von Nifedipin bemerkbar. Wenn sich der rechte Ventrikel ohnehin am Rande der Dekompensation befindet, sind demzufolge Calciumantagonisten kontraindiziert.

6.3.1. Dihydralazin

Dihydralazin (Nepresol®) ist ein unspezifischer Vasodilatator, der im wesentlichen Kaliumkanäle aktiviert. Die Substanz wurde bei sehr vielen Patienten mit pulmonaler Hypertonie angewandt [296], bevor im Jahre 1992 in der Studie von Rich et al. [276] über die Erfolge mit Calciumantagonisten berichtet wurde. Dihydralazin wirkt in der Regel stärker auf die intakten peripheren Gefäße, als auf die strukturell veränderten Pulmonalgefäße. Dadurch droht die Verschlechterung der ohnehin häufig limitierenden arteriellen Hypotonie. Gleichzeitig steigen häufig die Herzfrequenz und der pulmonale Druck (☞ Abb. 6.4). Bisher konnte keine kontrollierte Studie eine Verbesserung der

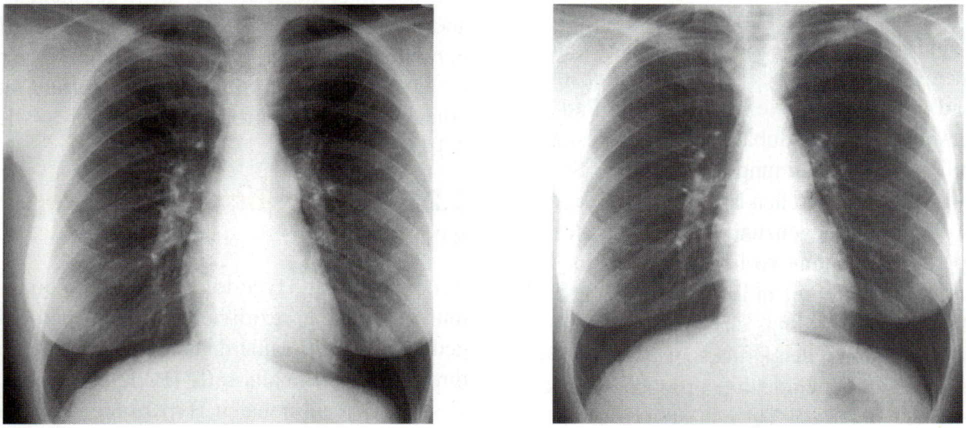

a b

Abb. 6.3a+b: Hochdosierte Therapie mit Calciumantagonisten. 33-jährige Frau mit PPH. **a:** Vor Therapie rechtsventrikulär mäßig dilatiertes Herz. Pulmonaler Mitteldruck 42 mmHg, PVR 656 dyn s cm^{-5}. Klinisch NYHA Stadium III. **b:** Unter Therapie mit Nifedipin 120 mg/die Normalisierung der Herzgröße. Pulmonaler Mitteldruck 20 mmHg, PVR 245 dyn s cm^{-5}. NYHA Stadium II.

Prognose unter Hydralazin demonstrieren. Die Substanz wird heute kaum noch zur Behandlung der pulmonalen Hypertonie eingesetzt.

6.3.2. Calciumantagonisten

Es gibt eine Untergruppe von Patienten mit primärer pulmonaler Hypertonie, die von Calciumantagonisten eindeutig profitiert: Es sind diejenigen, deren pulmonaler Druck und Widerstand prompt und ausgeprägt auf diese Medikamente anspricht. In einer vielbeachteten, wenn auch nicht-kontrollierten Studie [276] reagierten die so definierten Calcium-Antagonisten-Responder im Akuttest durchschnittlich mit einer Senkung des pulmonalen Mitteldrucks von 58 auf 35 mmHg. Wenn diese Gruppe fortgesetzt hochdosiert mit Calcium-Antagonisten behandelt wurde, war ihre Prognose deutlich besser, als die der Non-Responder. Die verbesserte Prognose betraf auch den Vergleich zwischen dieser behandelten Subgruppe und dem Gesamtkollektiv des amerikanischen PPH Registers.

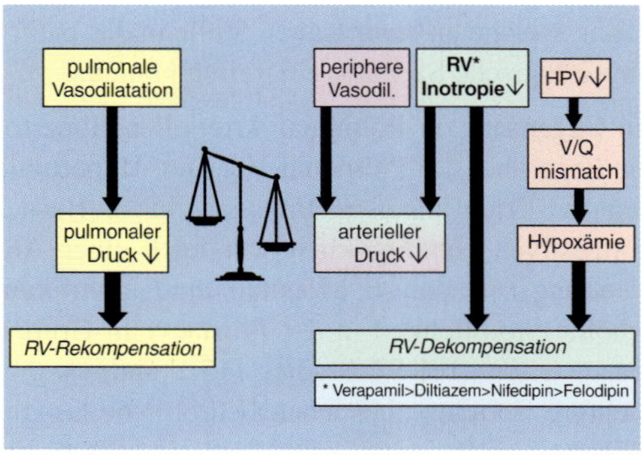

Abb. 6.4: Nutzen und Risiko von systemischen Vasodilatantien bei pulmonaler Hypertonie. Wenn als Effekt des Calciumantagonisten die pulmonale Vasodilatation überwiegt, so resultiert eine rechtsventrikuläre Rekompensation. Überwiegen dagegen die systemische Vasodilatation, die negative Inotropie (Calciumantagonisten) oder die Hemmung der hypoxischen pulmonalen Vasokonstriktion (HPV), so resultiert eine Dekompensation. Die Hemmung der HPV verursacht über eine Ventilations-Perfusions-Verteilungsstörung (V/Q mismatch) eine Hypoxämie.

Mittlerweile liegen zwei Studien vor, die übereinstimmend berichten, daß die unter Calciumantagonisten erzielbare Vasodilatation anhand der Reaktion auf inhalatives NO vorhergesagt werden kann [272, 308, 309]. Das eröffnet die Möglichkeit, auf die langwierige und gefährliche Testung mit steigenden Dosen eines Calciumantagonisten zu verzichten und statt dessen während der Katheteruntersuchung dem Patienten inhalativ NO zu applizieren. Dieser Test ist sehr einfach und weist kaum ein Risiko auf (☞ auch Kap. 7.2.1.). Bezüglich der negativen Inotropie der Calciumantagonisten scheint die neuere Substanz Felodipin sich günstiger zu verhalten, als Diltiazem und Nifedipin und eröffnet gelegentlich die Möglichkeit einer Therapie trotz sehr schlechter RV Funktion.

Seit der Veröffentlichung von Rich et al. sind mittlerweile 8 Jahre vergangen, aber noch immer ist unklar, wieviele der PPH Patienten tatsächlich langfristig erfolgreich mit Calciumantagonisten und ohne Prostanoide behandelt werden können. Die Studie von Rich suggerierte einen Anteil von ca. 25 % aller PPH Patienten. Dies konnte aber von keiner anderen Arbeitsgruppe bestätigt werden. Unsere Erfahrungen decken sich weitgehend mit denen aus der französischen Arbeitsgruppe um Gerald Simonneau und lassen auf einen Anteil von ca. 10 % schließen. Es ist empfehlenswert, bei einer Therapie mit Calciumantagonisten nicht nur die akute Reaktion auf Vasodilatoren, sondern auch die rechtsventrikuläre Funktion, den verbleibenden pulmonalen Widerstand sowie den klinischen Verlauf zu kontrollieren (☞ Abb. 6.5).

6.3.3. Adenosin

Adenosin stimuliert die Adenosin-Rezeptoren der pulmonalen Strombahn [122], ist ein starker nichtselektiver Vasodilatator und hat keine negativ inotropen Eigenschaften für das Herz. Durch seine extrem kurze Halbwertszeit wirkt es prompt und ist sehr gut steuerbar. Es wird zur Testung der Reaktivität der Pulmonalgefäße vor allem in den USA eingesetzt und hat dort die risikoreiche Testung mit Calciumantagonisten abgelöst. Für die Langzeittherapie ist die Substanz allerdings nicht geeignet [123].

6.4. Prostacyclin

6.4.1. Entwicklung der Therapie

Seit Anfang der 80er Jahre wurde von verschiedenen Arbeitsgruppen über günstige Effekte von intravenösem Prostacyclin bei pulmonaler Hypertonie berichtet. Die ersten systematischen Anwendungsbeobachtungen [360] stammten aus England, wo die Substanz im Jahre 1980 bei einem Mädchen mit PPH angewandt wurde. Zwei Jahre später erschien die erste Veröffentlichung bezüglich der pulmonal vasodilativen Eigenschaften der Substanz bei erwachsenen PPH Patienten [291]. Die erste europäische Arbeitsgruppe, die sich intensiv mit der Substanz beschäftigte, gruppierte sich um Tim Higenbottam aus Cambridge, England [128]. Wenig später folgten weitere Berichte aus den USA [105]. Im Jahre 1990 wurde die erste kontrollierte randomisierte Studie veröffentlicht [293]. Die Langzeitanwendung von intravenösem Prostacyclin wurde für PPH Patienten in einer nichtkontrollierten Studie beschrieben, die 5 Therapiejahre überblickte und eine signifikant bessere Prognose unter intravenösem PGI_2 im Vergleich zum "historischen Kollektiv" des National Prospective Registry feststellte [26]. 1996 erschien eine Veröffentlichung über eine weitere kontrollierte Studie mit intravenösem Prostacyclin, die sich über eine Therapiephase von (nur) 12 Wochen erstreckte. Darin wurde eine signifikante Verbesserung der körperlichen Belastbarkeit und der Prognose gegenüber der Kontrollgruppe berichtet [27]. Diese Studie gab, zusammen mit den anderen Beobachtungen und Berichten aus früheren Studien, den Anlaß für die Zulassung der Substanz für die Therapie der PPH im klinischen Stadium III bis IV in den USA. Die Zulassung erfolgte 11/95. In den Jahren 1998 und 1999 wurde die intravenöse Dauerinfusion mit Prostacyclin auch in einigen europäischen Staaten zugelassen, allerdings nicht in England und Deutschland.

Für Patienten mit Kollagenosen und begleitender pulmonaler Hypertonie (ohne Lungenfibrose) liegt mittlerweile nach einer insgesamt positiv bewerteten Studie [21] in den USA eine Zulassung für intravenöses Prostacyclin vor.

Eine Verlaufsstudie, die annähernd 70 Patienten über einen Beobachtungszeitraum von bis zu 4 Jahren umfaßt, hat gezeigt, daß die Überlebensrate nach 3 Jahren gegenwärtig ca. 75 % erreicht, während vor der Prostacyclin-Ära die 3-Jahres-Überlebensrate bei lediglich 45 % lag [305]. Zusätzlich wird über gravierende hämodynamische Verbesserungen berichtet [214]. Dies betrifft nicht nur die PPH des Erwachsenen, sondern auch die kindliche PPH [28]. Die positiven Berichte haben zur Anwendung der Therapie bei anderen sekundären Formen der pulmonalen Hypertonie geführt, wie HIV-Patienten [264] und Lebercirrhose [180, 265, 215], Eisenmenger-Syndrom [287], die allesamt darauf hindeuten, daß intravenöses Prostacyclin in diesen Patientengruppen ähnlich wirksam ist, wie bei PPH.

6.4.2. Pathophysiologischer Hintergrund

Die besondere pathophysiologische Bedeutung des PGI_2-Mangels bei der pulmonalen Hypertonie wurde bereits erläutert. Die Prostacyclintherapie entspricht somit der Substitution eines Mangelfaktors. PGI2 setzt sehr potent den Tonus der Gefäßmuskulatur herab. Dennoch ist bei der akuten Anwendung keine signifikante Senkung des pulmonalen Drucks festzustellen und die akute Reaktion des pulmonalen Widerstands erlaubt keine Vorhersage über den Langzeiterfolg der Therapie. Das führte zu der Hypothese, daß die zusätzlichen Eigenschaften der Substanz (antiproliferativ, antithrombotisch, ggf. positiv inotrop) für den Langzeiterfolg größere Bedeutung haben könnten. Weiterhin sind antiinflammative Eigenschaften bekannt, welche an einer frühen Stelle in das pathophysiologische Szenario eingreifen könnten.

Im Gegensatz zur Pulmonal Arteriellen Hypertonie liegen bei der Pulmonal Venösen Hypertonie negative Erfahrungen mit Prostacyclin vor. Bei der kongestiven Herzkrankheit war nach einer Anwendungszeit von 6 Monaten eine signifikant erhöhte Sterblichkeit in der Prostacyclin-Gruppe festzustellen (FIRST-Studie, [45]) und es gibt mehrere Berichte über lebensbedrohliche Lungenödeme bei Patienten mit Veno-okklusiver Erkrankung bzw. Pulmonal Kapillärer Hämangiomatose.

6.4.3. Praktische Anwendung

Es ist unbestritten, daß die intravenöse Dauertherapie mit Prostacyclin bereits erheblichen Einfluß auf die Indikationsstellung zur Lungentransplantation bei PPH genommen hat, indem viele Patienten aufgrund eines guten klinischen Effektes von der Transplantationsliste zurückgenommen wurden [55]. Das gleiche gilt auch für viele andere Krankheiten aus der Gruppe der Pulmonal Arteriellen Hypertonie. Im Gegensatz dazu wurden lebensbedrohliche Komplikationen bei der Pulmonal Kapillären Hämangiomatose beobachtet [142] und bei der Veno-okklusiven Erkrankung [257], obwohl hier zuweilen auch längerfristige Erfolge vorkommen. Sehr enttäuschend ist die Anwendung bei der Pulmonal Venösen Hypertonie verlaufen.

Auch bei der praktischen Anwendung bei der PPH liegt kein einheitliches Bild vor. So bestehen beispielsweise große Unterschiede bezüglich der Dosierung zwischen Europa und den USA und sogar zwischen den einzelnen amerikanischen Zentren, wie eine aktuelle Publikation zeigt [280]. Während in den USA in Orientierung an den Nebenwirkungen regelmäßig die Dosis erhöht wird, besteht in England die Tendenz, erst bei klinischer Verschlechterung die Dosis zu steigern. Dadurch erreichen die amerikanischen Patienten weit höhere Dosen. Diese betragen am Ende des ersten Therapiejahres ca. 40 ng/kg/min [26] und im langfristigen Mittel ca. 100 ng/kg/min. Die höchste individuell erreichte Dosis betrug 590 ng/kg/min. Ein weiterer Unterschied zwischen diesen Ländern besteht darin, daß in England anstelle von Prostacyclin zuweilen auch das stabile Analogon, Iloprost, als Dauerinfusion eingesetzt wird [130, 131], welches erhebliche praktische Vorteile bietet (chemische Stabilität, längere Halbwertszeit).

- Pulmonal Venöse Hypertonie
- Pulmonal Kapilläre Hämangiomatose
- Lungenfibrose
- Mangelnde Kooperationsbereitschaft/Fähigkeit
- Unzureichende Diagnostik oder Therapie der Grundkrankheit
- Unzureichende Therapie mit Calciumantagonisten bei klarer Indikation
- Indikation zur Pulmonalisthrombendarteriektomie
- Unverträglichkeit gegenüber Prostanoiden
- Rezidivierende schwere Katheterkomplikationen

Tab. 6.1: Kontraindikationen für systemische Prostanoide.
Die Kontraindikationen sind teils nur relativ. So sind für die veno-okklusive Erkrankung (seltene Pulmonal Venöse Erkrankung) neben Todesfällen auch eindeutige Behandlungserfolge unter Prostanoiden beschrieben worden. Einzelne Patienten mit Lungenfibrose profitieren ebenfalls von der Therapie, während bei den meisten Patienten die Nachteile überwiegen.

6.4.4. Probleme mit intravenösem Prostacyclin

Die Gruppe um Tim Higenbottam hat die langfristigen Erfahrungen mit intravenösem Prostacyclin in einer aktuellen Publikation zusammengestellt [131]. Das zusammenfassende Ergebnis war, daß die Prostanoide nur bei solchen Patienten die Lebenserwartung verbesserten, die bei Therapiebeginn bereits Zeichen der rechtsventrikulären Dekompensation aufwiesen. Dagegen war bei Patienten, die noch kardial kompensiert waren (zentralvenöse Sauerstoffsättigung über 60 %) kein Therapieeffekt nachweisbar. Das bedeutet, daß die lebensverlängernden Effekte der intravenösen Prostanoide ausschließlich auf die Rekompensation der rechtsventrikulären Funktion zurückzuführen waren und daß die unbestrittenen günstigen Effekte der Prostanoide auf die Lungengefäße durch die therapieassoziierten Komplikationen wieder zunichte gemacht wurden. Diese Komplikationen sind fast ausschließlich auf die intravenöse Applikation zurückzuführen und betreffen septische Ereignisse, katheterassoziierte Embolien und technisch bedingte Therapieunterbrechungen.

Wegen einer Halbwertszeit von nur 2-3 min kann das Medikament nur als Dauerinfusion über einen implantierten intravenösen Katheter und eine tragbare Minipumpe appliziert werden. Selbst kurze Therapieunterbrechungen sind mit einem Risiko für das Rechtsherzversagen verbunden [58]. An der Eintrittsstelle des Katheters tritt häufig eine Infektion auf, die eine aggressive antibiotische Therapie erfordert. Septische Episoden können sich wiederholt einstellen und potentiell tödlich verlaufen. Diese Komplikationen erfordern zuweilen die Entfernung des implantierten Katheters. Häufig treten schwer zu tolerierende Bein- und Fußschmerzen auf, sowie Verfärbungen, die an ein Sudeck-Syndrom erinnern. Die Ursache dieser Erscheinungen ist unbekannt, ebenso wie eine wirksame Behandlungsmöglichkeit. Darüberhinaus tritt nach längerer Therapiedauer bei einer kleineren Patientengruppe eine unerklärte Gewichtsabnahme auf. Sehr häufig, aber weniger belastend sind Nebenwirkungen wie Kopfschmerzen, Flush, Diarrhoe, Kieferschmerzen und Blähungen [43].

Die hohen Therapiekosten erklären sich größtenteils durch die Kosten für den Wirkstoff selbst. Die Dosis beträgt bei Therapiebeginn 4-8 ng/kg/min und muß aufgrund der Tachyphylaxie regelmäßig gesteigert werden. Bei einer Dosis 100 ng/kg/min würden die Medikamentenkosten bei den gegenwärtigen europäischen Preisen für Prostacyclin bei ca DM 6000.- pro Tag liegen.

- Systemische Nebenwirkungen
  - Kieferschmerzen
  - Beinschmerzen
  - Kopfschmerzen
  - Durchfälle
  - Systemischer Druckabfal
  - Ventilations-Perfusions-Verteilungsstörung
- Tachypylaxie
  - Dosissteigerung alle 2 bis 4 Wochen
- Therapiekosten
- Katheterkomplikationen
  - Septische Komplikationen
  - Therapieunterbrechungen

Tab. 6.2: Probleme der intravenösen Dauertherapie mit Prostacyclin.
Die systemischen Nebenwirkungen sind bei allen Patienten vorhanden, in aller Regel bei PPH Patienten aber tolerabel. Die Tachyphylaxie ist verantwortlich für die hohen Dosen und damit verbundenen Therapiekosten, die im Laufe der Dauertherapie entstehen. Die Katheterkomplikationen sind oftmals lebensbedrohlich.

6.4.5. Alternative Applikationswege für Prostanoide

Auf der Suche nach alternativen Applikationswegen wurden orale Präparate [243, 294] und die subkutane Dauerinfusion über eine modifizierte Insulinpumpe angewendet. Obwohl diese Ansätze schon seit längerer Zeit verfolgt wurden und für das orale Beraprost in Japan eine Zulassung für die PPH vorliegt, wurden noch keine kontrollierten Daten veröffentlicht. Es muß betont werden, daß es sich in bei der oralen und der subkutanen Applikation um eine systemische Zufuhr des Prostanoids handelt, die stets auch systemische Nebenwirkungen hervorrufen muß. Die inhalative Anwendung zielt dagegen auf eine pulmonal selektive Wirkung (☞ Kap. 7.2.3.).

6.5. Sonstige medikamentöse Ansätze

Die in diesem Abschnitt beschriebenen medikamentösen Ansätze sind teilweise experimentell sehr gut belegt, es konnte aber noch in keinem Fall die klinische Wirksamkeit bei der Therapie der pulmonalen Hypertonie belegt werden.

6.5.1. PDE-Inhibitoren

Die Phosphodiesterasen (PDE) bauen das cAMP und cGMP enzymatisch ab und limitieren dadurch die Wirkdauer von Prostacyclin und Iloprost (cAMP) sowie NO und ANP (cGMP).

Die kontraktilen Zellen der pulmonalen Strombahn enthalten bevorzugt die PDE-Typen 3, 4 und 5. Die PDE 5 ist spezifisch für c-GMP und kann spezifisch durch Zaprinast gehemmt werden. Dadurch wird die Wirkdauer von NO entscheidend verlängert [144] und der klinische Nutzen von NO wird vergrößert. Neuere Substanzen (E-4010) scheinen sogar per se eine pulmonal selektive Wirkung zu haben [111]. Das lange bekannte Dipyridamol [150], ein unspezifischer PDE-Hemmstoff, wurde bereits klinisch erfolgreich in Kombination mit NO eingesetzt [331, 385]. Durch die Anwendung von PDE-5-Inhibitoren steigt die intrazelluläre Konzentration von cGMP, das per se eine vasodilatorische Wirkung hat und gleichzeitig wird die PDE 3 gehemmt. So wird indirekt auch der Abbau von cAMP gehemmt (s. unten). Die PDE 4 ist spezifisch für die cAMP-Degradation. Die Blockierung der PDE 4 führt zum Anstieg des intrazellulären cAMP, damit aber auch zur Induktion der PDE 3-Aktivität. Letztere baut unspezifisch sowohl cAMP als auch cGMP ab. So wird eine isolierte Hemmung der PDE 4 letztlich nicht zu einer sehr starken Vasodilatation führen. Diese kann aber erreicht werden, wenn zusätzlich die PDE 3 gehemmt wird und zwar entweder durch die Gabe eines PDE 3-Antagonisten oder indirekt über die Anhebung des intrazellulären cGMP-Spiegels, wie oben beschrieben. Eine sinnvolle Kombination wäre somit eine Hemmung von PDE 4 + 3 oder 4 + 5. Bei der Suppression der PDE 3 müssen potentielle kardiale Nebenwirkungen bedacht werden, denn in den Kardiomyozyten dominiert die PDE 3. Das erklärt die positiv inotropen Eigenschaften aber auch das proarrhythmische Potential der PDE 3-Antagonisten (z.B. Enoximone).

Wir konnten tierexperimentell zeigen, daß sich durch die Kombination mit PDE-Inhibitoren eine Wirkungsverstärkung und eine Wirkungsverlängerung der inhalativen Iloprost-Effekte erzielen läßt [301]. Signifikante Effekte waren bereits in Dosen von PDE-Hemmern nachweisbar, die per se noch keine hämodynamisch meßbaren Wirkungen hatten. Diese Ergebnisse könnten unmittelbare klinische Relevanz haben. Die Kombination von inhalativem Iloprost und einem niedrig dosierten systemischen PDE-Hemmer könnte dazu führen, daß die Inhalation in deutlich längeren Intervallen erfolgen kann und insgesamt weniger von dem teuren Wirkstoff eingesetzt werden muß. Alternativ könnte auch die Applikation des PDE-Hemmers lokal, also inhalativ, erfolgen. Die Ko-Applikation von Iloprost und geeigneten PDE-Inhibitoren stellt somit eine sehr interessante Perspektive dar.

6.5.2. Thromboxanantagonisten

Thromboxan hat ein dem Prostacyclin entgegengesetztes Wirkprofil. Es ist vasokonstriktiv, proinflammatorisch, proaggregatorisch und proproliferativ wirksam. Es wird außerdem von Patienten mit pulmonaler Hypertonie vermehrt synthetisiert. Daraus ergibt sich als logischer Therapieansatz, das endogene Thromboxansystem zu blockieren. Dafür steht eine neu entwickelte Substanz zur Verfügung, die einen dualen Ansatz als Thromboxan-Synthase-Blocker und Thromboxan-Rezeptor Blocker hat [231]. Eine klinische Studie dieses Wirkstoffes bei PPH steht kurz vor der Auswertung.

6.5.3. Endothelin-Antagonisten

Endothelin hat komplexe Wirkungen auf Gefäßtonus und -Struktur und ist mit größter Wahrscheinlichkeit am physiologischen und pathologischen Remodelling der Gefäße als Anpassung auf sich ändernde Druck- und Flußbedingungen beteiligt. Die Endothelin-Konzentrationen sind bei primären und sekundären pulmonalen Hypertonien erhöht. Es konnte gezeigt werden, daß der nichtselektive Endothelin-Antagonist Bosentan bei der Ratte den pulmonalen Druckanstieg auf Hypoxie und das Remodelling reduziert [76]. Die neuerdings verfügbaren selektiven ET-A -Antagonisten supprimieren bei der Ratte die Hypoxie-induzierte Vasokonstriktion und das damit verbundene Remodelling von Gefäßen und Herz [71]. Das gleiche gilt für die Monocrotalin-induzierte pulmonale Hypertonie beim Hund [240]. Mehrere hochspezifische ET-A Antagonisten stehen gegenwärtig für klinische Studien zur Verfügung [33].

Endothelin-Antagonisten werden aktuell in mehreren klinischen Phase I- und II-Studien getestet. Bisher liegen aber keine Daten von klinischen Untersuchungen bei pulmonaler Hypertonie vor und das Nebenwirkungsprofil bei dieser Indikation ist auch noch nicht bekannt. Insgesamt ist der klinische Effekt von Endothelin-Antagonisten angesichts der komplexen und unvollständig verstandenen Funktionen des Hormons nicht vorhersagbar.

6.5.4. ACE-Antagonisten

Das Angiotensin-Converting-Enzyme (ACE) ist das Schlüsselenzym für die Synthese von Angiotensin II, welches vasokonstriktive und proproliferative Eigenschaften hat.

Für ACE-Antagonisten liegen gute experimentelle Daten vor, die belegen, daß das Remodelling der Gefäße und des rechten Ventrikels bei experimenteller pulmonaler Hypertonie gehemmt wird [224, 241]. Es liegen jedoch keine Daten vor, welche einen positiven Effekt auf die Mortalität belegen würden. Die Gründe hierfür sind nicht bekannt. Denkbar wären die periphere Vasodilatation, welche die Neigung zur arteriellen Hypotonie fördert, und ein möglicher negativer Einfluß auf die rechtsventrikuläre Adaptationsfähigkeit.

6.5.5. Atriales Natriuretisches Peptid (ANP)

Das atriale natriuretische Peptid (ANP) wäre aufgrund seines Wirkungsprofils eigentlich ideal zur Therapie der pulmonalen Hypertonie geeignet. Es hat eine gute pulmonal vasodilatative Potenz und überdies einen hemmenden Effekt auf den sekundären Hyperaldosteronismus. So fiel beispielsweise bei COPD-Patienten unter ANP der PVR um 37 % bei einem SVR-Abfall um 19 %, allerdings um den Preis eines vermehrten V/Q-mismatch mit Abfall des pO_2 [5, 6]. Bei Angiotensin-induzierter pulmonaler Hypertonie beim Menschen konnte ein pulmonal vasodilatativer Effekt von ANP, ebenso wie von einem ähnlichen Peptid, dem ‚brain natriuretic peptide' (BNP) nachgewiesen werden [47]. ANP wirkt außerdem antiproliferativ. So blockierte die Therapie mit neutraler Endopeptidase, einem wichtigen Degradationssystem für ANP, die Entstehung einer pulmonalen Hypertonie im Tiermodell [374]. Der Effekt der Endopeptidase-Inhibition war auch dann nachweisbar, wenn die ANP-Plasmaspiegel nicht meßbar anstiegen [168]. Das könnte bedeuten, daß die zellulären Effekte am ANP-Plasmaspiegel nicht abgelesen werden können [47], sondern erst am Spiegel des ‚second messenger', c-GMP.

Angesichts der Situation, daß das ANP bei schwerer pulmonaler Hypertonie bereits endogen sehr stark stimuliert ist, bleibt es abzuwarten, ob eine therapeutische Applikation von ANP, seinen Analoga bzw. die spezifische Hemmung des Abbaus von ANP zu einer klinischen Verbesserung führt. Klinische Studien liegen noch nicht vor.

6.5.6. Heparin

Seit über 10 Jahren ist über den antiproliferativen und antihypertensiven Effekt von parenteral applizierten Heparinoiden bei der hypoxischen pulmonalen Hypertonie berichtet worden [108, 116, 141]. In neueren Studien bestätigen sich diese Befunde [332], und sie lassen sich auch für eine Heparin-Inhalation dokumentieren [314]. Zur Zeit wird eine klinische Studie zur Wirkung von Heparinoiden bei PPH vorbereitet. Der Wirkmechanismus ist nicht aufgeklärt. Bisher wurde überwiegend das Ziel des Heparins in der Hemmung des pro-proliferativ wirksamen Thrombins und seiner Spaltprodukte gesehen; die Unwirksamkeit von Hirudin auf das Remodelling hingegen [110], entkräftet diese Theorie wieder. Nach neueren Untersuchungen könnte dem Heparin eine supprimierende Funktion auf bestimmte Zellen der Gefäßwand zukommen, die Wachstumsfaktoren produzieren und für Reparatur- und Remodelling eines Gefäßes von großer Bedeutung sind [87, 88, 319]. Der Einsatz von Heparinoiden als nicht-vasoaktive Substanzen ließe sich hervorragend mit den vasodilativen Eigenschaften von Prostanoiden kombinieren. Dies würde sowohl für die intravenöse wie auch für die inhalative Anwendung gelten.

6.5.7. Kaliumkanal-Agonisten

Kaliumkanal-Agonisten führen zu einer Hyperpolarisation der kontraktilen Zellen, hemmen dadurch die potentialabhängigen Calciumkanäle und führen so zu einer sehr potenten Vasodilatation. Der Weg über eine Aktivierung des calciumabhängigen Kaliumkanals (K_{CA}) wird indirekt durch Prostacyclin und NO beschritten, indem die second messenger, c-GMP und c-AMP diesen Kanal aktivieren. Der ATP-abhängige Kaliumkanal kann durch spezifische Agonisten aktiviert werden (z.B. Cromakalim), die Wirkungen sind jedoch keineswegs pulmonal selektiv, weil dieser Kaliumkanaltyp in fast allen Geweben in hoher Konzentration vorkommt. Die physiologische Funktion und die Verteilung der spannungsabhängigen Kaliumkanäle liegt noch weithin im Dunkeln. Aus einer verbesserten Kenntnis könnten sich spezifische pharmakologische Interventionsmöglichkeiten ergeben. Bisher steht keine Substanz oder Applikation für eine klinische Prüfung zur Verfügung.

6.5.8. Weitere Substanzen

Sollte sich herausstellen, daß in den kleinen Pulmonalgefäßen einzigartige α_1-Rezeptoren vorhanden sind [295], so wäre ein auch die Entwicklung spezifischer Blocker nur eine Frage der Zeit. Diese könnten die medikamentöse Therapie entscheidend beeinflussen.

Tierexperimentell konnte für Modelle mit chronisch hypoxisch induzierter pulmonaler Hypertonie eine Hemmung des Remodelling mittels Antagonisten des "platelet activating factor" (PAF) [253], einer Hemmung des 5-Lipoxygenase aktivierenden Proteins (FLAP) [348] sowie Anreicherung der Kost mit Omega-3-Fettsäuren [10] nachgewiesen werden. Von diesen Ansätzen stellt bisher keiner eine konkrete Therapieoption dar. Aktuell wird von japanischen Arbeitsgruppen über starke vasodilative Eigenschaften von Adrenomedullin berichtet [235].

Leukotrienantagonisten sind kürzlich für die Therapie des Asthma bronchiale zugelassen worden. Nach den oben erwähnten Befunden, daß bei PPH eine Expression der 5-Lipoxygenase und des aktivierenden Proteins (FLAP) stattfindet [375], die zu einer Steigerung der lokalen Leukotriensynthese führen, könnte man von Leukotrien-Antagonisten günstige Effekte auf das Remodelling erwarten. Direkte experimentelle oder klinische Evidenz dafür liegt allerdings noch nicht vor.

6.6. Gentherapie

Viele Befunde deuten darauf hin, daß der PPH eine genetische Disposition zugrunde liegt und in kurzer Zeit ist mit der Identifikation des Gens für die familiäre Form dieser Erkrankung zu rechnen. Sollte der Gendefekt zu einer Mangelproduktion eines bestimmten Proteins führen, so könnte die Gentherapie durch die Substitution der korrekten genetischen Information einen bedeutenden Beitrag zur Optimierung der Therapie leisten. Der beschriebene Mangel an Prostacyclin und NO stellt einen unmittelbaren praktischen Ansatzpunkt für die Gentherapie dar.

Janssens et al. [151] konnten bei der Ratte das Gen für die NO-Synthase, verpackt in Adenoviren, in die pulmonalen Endothelzellen transferieren, indem sie die entsprechend veränderten Viren inhalativ applizierten. Die so behandelten Ratten zeigten keine hypoxische pulmonale Vasokonstriktion mehr. Ein ähnlicher Ansatz wird von der Arbeitsgruppe um N. Voelkel, Denver, für das Prostacyclin-Synthase Gen verfolgt [93, 94, 95]. Es scheint möglich zu sein, dieses Gen, ebenso wie das NO-Synthase Gen in wirksamer Form in die Lunge zu applizieren.

Es bleibt abzuwarten, ob die immunologischen Schwierigkeiten, vor allem die Antikörperbildung gegen den Vektor, in naher Zukunft überwunden werden können. Aktuell wurden von einer japanischen Arbeitsgruppe Daten vorgestellt, die belegen, daß in Mikrosomen verpacktes NO Synthase Gen ebenfalls per Inhalation in die pulmonalen Zellen eingeschleust werden konnte [327]. Dadurch würde das Problem derjenigen Antigene entfallen, die allein der virale Vektor mit sich bringt. Diese experimentellen Erfolge rücken die Möglichkeit einer klinischen Anwendung in größere Nähe.

6.7. Lungentransplantation

Es besteht noch immer vereinzelt die Meinung, daß die einzige Therapieoption bei Primärer Pulmonaler Hypertonie in der Lungentransplantation bestehe und entsprechend werden Patienten unmittelbar nach Diagnosestellung auf die Transplantationsliste aufgenommen. Die Ergebnisse der Transplantation bei PPH sind allerdings keineswegs ideal. Nach Angaben einer französischen Arbeitsgruppe über die Transplantationen zwischen 1986 und 1992 lag die 2-Jahres-Überlebensrate bei nur knapp 50 % und die 4-Jahres Überlebensrate bei 41 % [51]. Nach Daten von Kshettry et al. [178] liegt die akute Mortalität innerhalb der ersten 3 Monate bei 14 % und erreicht nochmals 40 % in 2 Jahren bei den verbleibenden Patienten. Bei der erwähnten Untersuchung entwickelten PPH-Patienten im Vergleich mit anderen Transplantatempfängern signifikant früher eine Bronchiolitis obliterans, die ein wesentlicher Faktor in der Posttransplantationsmortalität ist. Die aktuellen Erfahrungen des Transplantationszentrums Hannover (10 Jahre Lungentransplantation) zeigen, daß die wegen einer PPH transplantierten Patienten eine deutlich schlechtere postoperative Prognose hatten, als die Patienten mit Mukoviszidose, Emphysem und Lungenfibrose [239]. So lag die unmittelbar postoperative Überlebensrate nur bei 79 % (im Vgl. bei Mukoviszidose 95 %) und die 1-Jahres-Überlebensrate bei 55 % (Mukoviszidose 82 %). Nach 2 Jahren lebten nur noch 45 % und nach 5 Jahren knapp 40 % (Mukoviszidose knapp 70 %) der wegen PPH transplantierten Patienten. Die Gründe für die schlechteren Resultate bei PPH sind unbekannt. Vermutlich spielen Anpassungsschwierigkeiten zwischen dem hypertrophierten rechten und dem kleinen linken Ventrikel eine Rolle. Andererseits sind keine eindeutigen Unterschiede zwischen der alleinigen Lungen- und der Herz-Lungentransplantation festzustellen. Letztere wird nur noch an wenigen Zentren bevorzugt. Die Situation der unbefriedigenden Resultate, kombiniert mit dem Mangel an Spenderorganen, macht es verständlich, daß weltweit intensiv an alternativen Therapiekonzepten gearbeitet wird. Dennoch muß klar gewürdigt werden, daß die Transplantation bisher die einzige Möglichkeit darstellt, die körperliche Leistungsfähigkeit eines Patienten weitgehend zu normalisieren. So ist es auch zu erklären, daß 90 % der transplantierten Patienten einem Freund ebenfalls zu diesem Eingriff raten würden (pers. Mitteilung, Prof. Jamieson, San Diego).

6.8. Atriale Septostomie

Die Prognose von Patienten mit PPH hängt wesentlich von der Funktion des rechten Ventrikels ab [62]. Weiterhin haben frühe tierexperimentelle Studien gezeigt, daß ein Vorhofseptumdefekt einen Überlebensvorteil bei experimenteller pulmonaler Hypertonie darstellt [18]. In den epidemiologischen Studien zeigte sich außerdem, daß PPH-Patienten mit einem rechts-links-Shunt bei gleicher hämodynamischer Ausgangslage eine bessere Prognose hatten, als diejenigen ohne einen solchen Shunt [101, 290]. Ein solcher Shunt kommt bei den Patienten in aller Regel über ein offenes Foramen ovale zustande, das in der Bevölkerung bei ca. 20 % aller Personen vorliegt. Wenn durch die atriale Septostomie ein künstlicher Vorhofseptumdefekt geschaffen wird, so geschieht das um den Preis eines rechts-links-Shunts mit entsprechender arterieller Hypoxämie. Die ersten publizierten Eingriffe stammen aus dem Jahre 1983 [274] und wurden auch in weiteren Studien erfolgreich eingesetzt. Bei einer Gruppe von 15 Kindern mit sehr schwerer dekompensierender Rechtsherzinsuffizienz aufgrund einer primären pulmonalen Hypertonie wurde eine atriale Septostomie durchgeführt. Die Maßnahme führte zu einer signifikanten Steigerung des Herzminutenvolumens, zu einer klinischen Verbesserung und einer signifikanten Steigerung der Lebenserwartung [162]. Die größte Erfahrung mit diesem Verfahren dürfte gegenwärtig bei Julio Sandoval aus Mexiko [297] liegen, wo Prostacyclin aus Kostengründen nicht zur Verfügung steht. Die Schaffung eines Shunts kann über perkutane Katheter, d.h. ohne Operation erfolgen. Entweder wird eine kleine Klinge durch das Vorhofseptum gezogen ("blade balloon artrial septostomy) oder ein Ballonkatheter mit einem Durchmesser von 8 bis 12 mm wird nach Punktion des Vorhofseptums schrittweise aufgeblasen und damit die Öffnung erzeugt (graded balloon dilatation atrial septostomy, [289]. Die letztgenannte Methode findet zunehmend Verwendung, während die erste wegen der Komplikationsgefahren kaum noch angewendet wird.

Das hämodynamische Ergebnis besteht in einer Steigerung des Sauerstofftransportes durch Steigerung des Herzminutenvolumens trotz des Abfalls der arteriellen O_2-Sättigung um durchschnittlich 10 % und einer längerfristigen Erholung der rechtsventrikulären Funktion [297]. Allerdings ist der Eingriff recht risikoreich, insbesondere dann, wenn bereits eine manifeste rechtsventrikuläre Dekompensation und ein Abfall der arteriellen O_2-Sättigung vorliegen. Die akute Mortalität war im mexikanischen Patientengut mit 17 % sehr hoch. Allerdings waren die Patienten teils auch in sehr schlechtem Zustand.

Der gegenwärtige Platz dieser Therapiemaßnahme ist hinter den medikamentösen Verfahren, jedoch vor der Transplantation anzusiedeln. Insbesondere dann, wenn unter maximalen medikamentösen Maßnahmen eine progrediente Verschlechterung festzustellen und eine Transplantation nicht rasch verfügbar ist, kann die atriale Septostomie als überbrückende Maßnahme dienen.

6.9. Vorschlag zur rationellen Therapie bei Pulmonal Arterieller Hypertonie

Wenn ein Patient an einer schweren Pulmonal Arteriellen Hypertonie oder einer Mikroembolie/Thrombose leidet, für die es keine kausalen Therapieoptionen gibt, so sollte zunächst die Indikation für einen Calciumantagonisten geklärt werden. Dies geschieht am zuverlässigsten durch eine Rechtsherzkatheteruntersuchung, in welcher inhalatives NO als pulmonal selektiver Vasodilatator angewendet wird (☞ Abb. 6.5). Anhand der Reaktion auf NO kann vorhergesagt werden, welcher Patient eine gute Chance hat, unter einer hochdosierten Therapie mit Calciumantagonisten zu profitieren.

Nicht alle Patienten, die nach dem in der Literatur üblichen Kriterium (Abfall von Druck und Widerstand um 20 %) als "Responder" eingestuft werden, profitieren auch langfristig von den Calciumantagonisten. Nach unserer Erfahrung haben nur die Patienten langfristig profitiert, die unter NO auf einen Widerstand unter 800 dyn s cm^{-5} abgefallen sind. In all diesen Fällen lag der Abfall des Widerstandes deutlich über 30 %.

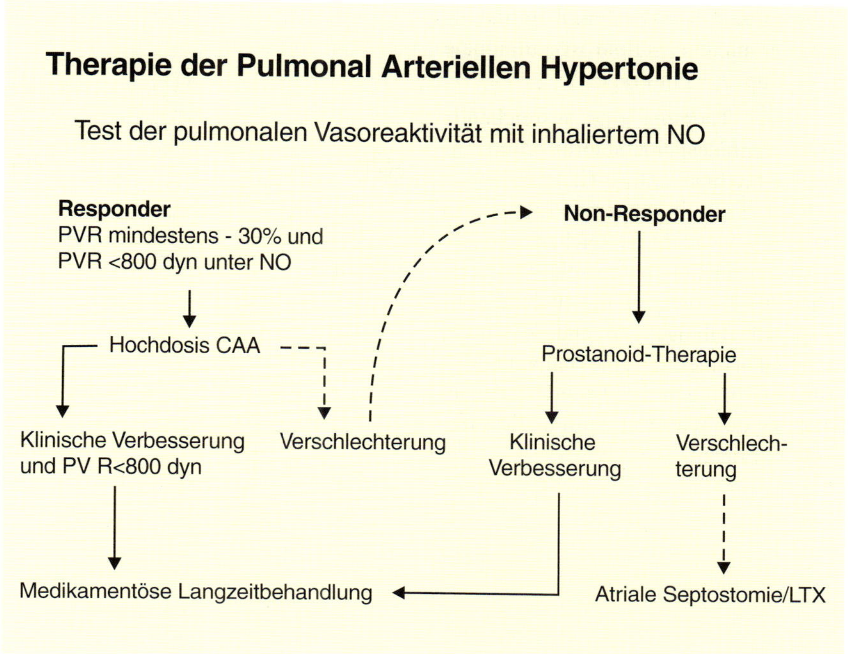

Abb. 6.5: Vorschlag zur Therapie der Pulmonal Arteriellen Hypertonie. Die Abbildung stellt einen Vorschlag zum Vorgehen bei therapiebedürftiger Pulmonal Arterieller Hypertonie dar. Zunächst wird die pulmonale Vasoreaktion mit inhaliertem NO geprüft. Tritt dabei eine massive Senkung des pulmonalen Widerstandes auf (> 30 %) und sinkt der pulmonale Widerstand unter 800 dyn s cm^{-5} ab, so ist eine hochdosierte Therapie mit Calciumantagonisten indiziert. Wird darunter eine dauerhafte klinische Verbesserung erreicht, so bleibt es bei einer entsprechenden Dauertherapie. Falls eine klinische Verschlechterung eintritt, oder der Widerstand nicht unterhalb von 800 dyn s cm^{-5} liegt, so ist eine Prostanoidtherapie indiziert. Das gleiche gilt für einen primären NO-Non-Responder. Tritt für diese Patienten unter Prostanoiden eine ausreichende klinische Verbesserung ein, so bleibt es bei der Dauertherapie. Andernfalls wird die Lungentransplantation angestrebt, sofern die Voraussetzungen dafür gegeben sind. Zur Überbrückung der Wartezeit kommt die atriale Septostomie in Frage.

6.9.1. Therapieeinstellung für NO-Responder

Die als NO-Responder charakterisierten Patienten werden nun einschleichend mit Calciumantagonisten behandelt. Die angestrebte Tagesdosis liegt bei ca. 720 mg für Diltiazem und 160 mg für Nifedipin. Häufig wird diese Dosis nicht ganz erreicht aufgrund der bekannten Nebenwirkungen der Substanzen. Beim Nifedipin stehen Beinödeme und Flush im Vordergrund, beim Diltiazem die Obstipation und gelegentlich die Bradykardie. Alternative Medikamente sind Amlodipin (max. Zieldosis 40 mg) oder Felodipin (max. Zieldosis 40 mg). Unter engmaschiger klinischer Überwachung muß überprüft werden, ob auch wirklich die erwartete rechtsventrikuläre Rekompensation eintritt. Diese ist gut erkennbar an einer Verbesserung des klinischen Schweregrades, der Gehstrecke und einer Verkleinerung des Herzdurchmessers. Im langfristigen Verlauf müssen diese Parameter immer wieder überprüft werden, um rechtzeitig eine erneute Verschlechterung zu erkennen.

Tritt eine Verschlechterung im Verlauf bei Progress der pulmonalen Hypertonie auf, so muß der Patient behandelt werden, wie ein primärer NO-Nonresponder.

6.9.2. Therapieeinstellung für NO-Nonresponder

Die überwiegende Zahl der Patienten wird nicht stark auf NO reagieren (☞ Abb. 7.3). Wenn zusätzlich die Kriterien einer schweren oder sehr schweren pulmonalen Hypertonie erfüllt sind (☞ Kap. 4.4.3.), und keine Kontraindikationen vorliegen (☞ Tab. 6.1) muß der Patient auf eine Dauertherapie mit einem Prostanoid eingestellt werden. Hierfür kommt intravenöses Prostacyclin (in mehreren Ländern zugelassen), intravenöses Iloprost (längere Halbwertszeit, bessere Praktikabilität als Prostacyclin) oder inhalatives Iloprost (pulmonale Selektivität, ☞ Kap. 7.3.) in Frage.

Wenn unter dieser Therapie eine ausreichende Besserung oder zumindest eine Stabilisierung eintritt, so wird diese medikamentöse Therapie dauerhaft durchgeführt. Tritt ein weiterer Progress ein oder die Besserung ist nicht ausreichend, so besteht die Indikation zur Lungentransplantation. Es wäre wünschenswert, wenn sich die augenblickliche Listungspraxis dahingehend ändern würde, daß in solchen Fällen innerhalb eines halben Jahres sicher mit einem Organ gerechnet werden könnte. Zur Überbrückung der Wartezeit kommt die atriale Septostomie in Frage.

Inhalative Vasodilatantien als neues Therapiekonzept bei schwerer pulmonaler Hypertonie

7. Inhalative Vasodilatantien als neues Therapiekonzept bei schwerer pulmonaler Hypertonie

7.1. Hintergrund

Vasodilative Medikamente besitzen einen hohen Stellenwert bei der Therapie der Pulmonal Arteriellen Hypertonie. Bei einer kleinen Subgruppe der Patienten können sehr gute klinische Erfolge mit hochdosierten Calciumantagonisten erzielt werden (☞ Kap. 6.3.2.). Diese Therapie ist aber für die Mehrheit der Patienten potentiell gefährlich (☞ Abb. 6.4). Bei Patienten mit vorbestehenden Perfusions - Ventilations - Verteilungsstörungen kommt noch ein weiteres Problem der Vasodilatantien hinzu. Durch die Öffnung von präkapillären Widerstandsgefäßen, die aufgrund eines funktionierenden Anpassungsmechanismus der Perfusion an die Ventilation tonisiert sind, wird diese Anpassung verschlechtert. Dies äußert sich meist in einem Abfall der arteriellen Oxygenierung. Eine Hypoxämie schränkt nun wieder die Funktion des rechten Ventrikels ein und stellt *per se* einen prognoselimitierenden Faktor dar.

Im Vergleich zu den Calciumantagonisten hat Prostacyclin ein weitaus günstigeres Wirkprofil. Es ist ein starker pulmonaler Vasodilatator und hat keine negativ inotropen Eigenschaften. Zusätzlich wirkt es antithrombotisch und antiproliferativ und kann somit das Remodelling hemmen. Es gibt bereits umfangreiche Erfahrungen mit der Anwendung der Substanz bei PPH. Eine Prostacyclintherapie ist aber keineswegs unproblematisch, wie bereits oben beschrieben. Die Substanz hat starke systemische Nebenwirkungen und vom Applikationssystem gehen lebensbedrohliche Komplikationsmöglichkeiten aus. Selbst in hochtechnisierten und wohlhabenden Ländern, wie Deutschland, können die enormen Medikamentenkosten ein Problem darstellen.

7.1.1. Ist die Dauerinfusion nötig?

Prostacyclin selbst kann aufgrund seiner pharmakologischen Eigenschaften nur kontinuierlich intravenös appliziert werden. Die stabilen Prostacyclinanaloga können alternativ oral, subcutan oder transdermal appliziert werden. Keiner dieser therapeutischen Ansätze ist jedoch bisher bezüglich der klinischen Wirksamkeit und Verträglichkeit in kontrollierten Studien belegt worden. Die inhalative Applikation eines Prostanoids stellt derzeit die einzige Möglichkeit dar, eine selektive Wirkung auf die Lungengefäße zu erzielen.

7.1.2. Inhalative Applikation

Die Anatomie der Lunge gestattet über die Luftwege einen direkten Zugang zu den kleinen Lungengefäßen. Aus der räumlichen Nachbarschaft der pulmonalen Widerstandsgefäße zu den Alveolen und dem gemeinsamen Verlauf des terminalen Bronchiolus mit einer Pulmonalarterie ergibt sich die Möglichkeit, die Wirkung inhalierter vasodilativ wirkender Substanzen selektiv auf diese Gefäße zu richten. Dieses Prinzip wird bei der inhalativen Anwendung von Stickstoffmonoxyd (NO) und von NO-Donatoren genutzt. NO hat, verglichen mit Prostacyclin aber einige gravierende Nachteile. Es ist eine in geringen Dosen toxische Substanz [359], die sehr kurz wirksam ist und zu erheblichen Rebound-Phänomenen neigt [60, 220]. Außerdem ist NO bei der primären pulmonalen Hypertonie deutlich schwächer wirksam als Prostacylin (☞ Abb. 7.3). Durch die inhalative Anwendung von Prostacyclin und seinem stabilen Analogon, Iloprost, werden die Vorteile der pulmonalen Selektivität mit den Vorteilen der starken vasodilativen Potenz der Prostanoide und ihrer antiproliferativen und antiinflammatorischen Eigenschaften kombiniert.

7.2. Pulmonal selektive Vasodilatation

7.2.1. NO

Die Inhalation von NO führt zu einer pulmonal selektiven Vasodilatation, denn das Gas erreicht via Diffusion die Widerstandsgefäße der Lunge, aktiviert dort die Guanylatzyklase und nach der gegenwärtigen Vorstellung ist hauptsächlich dessen Produkt, das cyclische Guanosin-Monophosphat (cGMP), verantwortlich für die Relaxation der Gefäße. Das NO wird beim Übertritt in das Blut sofort an Hämoglobin gebunden und dadurch biologisch inaktiviert [89]. Auf diese Weise können keine systemischen Nebenwirkungen auftreten und die Wirkung ist streng pulmonal selektiv. Die biologischen Effekte von NO sind in zahlreichen Publikationen beschrieben worden. Für einen aktuellen Überblick über die gegenwärtigen Perspektiven der Entwicklung siehe [115, 218, 232].

Die erste Beschreibung einer pulmonal selektiven Vasodilatation von NO bei schwerer pulmonaler Hypertonie gelang Joanna Pepke-Zaba aus der Arbeitsgruppe von Tim Higenbottam [261]. In dieser Publikation wurde gezeigt, daß durch Hinzufügen von NO zur Atemluft bei Patienten mit PPH der pulmonale Druck und Widerstand reproduzierbar gesenkt wurde, ohne signifikante systemische Druck- und Widerstandsänderungen auszulösen. In Einzelfällen wurden bereits längerfristige Behandlungen mit NO durchgeführt [50]. Beispielsweise berichteten Snell et al. 1995 [310] über eine 40-jährige Patientin mit primärer pulmonaler Hypertonie, die überbrückend bis zur Lungentransplantation über einen transtrachealen Katheter mit inhalativem NO behandelt wurde.

Die ersten greifbaren therapeutischen Erfolge mit inhalativem NO wurden bei Neugeborenen mit persistierender pulmonaler Hypertonie (PPHN) beschrieben [165, 282]. Mittlerweile liegen größere Studien vor, die belegen, daß NO das Risiko für die Notwendigkeit einer Behandlung mit der extracorporalen Oxygenierung bei PPHN vermindert [330, 283]. Die Mortalität war in beiden genannten Studien relativ gering und es konnten keine Unterschiede der Überlebensrate und der Krankenhausverweildauer zwischen der NO- und der Kontrollgruppe beobachtet werden.

Beim akuten Lungenversagen des Erwachsenen (ARDS) bewirkt inhalatives NO eine Umverteilung des pulmonalen Blutflusses von den nichtbelüfteten zu den belüfteten Lungenarealen. Dadurch verbessert sich die Oxygenierung und der pulmonale Druck sinkt [89, 288]. Bei schwerkranken Patienten mit dekompensierender rechtsventrikulärer Funktion steigt auch das Herzzeitvolumen [32]. Für einen Literaturüberblick ☞ [355]. Häufig lassen sich mit inhalativem NO akut hervorragende Therapieresultate erzielen (Verbesserung der Oxygenierung). Erstaunlicherweise wurde in den großen multizentrischen Studien, welche die Wirksamkeit von NO beim ARDS prüften, aber keine signifikante Senkung der Mortalität gegenüber der Kontrollgruppe erzielt [70, 196, 197]. Die ernüchternden Resultate der kontrollierten Anwendung bei ARDS führten sogar zu dem kritischen Kommentar "Just say NO to inhaled nitric oxide for the acute respiratory distress syndrome" [207]. Wo liegen die Schwierigkeiten?

7.2.2. Probleme mit inhalativem NO

Die Probleme der Anwendung liegen in toxischen Gefahren, dem "rebound-Phänomen" und in einem mangelhaften Ansprechen eines erheblichen Anteils der Patienten, dem Phänomen der "non-responder", begründet.

7.2.2.1. Toxische Gefahren

Der toxikologische Gesichtspunkt stellt möglicherweise für die Langzeitanwendung beim ARDS das entscheidende Problem dar. NO ist ein freies Radikal und reagiert mit Sauerstoff schnell zu dem toxischen NO_2. Darüber hinaus reagiert es mit Superoxid-Anionen, die bei zahlreichen inflammatorischen Vorgängen im Körper vorkommen, zu Peroxynitrit, einer hochtoxischen Substanz, die vom Immunsystem zur Abtötung von Mikroben benutzt wird und beispielsweise entscheidend bei der Abwehr des Organismus gegen Leishmanien beteiligt ist [16]. Gleichzeitig richtet sich aber das Peroxynitrit gegen den Wirtsorganismus und hemmt die Prostacyclin Synthase [387], die das Schlüsselenzym für die Prostacyclin-Synthese darstellt. NO ist außerdem ein korrosives Gas und darf nicht mit Metallegierungen und PVC in Berührung kommen. Es gibt bisher keine technischen Vorschriften für den medizinischen Einsatz von NO, denn die Substanz ist im rechtlichen Sinne nach wie vor ein "technisches Gas" und kein Medikament.

7.2.2.2. Rebound-Phänomen

Für die Probleme im praktischen Umgang mit NO ist das "Rebound-Phänomen" entscheidend. Bereits nach einer Anwendung von inhalativem NO über mehr als 30 Minuten tritt bei einer abrupten Unterbrechung der Zufuhr ein überschießender

Druck- und Widerstandsanstieg auf [17, 220]. Dieses Phänomen kann zu lebensbedrohlichen Situationen führen und hat bei Kindern mit ARDS auch bereits tödliche Komplikationen verursacht [60]. Bei ambulanten Patienten mit primärer pulmonaler Hypertonie ist, anders als bei beatmeten Patienten auf der Intensivstation, keine kontinuierliche Überwachung gegeben. So kann die Zufuhr von NO durch technische Probleme im Schlauchsystem, ein Verrutschen der Nasenmaske während des Schlafes oder durch Leerwerden des Stahlzylinders unterbrochen werden. Dadurch kann innerhalb weniger Minuten eine Kreislaufdekompensation ausgelöst werden.

7.2.2.3. Nonresponder

Das schlechte Ansprechen einer relativ großen Gruppe von Patienten stellt ebenfalls ein praktisches Problem der Anwendung von NO dar. Bei der persistierenden pulmonalen Hypertonie der Neugeborenen [368] und beim ARDS [197] werden ca. 30 % Nonresponder gefunden. Wir fanden im Vergleich dazu bei etwa zwei Drittel aller PPH-Patienten eine unzureichende Senkung des pulmonalen Widerstands (< 20 %, vgl. [98, 139]. Manche Patienten reagierten sogar mit einem paradoxen Anstieg des pulmonalen Widerstandes (☞ Abb. 7.3 und Kap. 7.3.1.1.).

Die genannten Probleme machen es verständlich, daß inhalatives NO zwar in speziellen Situationen sinnvoll therapeutisch eingesetzt werden kann, aber bisher in keiner Indikation allgemein zugelassen wurde. Sein derzeitiger gesicherter Stellenwert liegt in der schnellen, einfachen und ungefährlichen Identifizierung von guten Kandidaten für eine hochdosierte Therapie mit Calciumantagonisten (s. Kap. 6.3.2.).

7.2.3. Inhalative Prostanoide

Alternativ zur Applikation von NO besteht die Möglichkeit, Prostacyclin oder eines seiner Analoga, inhalativ zu applizieren. Die räumliche Distanz von der alveolären Oberfläche zu den glatten Muskelzellen der kleinen Pulmonalarterien, beträgt höchstens 10 µm. Die wesentliche Barriere ist die Adventitia der Gefäße selbst. Dieses Prinzip wurde 1993 erstmals von unserer Arbeitsgruppe für Patienten mit ARDS dokumentiert (siehe unten) und tierexperimentell im gleichen Jahr von Welte et al. [367] beschrieben. Die Erstbeschreibung und Entwicklung dieses Prinzips zur Behandlung der primären und sekundären pulmonalen Hypertonie ist Gegenstand der nachfolgenden Ausführungen. Mittlerweile wurde dieses Prinzip von verschiedenen Arbeitsgruppen nachvollzogen und erweitert [75, 166, 219, 268, 386] und auf ähnliche Krankheitszustände übertragen, in denen die pulmonale Hypertonie der limitierende Faktor ist, beispielsweise perioperativ bei der Herztransplantation [113, 304] und bei der Persistierenden Pulmonalen Hypertonie der Neugeborenen [68, 298, 311].

7.2.3.1. Erstbeschreibung der inhalativen Anwendung von Prostacyclin beim ARDS

Die Erstbeschreibung der erfolgreichen Inhalation von Prostacyclin beim ARDS gelang Dr. Walmrath aus unserer Arbeitsgruppe [352]. Bei ARDS Patienten ist der präkapilläre pulmonale Widerstand erhöht und verursacht eine pulmonale Hypertonie. Gleichzeitig aber ist der Widerstand in den nichtventilierten ödematösen und atelektatischen Bezirken oftmals vermindert und der intrapulmonale Rechts-Links-Shunt verursacht eine schwerste arterielle Hypoxämie. Auch der Widerstand der systemischen Gefäße ist in den meisten Fällen vermindert. Wird nun Prostacyclin systemisch appliziert, um den rechten Ventrikel zu entlasten, so verstärkt sich der pulmonale Shuntfluß und der systemische Widerstand sinkt weiter ab (Abb. 7.1). Im Gegensatz dazu bewirkt die Inhalation von aerosoliertem Prostacyclin eine selektive Lungengefäßerweiterung in den belüfteten Arealen mit Abfall des pulmonalen Drucks und Widerstands sowie eine Umverteilung des pulmonalen Blutflusses von den nichtbelüfteten in die belüfteten Areale. Dadurch steigt der Oxygenierungs-Index signifikant an. Unsere Erfahrungen mit dem ARDS wurden später auch auf die schwere beatmungspflichtige Pneumonie übertragen [353]. Im direkten Vergleich zwischen inhaliertem Prostacyclin und inhaliertem NO konnten wir zeigen, daß beide Verfahren annähernd die gleiche pulmonal vasodilative Potenz besitzen und das gleiche Maß an pulmonaler Selektivität aufwiesen [354].

7.2.3.2. Erstbeschreibung bei PPH

Bei der primären pulmonalen Hypertonie stehen, anders als beim ARDS, die pulmonale Druckerhö-

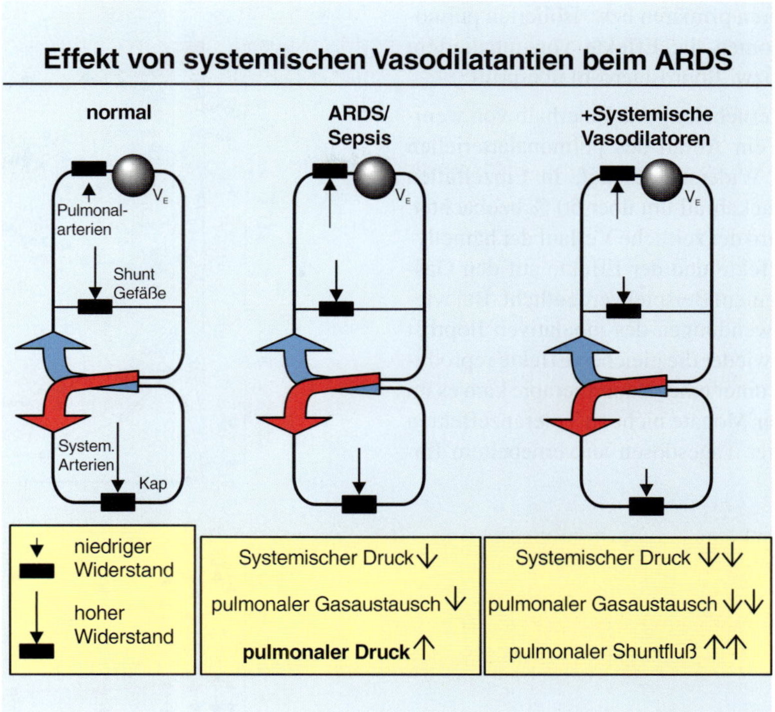

Abb. 7.1: Effekt von systemischen Vasodilatoren beim ARDS. In der normalen Zirkulation haben die Lungengefäße einen sehr kleinen Widerstand und das Blut fließt zu über 99 % durch die ventilierten Areale (V_E). Die präformierten Shuntgefäße dagegen werden kaum perfundiert. Beim ARDS treten atelektatische, nichtbelüftete Lungenareale auf, gleichzeitig sinkt unter dem Einfluß inflammatorischer Mediatoren die Effektivität der hypoxischen pulmonalen Vasokonstriktion und der Widerstand der Shuntgefäße. Auf der anderen Seite steigt der Perfusionswiderstand der blüfteten Areale unter dem Einfluß von Hypoxie und Inflammation und der pulmonale Gesamtwiderstand steigt. Das daraus resultierende low-output-Syndrom kann der entscheidende vital limitierende Faktor sein. Werden nun Vasodilatantien systemisch appliziert, um ein ‚low-out-syndrom' abzuwenden, so sinkt als unerwünschter Effekt der Widerstand der Shuntgefäße weiter ab und der Gasaustausch verschlechtert sich. Gleichzeitig sinkt der systemische Blutdruck. Die inhalative Applikation (nicht dargestellt) erreicht vorwiegend die Gefäße der belüfteten Lungenareale und führt zu einer Umverteilung des pulmonalen Blutflusses in diese Areale.

hung und das Herzminutenvolumen ganz im Mittelpunkt des Interesses. Die Erstbeschreibung der inhalativen Therapie mit Prostanoiden bei diesem Krankheitsbild gelang unserer Arbeitsgruppe im Jahre 1996 [247]. Die Patienten wurden während einer Rechtsherzkatheteruntersuchung pharmakologisch getestet. Dabei wurde jeweils Sauerstoff, inhalatives NO, intravenöses Prostacyclin und inhalatives Prostacyclin appliziert und die Effekte miteinander verglichen. Im Anschluß an die Testung wurde bei ausgewählten Patienten eine Langzeittherapie mit Iloprost, dem stabilen Analogon von Prostacyclin, begonnen. Die Beschreibung der Ergebnisse führte dazu, daß im In- und Ausland dieser methodische Ansatz reproduziert und in eine Dauertherapie umgesetzt wurde. In den aktuellen internationalen Beschreibungen des ‚state of the art' der Therapie der pulmonalen Hypertonie wird die Inhalation von Prostanoiden als innovativer Ansatz gewertet [91, 292]. Multizentrische kontrollierte Studien zur Evaluation der Wirksamkeit sind angelaufen.

7.3. Effekte von inhalativem Prostacyclin und Iloprost bei PPH, isolierter und sekundärer pulmonaler Hypertonie

7.3.1. Evaluation des Wirkprofils

Wir haben im Rahmen zahlreicher pharmakologischer Testungen des pulmonalen Druck- und Widerstandsverhaltens der Lungengefäße bei Patienten mit schweren primären bzw. isolierten pulmonalen Hypertonien die Effekte von inhaliertem Prostacyclin bzw. Iloprostaerosol überprüft.

Unter einer Vernebelung trat innerhalb von wenigen Minuten ein Abfall des pulmonalarteriellen Druckes und Widerstandes auf. In Einzelfällen wurde ein Druckabfall um über 50 % beobachtet. In Abb. 7.2 wird der zeitliche Verlauf der hämodynamischen Effekte und der Effekte auf den Gasaustausch an einem Beispiel verdeutlicht. Bei wiederholten Anwendungen des inhalativen Iloprost waren immer wieder die gleichen Effekte reproduzierbar. Auch unter einer Dauertherapie kam es im Verlauf einiger Monate nicht zu Toleranzeffekten trotz konstanter Tagesdosen an vernebeltem Iloprost.

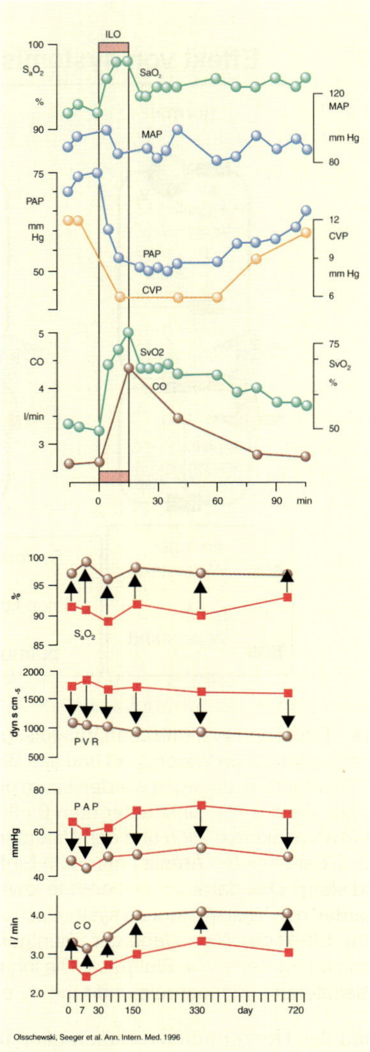

Abb. 7.2: Oben: Hämodynamischer Effekt der Iloprost-Inhalation bei schwerer pulmonaler Hypertonie. Während der Inhalation (Minute 0 bis 15) steigt das Herzzeitvolumen (CO) und der pulmonale Mitteldruck (PAP) sinkt ab. Der systemische Mitteldruck (MAP) dagegen bleibt konstant. Dies zeigt die pulmonale Selektivität der Inhalation an. Die arterielle O_2-Sättigung steigt ebenfalls, was auf eine Umverteilung der pulmonalen Zirkulation in die best-ventilierten Areale hindeutet.

Die Graphik unten zeigt den Langzeitverlauf der gleichen Patientin unter inhalativer Therapie mit Iloprost. Bei wiederholten Katheteruntersuchungen im Verlaufe von 2 Jahren war immer wieder das gleiche akut hämodynamische Wirkprofil (Pfeile) festzustellen. Das Herzzeitvolumen verbesserte sich und der pulmonalvaskuläre Widerstand tendierte zu niedrigeren Werten. Aus [247].

Das hämodynamische Profil ist dadurch charakterisiert, daß der pulmonale Druck signifikant sinkt und das Herzminutenvolumen signifikant steigt, ohne daß der systemische Druck sich signifikant ändert [247]. Der pulmonale Widerstand sinkt etwa gleich stark wie bei Anwendung von intravenösem Prostacyclin in einer maximal tolerablen Dosis. Darunter sinkt allerdings der systemische Widerstand signifikant ab und aktiviert den arteriellen Baroreflex. Das wird deutlich an einem Anstieg der Herzfrequenz und einem überschießenden Anstieg des Herzzeitvolumens. Aus dem Vergleich des hämodynamischen Profils von inhalativ und intravenös appliziertem Prostacyclin ist abzulesen, daß bei der Inhalation eine pulmonal selektive Vasodilatation stattfindet, die nicht über eine Rezirkulation der systemisch übergetretenen Substanz erklärt werden kann.

Neben der pulmonalen Selektivität war während der Inhalation meist auch ein Anstieg der arteriellen Sauerstoffsättigung festzustellen [247], der hinweisend auf eine "intrapulmonale Selektivität" der Vasodilatation ist. Intrapulmonale Selektivität bedeutet in diesem Zusammenhang, daß die pulmonale Durchblutung zu den bestventilierten Lungenarealen hin umverteilt wird. Auch inhalatives NO senkte signifikant den pulmonalen Widerstand und war pulmonal selektiv wirksam. Es fiel aber auf, daß die pulmonale Druck- und Widerstandssenkung bei jedem einzelnen Patienten geringer war, als die unter inhalativem Prostacyclin.

Die Effekte einer Inhalation mit Iloprost in einer Konzentration von 10 µg/ml waren praktisch identisch mit denen von Prostacyclin in einer Konzentration von 50 µg/ml. Bei gleichem Wirkprofil zeichnete sich Iloprost allerdings durch eine deutlich länger anhaltende pulmonale Gefäßerweiterung aus.

7.3.1.1. Hämodynamischer Effekt von inhalativem NO und inhalativem Iloprost bei PPH

In einer multizentrischen Studie der "deutschen PPH-Studien-Gruppe" wurden im direkten intraindividuellen Vergleich die Effekte von inhalativem NO und inhalativem Iloprost bei einer großen Gruppe von PPH Patienten verglichen [139]. In die Analyse wurden Patienten aus 5 deutschen Zentren für pulmonale Hypertonie eingeschlossen. Alle Patienten waren gründlich hinsichtlich Begleitkrankheiten und anamnestischer Hinweise auf mögliche Auslöser der pulmonalen Hypertonie überprüft und als Primäre Pulmonale Hypertonien eingestuft worden. Der pulmonale Mitteldruck war im Mittel mit 59 mmHg und der pulmonale Gefäßwiderstand mit ca. 1350 dyn s cm^{-5} sehr stark erhöht. Das Herzminutenvolumen war mit 3,4 l/min im Mittel bereits deutlich vermindert. Unter einer Inhalation mit NO sank der pulmonale Mitteldruck um 4,3 mmHg signifikant ab ($p<0,05$), allerdings war der Abfall unter inhalativem Iloprost mit 10,3 mmHg signifikant größer ($p<0,0001$). Das gleiche galt für den Abfall des pulmonalen Widerstands. Dieser betrug knapp 200 dyn s cm^{-5} unter NO, entsprechend 14 % aber 450 dyn s cm^{-5} unter inhalativem Iloprost, was einem Abfall um 34 % entsprach. Auch hier war der Effekt von inhalativem Iloprost signifikant stärker als der von NO. Auch der Anstieg des Herzminutenvolumens und der zentralvenösen O_2-Sättigung waren unter inhalativem Iloprost signifikant höher, als unter NO. Im direkten Vergleich der hämodynamischen Reaktionen für jeden einzelnen Patienten (s. Abb. 7.3) war zu erkennen, daß die Reaktionen auf die beiden Substanzen stark miteinander korrelierten. Es war weiterhin augenfällig, daß 90 % der Patienten stärker auf inhalatives Iloprost als auf NO reagierten. Die Korrelation der Effekte war besonders ausgeprägt bei den "NO-Respondern", die unter NO um mehr als 20 % mit dem pulmonalarteriellen Widerstand abfielen. In der Gruppe der "NO-Nonresponder", die etwa 2/3 aller Patienten ausmachte, war hingegen kaum eine Korrelation mit dem Iloprost-Effekt festzustellen. In der Darstellung fällt auch auf, daß etwa 1/4 der Patienten auf NO mit einer Steigerung des pulmonalen Widerstands reagierten. Dagegen gab es keinen einzigen Patienten, der in ähnlicher Weise paradox auf inhalatives Iloprost reagierte. Wenn NO und Iloprost über den gleichen vasodilativen Mechanismus wirken würden, so würde man erwarten, daß die Regressionsgerade durch die korrespondierenden NO- und Iloprost-Effekte den Nullpunkt beider Achsen treffen würde. Die stärkere Wirkung von Iloprost würde sich darin äußern, daß mit zunehmender Vasoreaktivität die Entfernung von der Linie identischer Effekte zunehmen würde (multiplikatives Modell). Tatsächlich lag die Regressionsgerade ungefähr parallelverschoben zu der Linie identischer Effekte (Abb. 7.3). Das einfachste mathematische Verfahren zur Beschreibung der korrespondierenden NO- und Iloprost-Effekte ist somit das additive Modell. Wenn man von jedem Iloprost-Effekt ca. 20 % subtrahieren würde, so lägen alle korrespondierenden Wertepaare ungefähr auf der Linie identischer Effekte. Das läßt vermuten, daß zumindest zwei unterschiedliche Mechanismen beteiligt sind. Eine mögliche Interpretation wäre, daß der NO-Effekt aus zwei entgegengesetzten Komponenten besteht, einer vasodilativen Komponente, die stark abhängig von der Vasoreaktivität des Patienten ist und mit der Iloprost-Reaktion korrespondiert und einer vasokonstriktiven Komponente, die, unabhängig von der Vasoreaktivität, den Widerstand um ca. 20 % erhöht.

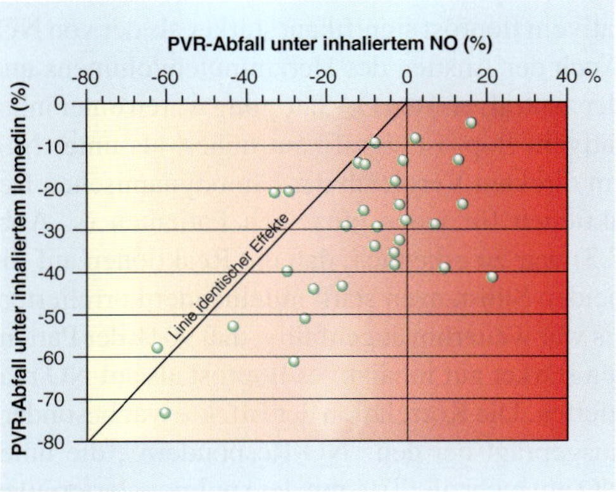

Abb. 7.3: Vergleich der vasodilativen Potenz von inhalativem NO und Iloprost bei PPH. Es bestand eine signifikante Korrelation zwischen den Effekten beider inhalativer Vasodilatantien. Die meisten Patienten (90 %) reagierten allerdings stärker auf Iloprost, als auf NO. Während 21 Patienten (68 %) als ‚Non-Responder' auf NO eingestuft werden mußten (weniger als 20 % PVR-Senkung), waren nur 8 Patienten (26 %) als ‚Non-Responder' auf Iloprost einzustufen. Bei 7 Patienten war eine paradoxe Steigerung des Widerstandes auf NO festzustellen, dagegen bei keinem Patienten unter Iloprost. Nach Daten von [139].

Das Ergebnis dieser Betrachtung ist überraschend, denn es existiert aus der Literatur kaum ein Hinweis darauf, daß NO eine Vasokonstriktion auslösen kann. Nur unter der relativ unphysiologischen Bedingung einer Hämolysat-perfundierten isolierten Lunge wurde eine deutliche Vasokonstriktion unter NO beschrieben [347]. Am Mechanismus dieser paradoxen Vasokonstriktion könnte die Bildung von Peroxynitrit beteiligt sein, das die Prostacyclin-Synthase blockiert [387]. Das Phänomen ist aber letztlich nicht aufgeklärt.

7.3.1.2. Inhaliertes Prostacyclin bei interstitieller Lungenkrankheit

Das chronisch progrediente Cor pulmonale gehört zu den häufigsten Todesursachen bei der Lungenfibrose. Der Schweregrad der pulmonalen Hypertonie und der Lungenfibrose können sich allerdings stark unterscheiden. Wir haben mittels Echokardiographie oder anhand der klinischen Symptomatik solche Patienten mit interstitieller Lungenkrankheit identifiziert, die eine über das übliche Maß hinausgehende pulmonale Hypertonie hatten. Bei diesen 8 Patienten wurde eine pharmakologische Testung des pulmonalen Druck- und Widerstandsverhaltens durchgeführt [250]. Im Durchschnitt lag der pulmonale Mitteldruck bei 40 mmHg und der pulmonale Gefäßwiderstand bei 650 dyn s cm^{-5}. Das entspricht im Mittel einer schweren pulmonalen Druck- und Widerstandserhöhung, obwohl die Werte weit niedriger liegen, als in einer PPH-Gruppe mit ähnlichem klinischen Schweregrad. Die Patienten standen zum großen Teil unter einer kontinuierlichen Sauerstofftherapie. Das Einlegen der Gefäßzugänge wurde entsprechend unter laufendem nasal zugeführtem Sauerstoff durchgeführt. Dann wurde für 20 min der Sauerstoff abgestellt und eine komplette Messung der hämodynamischen Daten und der Blutgase durchgeführt. Anschließend wurde ein O_2-Fluß von 4 bis 8 l/min eingestellt mit dem Ziel, die O_2-Sättigung möglichst über 97 % anzuheben. Darunter wurden erneut die Meßwerte der Hämodynamik und des Gasaustausches bestimmt. Es zeigte sich, daß unter O_2 der pulmonalarterielle Druck auf 37,5 mmHg signifikant sank, allerdings in etwa gleichem Maße, wie die Herzfrequenz und das Herzminutenvolumen. Dementsprechend war die Drucksenkung nicht als Folge einer pulmonalen Vasodilatation, sondern einer reduzierten Sympathikusaktivität anzusehen. Dieses Ergebnis unterstreicht die Bedeutung der Messung des Herzminutenvolumens bei solchen Untersuchungen, denn aufgrund der Beobachtung der Druckreaktion allein wäre der falsche Schluß gezogen worden, daß die akute Gabe von O_2 bei diesen Patienten zu einer pulmonalen Vasodilatation führen würde.

Nach diesem Test erhielten die Patienten in randomisierter Folge inhalatives NO, intravenöses Prostacyclin und inhalatives Prostacyclin. Die Effekte wurden statistisch miteinander verglichen. Unter einer Inhalation mit Prostacyclin, die im Mittel 12 min lang dauerte, sanken der pulmonale Druck und Widerstand signifikant ab und das Herzminutenvolumen stieg signifikant an.

Im Vergleich mit intravenösem Prostacyclin und inhalativem NO war unter inhalativem Prostacyclin die stärkste pulmonale Drucksenkung und die stärkste Widerstandssenkung zu beobachten. Die Drucksenkung war signifikant stärker, als die unter intravenösem Prostacyclin und die Widerstandssenkung war signifikant stärker, als diejenige unter inhalativem NO. Das Verhältnis aus pulmonalem und systemischem Widerstand sank unter NO und unter inhalativem Prostacyclin signifikant ab. Somit wurde für die beiden inhalativen Vasodilatoren die pulmonale Selektivität demonstriert. Im Gegensatz dazu änderte sich unter intravenösem Prostacyclin das Verhältnis aus pulmonalem und systemischem Widerstand nicht, was die fehlende pulmonale Selektivität von systemisch appliziertem Prostacyclin unterstreicht. Besonders augenfällig waren die Unterschiede zwischen der systemischen und inhalativen Anwendung bezüglich der *intrapulmonalen* Selektivität. Intravenöses Prostacyclin führte zu einem ca. 3-fachen Anstieg des pulmonalen Shuntflusses (gemessen mittels SF-6-Clearance) von ca. 7 auf 20 %, während weder die Inhalation mit Prostacyclin noch mit NO signifikant den Shuntfluß erhöhte. Diese Daten belegen, daß die Inhalation mit Prostacyclin für Patienten mit interstitiellen Lungenkrankheiten eine sehr gute therapeutische Option darstellt, während die Infusion der gleichen Substanz ein großes Risiko hinsichtlich einer Verschlechterung des Gasaustausches birgt.

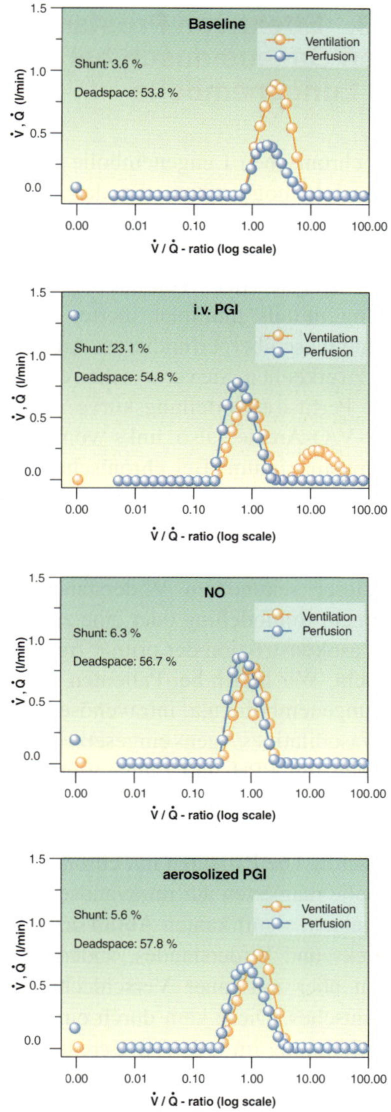

Abb. 7.4: Ventilations-Perfusionsverteilung und Shuntblutfluß bei Lungenfibrose unter Vasodilatantien. 27-jährige Patientin mit schwerer Lungenfibrose bei Mischkollagenose und pulmonaler Hypertonie mit "low-output-Syndrom". PAP 65 mmHg, HZV 2,4 l/min, PVR ca. 2200 dyn s cm^{-5}. Unter Basisbedingungen (baseline) liegt eine fast normale Ventilations-Perfusionsverteilung vor, abgesehen davon, daß die Perfusion weit niedriger ist, als die Ventilation. Unter intravenösem Prostacyclin steigt die Perfusion der gut belüfteten Areale an, wie erwünscht, gleichzeitig steigt aber auch der intrapulmonale Shuntfluß auf 23 % des HZV. Unter Inhalation von Prostacyclin (aerosolized PGI) dagegen geschieht eine pulmonale Vasodilatation ohne Anstieg des Shuntflusses. Die Wirkung ist derjenigen von inhaliertem NO sehr ähnlich. Aus [250].

7.3.1.3. Effekt von Prostanoiden auf den Gasaustausch bei chronischer Lungenembolie

Bei der chronischen Lungenembolie finden sich Perfusionsinhomogenitäten, die dadurch erklärt werden, daß ein Teil der Pulmonalarterien verschlossen und ein anderer Teil überperfundiert ist. In der Analyse der Ventilations-Perfusions-Verteilung mittels multipler inerter Gase (MIGET) sind diese überperfundierten Areale besonders gut zu erkennen. Sie verursachen eine "Schulter" der Perfusionsverteilungskurve im Bereich der low-V/Q-Areale, also links vom normalen Verteilungsmaximum. Bei chronischen Lungenembolien liegt ein weitaus höherer Perfusionswiderstand vor, als nach dem Ausmaß der initialen Gefäßverschlüsse zu erwarten wäre [19]. Als Ursache dieser sekundären Widerstandserhöhung kommen ein Remodelling oder eine zunehmende aktive Vasokonstriktion der primär freien Gefäße in Betracht. Wir haben bei Patienten mit chronischer Lungenembolie u.a. intravenöses Prostacyclin als vasodilatives Agens eingesetzt [97] und die Reaktionen mit PPH und Lungenfibrose verglichen. Die MIGET-Analyse erlaubte die Beurteilung, in welchen Gefäßarealen eine Vasodilatation erzielt wurde. Die Patienten mit chronischer Lungenembolie reagierten auf intravenöses Prostacyclin mit einem signifikanten Abfall des pulmonalen Drucks und Widerstandes, anders als PPH-Patienten aber mit einer Verschlechterung des Gasaustausches. Diese kam durch einen Anstieg der Durchblutung im low-V/Q-Bereich zustande, also durch eine Vasodilatation der primär überperfundierten Gefäße. Das spricht dafür, daß bei der chronischen Lungenembolie ein aktiver Vasokonstriktionsprozess in den primär freien Gefäßen den pulmonalen Widerstand sekundär in die Höhe treibt. Dieser Mechanismus wird vermutlich im Rahmen der physiologischen Ventilations-Perfusionsanpassung der Lunge aktiviert. Die Unterdrückung dieses vasokonstriktiven Mechanismus durch potente vasodilatativ wirksame Pharmaka verschlechtert die vorbestehende Verteilungsstörung und damit die Oxygenierung. Gleichzeitig aber wird die rechtsventrikuläre Nachlast gesenkt und damit einer kardialen Dekompensation entgegengewirkt. Im Vergleich zu intravenösem Prostacyclin wirkten bei der genannten Untersuchung inhalatives NO und inhalatives Iloprost ebenfalls pulmonal vasodilativ, verursachten aber weniger Ventilations-Perfusions-Verteilungsstörungen.

Letztlich muß, angesichts der Tatsache, daß kontrollierte Langzeitstudien fehlen, im Einzelfall abgewogen werden, ob ein Patient mit chronischen Lungenembolien einer vasodilativen Therapie zugeführt werden soll, oder nicht. Für selektive, d.h. inhalative Vasodilatantien sind deutliche Vorteile gegenüber systemischen Vasodilatantien zu erwarten.

7.3.2. Langzeittherapie mit inhalativem Iloprost

7.3.2.1. Anwendung bei dekompensierender pulmonaler Hypertonie

Die Lebenserwartung bei der PPH ist stark abhängig von der rechtsventrikulären Funktion und beträgt bei Dekompensation mit einem CVP über 20 mmHg weniger als 1 Monat [62].

Wir haben im Jahre 1998 über den Fall einer 45-jährigen Patientin mit PPH berichtet, die mit einem dramatischen Krankheitsbild, im zirkulatorischen Schock bei dekompensierter Rechtsherzinsuffizienz mit Ascites, Pleuraerguß, beginnendem Leberversagen, Oligo-Anurie und Somnolenz notfallmäßig zu uns verlegt wurde [249]. Die Diagnose war seit 2 Jahren bekannt. Zum Zeitpunkt der Diagnosestellung war eine primär erfolgreiche Therapie mit einem Calciumantagonisten, Digitalis, Diuretika und einer oralen Antikoagulation eingeleitet worden, im weiteren Verlauf war wegen kontinuierlicher klinischer Verschlechterung eine Listung zur Herz-Lungen-Transplantation vorgenommen worden. Seit 3 Monaten vor Übernahme war eine zunehmende rechtsventrikuläre Dekompensation zu beobachten. Bei Übernahme zu uns war die konservative Therapie bereits restlos ausgereizt, indem seit 4 Tagen Dobutamin in einer Dosierung von 500mg/die, Dopamin mit 200mg/die und Furosemid mit 250mg/die als Dauerinfusion appliziert wurden. Zusätzlich erhielt die Patientin die bisherige konservative Therapie weiter.

Bei Übernahme war die Patientin in höchstem Maße dyspnoisch und dabei nicht mehr in der

Lage, aufrecht zu sitzen. Der arterielle pO_2 war unter einer maximal dosierten nasalen O_2-Therapie bei 51 mmHg, obwohl das pCO_2 auf 19,7 mmHg extrem vermindert war. Die Transaminasen waren auf über 500 U/l erhöht, die LDH sogar auf über 2500 U/l. Die Echokardiographie bestätigte die rechtsventrikuläre Dekompensation bei einem kleinen, schlecht gefüllten linken Ventrikel und linken Vorhof. Die Katheteruntersuchung ergab einen pulmonalarteriellen Mitteldruck von 64 mmHg, einen Herzminutenvolumenindex von 1,25 l/min/m^2 und einen extrem erhöhten pulmonalen Gefäßwiderstand von ca. 2150 dyn s cm^{-5}. Mehrere Versuche scheiterten, Prostacyclin in vorsichtiger Dosierung intravenös zu applizieren, weil die Patientin mit vermehrter Atemnot, thorakalem Druckgefühl und Blutdruckabfall reagierte. Im Gegensatz dazu wurde die Inhalation mit aerosoliertem Iloprost gut vertragen und führte zu einem akuten Abfall des pulmonalen Druckes und Widerstandes sowie zu einem Anstieg der pulmonalen und systemischen O_2-Sättigung. Unter einer zunächst fast stündlich durchgeführten Inhalation mit Iloprost erholte sich die Patientin aus dem Organversagen, die Laborwerte normalisierten sich, der Ascites und Pleuraerguß resorbierten sich und nach 6 Wochen konnte die Patientin nach Hause entlassen werden. Sie inhalierte weiterhin täglich 12 mal mit Iloprost, meist zusätzlich 1 bis 2 mal in der Nacht. Die Katheteruntersuchung nach 1 Jahr zeigte eine fortgesetzte Rekompensation der rechtsventrikulären Funktion und eine unverminderte Effektivität der Inhalation.

Einen zweiten, ähnlich dramatischen Erfolg beschrieben wir bei einer jungen Patientin mit einer Lungenfibrose im Rahmen einer Mischkollagenose [250]. In diesem Fall war die schwere pulmonale Hypertonie zunächst gar nicht bekannt. Die Luftnot wurde über die schwere Lungenfibrose erklärt. Die Patientin verschlechterte sich zunehmend klinisch und war schließlich kaum mehr in der Lage, aus dem Bett aufzustehen. Die nun durchgeführte Echokardiographie ergab eine Rechtsherzdilatation und eine schwere Tricuspidalinsuffizienz. Bei der Katheteruntersuchung war der pulmonale Mitteldruck auf 65 mmHg, der pulmonale Widerstand auf fast 2200 dyn s cm^{-5} und der zentrale Venendruck auf 18 mmHg in extremer Weise erhöht. Unter intravenösem Prostacyclin fiel der pulmonale Gefäßwiderstand akut bis auf 470 dyn s cm^{-5} ab und die rechtsventrikuläre Ejektionsfraktion stieg von 9 auf 20 % an. Dennoch tolerierte die Patientin diese Therapie nicht. Sie beklagte zunehmende Luftnot und eine respiratorische Erschöpfung. Die Ursache lag darin begründet, daß unter der Infusion der pulmonale Shuntfluß von ca. 5 auf über 20 % anstieg (Abb. 7.4). Die daraus resultierende Verschlechterung des Gasaustausches konnte aufgrund der schweren restriktiven Ventilationsstörung nicht kompensiert werden. Auch diese Patientin tolerierte die Inhalationen mit Ilomedin problemlos und verbesserte sich klinisch zunehmend. Nach 1 Jahr einer regelmäßigen Therapie mit Ilomedin erreichte sie beim 6-min-Gehtest eine Distanz von über 300 m.

Im Verlauf der letzten Jahre wurden in spezialisierten Zentren für pulmonale Hypertonie (Gießen, Hannover, München, Leipzig, Homburg/Saar, Berlin) insgesamt 71 Patienten entsprechend unseres Vorschlages mit inhalativem Iloprost behandelt. 19 von diesen Patienten wiesen Zeichen der raschen rechtsventrikulären Dekompensation auf. Diese wurde dadurch definiert, daß entweder

- eine rasch progrediente Verschlechterung vorlag, die nur durch eine Progredienz der pulmonalen Hypertonie zu erklären war
- ein zentraler Venendruck $\geq$ 17 mmHg trotz adäquater diuretischer Therapie
- therapierefraktäre Ödeme
- therapierefraktärer Ascites
- therapierefraktäre Pleuraergüsse
- Nierenversagen
- Leberversagen oder
- eine zerebrale Eintrübung

vorlag.

Unter den Patienten litten 12 an einer Primären Pulmonalen Hypertonie, 3 hatten ein zugrundeliegendes CREST-Syndrom, 2 eine Lungenfibrose und 2 eine chronische Lungenembolie. 17 von diesen Patienten zeigten eine rasche Verschlechterung ihrer rechtsventrikulären Funktion, meßbar an einer Vergrößerung der Herzsilhouette, einem raschen Abfall der Gehstrecke und meist mit einem starken Anstieg des Diuretikabedarfs. 12 von diesen Patienten hatten therapierefraktäre Ödeme, Ascites oder Pleuraerguß, 4 zeigten ein beginnendes Organversagen mit Anstieg von Bilirubin,

Creatinin bzw. zerebraler Eintrübung. Aufgrund der klinischen Instabilität konnten diese Patienten einer plazebokontrollierten, randomisierten Studie nicht zugeführt werden. Die Ergebnisse dieser Behandlung wurden international publiziert [252].

Wie in Tab. 7.1 dargestellt, war die hämodynamische Ausgangssituation der Patienten sehr schlecht. Der pulmonale Mitteldruck lag bei 66 mmHg, der Herzindex war auf 1,6 l/min/m^2 reduziert und der PVR auf ca. 1800 dyn s cm^{-5} erhöht. Die zentralvenöse O_2-Sättigung, war im Mittel auf unter 50 % schwerstgradig reduziert und belegte die äußerst ungünstige Prognose des Kollektivs. Im Vergleich dazu waren die hämodynamischen Ausgangsbedingungen bei der bekannten Studie von Barst et al., 1996 [27] zur Wirksamkeit von intravenösem Prostacyclin deutlich besser. Das kommt besonders in der zentralvenösen O_2-Sättigung zum Ausdruck, die bei Barst et al. bei ca. 60 % lag. Aber auch die klinische Belastbarkeit war sehr unterschiedlich. Bei Barst et al. betrug die mittlere 6-min-Gehstrecke bei Einschluß in die Studie ca. 300 m, bei unseren 19 Patienten aber lediglich 89 m. Die äußerst niedrige mittlere Gehstrecke kam dadurch zustande, daß 9 Patienten initial bettlägerig waren bzw. nur wenige Meter weit gehen konnten.

Nach der akuten Testung wurde eine Langzeittherapie mit inhaliertem Iloprost begonnen. Die tägliche Dosis lag zwischen 100 und 200 µg/die, verteilt auf 6 bis 12 Inhalationen/24 h. In den ersten 3 Monaten nach Therapiebeginn verstarben 4 der eingeschlossenen Patienten. Eine Patientin verstarb unter dem Bild des therapierefraktären chronischen Rechtsherzversagens, das sich auch unter Katecholaminen und intravenösem Prostacyclin nicht beeinflussen ließ, zwei unter dem Bild des plötzlichen Herztodes, der wohl in beiden Fällen durch ein akutes Rechtsherzversagen ausgelöst wurde. Die vierte Patientin verstarb im Rahmen einer pneumogenen Sepsis. Sie litt an einem CREST-Syndrom, das mit niedrigen Dosen von Cortison behandelt wurde. Möglicherweise war dies die Ursache des septischen Verlaufes der Pneumonie.

Nach 3 Monaten Therapie mit inhalativem Iloprost waren nur noch 4 der überlebenden Patienten unfähig, einen 6-min-Gehtest zu machen. Die mittlere Gehstrecke war auf 192 m mehr als verdoppelt ($p<0,05$). Auch die Hämodynamik verbesserte sich signifikant, wie in Abb. 7.6 dargestellt. Die Inhalation bewirkte sowohl am ersten Tag, als auch nach 3 Monaten eine unmittelbare signifikante Verbesserung der Hämodynamik mit Abfall des pulmonalen Drucks um 17 %, Anstieg des Herzminutenvolumens um 42 %, Abfall des pulmonalvaskulären Widerstandes um 41 % und des zentralen Venendrucks um 4 mmHg. Der systemische Druck sank ebenfalls geringfügig ab, allerdings war dies ohne klinische Bedeutung. Das gesamte hämodynamische Niveau, vor und nach Inhalation zusammengenommen, verbesserte sich ebenfalls mit einem signifikanten Abfall des pulmonalen Drucks und Widerstandes, einem Anstieg des Herzindex sowie Abfall der Herzfrequenz und des CVP. Interessanterweise sank im 3-Monats-Verlauf der systemische Druck und Widerstand nicht ab, so daß sich der Quotient aus PVR/SVR im 3-Monats-Verlauf signifikant um 17 % verbesserte.

		Normal	Mean, n=19	SEM	Barst et al. NEJM, 1996
PAP	mmHg	< 21	66	3	60
CI	l/min/m^2	2,4-3,8	1,6	0,06	2,05
PVR	dyn s cm-5	50-150	1804	125	1280
CVP	mmHg	< 8	15	6	13
PAWP	mmHg	< 12	6	3	10
SvO2	%	> 70	47	3	60,5

Tab. 7.1: Hämodynamik bei Start der Therapie mit inhalativem Iloprost.
Hämodynamische Ausgangssituation bei 19 Patienten mit klinisch instabiler pulmonaler Hypertonie, die mit inhalativem Iloprost behandelt wurden. Diese Patienten wiesen im Mittel eine deutlich schlechtere Ausgangshämodynamik auf, als in der kontrollierten Studie mit intravenösem Prostacyclin von Barst et al. [27].
PAP, pulmonaler Mitteldruck; CI, Herzindex; PVR, pulmonalvaskulärer Widerstand; CVP, zentraler Venendruck; SvO2, zentralvenöse (pulmonalarterielle) O_2-Sättigung. Nach [252].

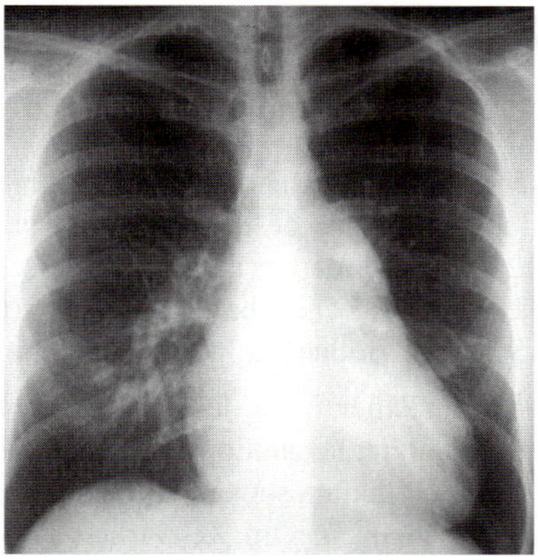

a

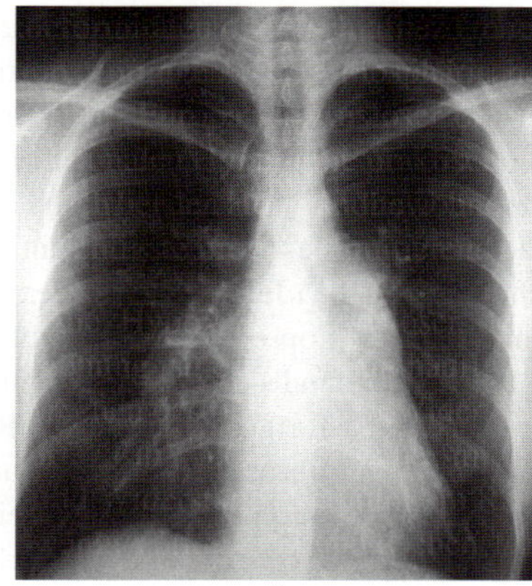

b

Abb. 7.5a+b: Hämodynamische Effekte von inhalativem Iloprost bei dekompensierender Rechtsherzinsuffizienz. 34-jährige Patientin (EKG s. Abb. 5.2) mit PPH. **a:** vor Beginn der Therapie. **b:** Nach 2 Jahren regelmäßiger Therapie mit inhalativem Iloprost, 100 µg/die, verteilt auf 12 Inhalationen.

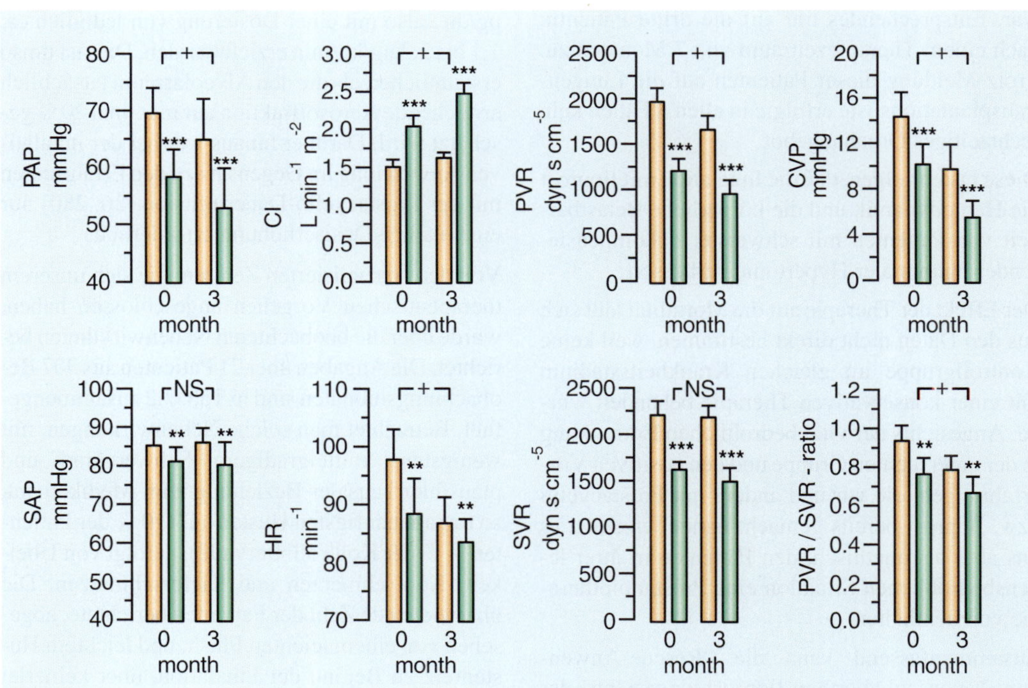

Abb. 7.6: Akute und chronische Effekte von inhaliertem Iloprost bei dekompensierender Rechtsherzinsuffizienz. Die orangefarbenen Säulen repräsentieren die Ausgangswerte vor Inhalation, die grünen Säulen am Ende einer Inhalation. Das jeweils linke Säulenpaar stellt die Parameter am ersten Tag, das rechte Säulenpaar nach 3 Monaten Therapie dar.

PAP, pulmonaler Mitteldruck, CI, Cardiac Index, PVR, pulmonalvaskulärer Widerstand, CVP, zentraler Venendruck, SAP, systemisch arterieller Druck, HR, Herzfrequenz, SVR, systemisch vaskulärer Widerstand, PVR/SVR, Quotient aus pulmonalem und systemischem Widerstand. *, **, ***: p<0,05, 0,01, 0,001 (Wilcoxon Range Test auf akute Effekte), +: p<0,05 (Wilcoxon Range Test auf Langzeiteffekte). Nach Daten aus [252].

Nach Abschluß der 3-monatigen Kontrollphase wurden zunächst alle 15 überlebenden Patienten mit inhalativem Iloprost weiterbehandelt. Bis heute werden 7 Patienten kontinuierlich mit inhaliertem Iloprost behandelt. Von den anderen 8 Patienten wurden mittlerweile 4 lungentransplantiert, einer wechselte nach 1 ½ Jahren inhalativer Therapie auf intravenöses Iloprost und 3 Patienten verstarben. Darunter befand sich eine ältere Patientin mit einem weit fortgeschrittenen CREST-Syndrom und Lungenfibrose, die eine, bis zur Sektion nicht bekannte, koronare Herzkrankheit aufwies und an einem Myokardinfarkt verstarb. Bei dem zweiten Todesfall handelte es sich um eine schwerkranke Patientin, die sich auch unter inhalativem Iloprost progredient verschlechterte und nach 131 Therapietagen im chronischen Rechtsherzversagen verstarb, das auch durch Applikation von intravenösem Prostacyclin nicht beeinflußbar war. Entsprechendes traf auf die dritte Patientin nach einem Therapiezeitraum von 7 Monaten zu. Trotz Meldung dieser Patienten auf die Lungentransplantationsliste erfolgte in allen 3 Fällen kein rechtzeitiges Organangebot.

Diese Daten zeigen, daß die Inhalation mit Iloprost die Hämodynamik und die körperliche Belastbarkeit von Patienten mit schwerster dekompensierender pulmonaler Hypertonie verbessert.

Der Effekt der Therapie auf die Mortalität läßt sich aus den Daten nicht direkt bestimmen, weil keine Kontrollgruppe im gleichen Krankheitsstadium mit einer konservativen Therapie behandelt wurde. Angesichts der vital bedrohlichen Erkrankung in der untersuchten Gruppe und den positiven Vorerfahrungen, die wir und andere mit Prostacyclin bzw. Iloprost bereits gemacht hatten, erschien es uns aber als unethisch, den Patienten in ihrer lebensbedrohlichen Situation eine Prostanoidtherapie vorzuenthalten.

Zusammenfassend kann die "Rescue-Anwendung" von inhaliertem Iloprost angesichts der Schwere der Erkrankung von Patienten in der Endphase der Rechtsherzdekompensation als ermutigender neuer Therapieansatz für die Langzeitbehandlung angesehen werden.

7.3.2.2. Erfahrungen aus der Langzeittherapie mit aerosoliertem Iloprost

Klinisch praktische Erfahrungen mit der inhalativen Iloprosttherapie bestehen mittlerweile bei über 120 dokumentierten Fällen in Deutschland, und weiteren im benachbarten Ausland (Österreich, Schweiz, Holland) sowie in Australien.

Bei der ersten Patientin, die jemals mit einer Langzeittherapie mit täglichen Iloprostinhalationen behandelt wurde, konnte sowohl eine gute Verträglichkeit als auch eine im Zeitverlauf konstante Wirkung auf den pulmonalen Widerstand verzeichnet werden. Diese Patientin wird mittlerweile seit über 5 Jahren erfolgreich mit inhalativem Iloprost behandelt. Besonders interessant ist dabei der Befund, daß diese günstigen Wirkungen mit einer Iloprostaerosolgesamtmenge von 100 bis 200 µg/die, also mit einer Dosierung von lediglich ca. 1,1 bis 2,2 ng/kg/min erzielt wurden. Dies ist umso erstaunlicher, als die den Alveolarraum tatsächlich erreichende Aerosolfraktion auf maximal 20 % geschätzt wird. Darüber hinaus war bei der inhalativen Anwendung im Gegensatz zu den Erfahrungen mit der Prostacyclin-Dauerinfusion [26, 280] nur eine mäßige Dosiserhöhung erforderlich.

Von den spezialisierten Zentren, die sich unserem therapeutischen Vorgehen angeschlossen haben, wurde über die beobachteten Nebenwirkungen berichtet. Die Angaben über 71 Patienten aus 307 Beobachtungsmonaten sind in Tab. 7.2 zusammengefaßt. Betrachtet man solche Nebenwirkungen, mit wenigstens mittelgradigem Schweregrad und plausibler kausaler Beziehung zum Medikament, so trat am häufigsten Husten auf (10 % der Patienten, 4 % der Kontrollintervalle), gefolgt von Übelkeit, Kopfschmerzen und Kieferschmerzen. Die überwiegende Zahl der Patienten berichtete, abgesehen von einem leichten Flush, und leichtem Hustenreiz zu Beginn der Inhalation, über keinerlei unerwünschte Nebenwirkungen.

7.3.2.3. Zulassungsorientierte Studien

Die Firma Schering AG, Berlin, als Hersteller des Wirkstoffs Iloprost, führt derzeit eine multizentrische, randomisierte, kontrollierte Studie zur Wirksamkeit und Verträglichkeit von inhalativem Iloprost durch (klinische Phase II). Die klinische Lei-

Patienten		71		71	71	
Beobachtungsmonate	307		307			
	Beobachtungsmonate	Patienten	medikamentenassoziiert Monate	medikamentenassoziiert Patienten	Therapieabbruch wegen Nebenwirkung	Kommentar
ZNS						
Kopfschmerz	16	10	8	4	0	
Schwindel	4	3	1	1	0	
Zittern	0	0	0	0	0	
Andere	8	7	3	3*	0	*Depression (1), Psychose (1), Müdigkeit (1)
Kardiovaskulär						
Flush	6	3	6	3	0	
Angina pectoris	1	0	1	1	0	
Vasovagal	1	1	0	0	0	
Andere	13	10	1	1*	0	*Petechiale Blutung
Gastrointestinal						
Übelkeit	13	9	7	6	0	
Erbrechen	0	0	0	0	0	
Bauchschmerzen	5	5	2	2	0	
Andere	5	5	1	1*	0	*Durchfall
Obere Luftwege						
Husten	29	17	12	7	2	
Nasenbluten	0	0	0	0	0	
Kieferschmerzen	5	3	5	3	0	
Andere						
	49	26	14	6*	0	*Kieferschmerzen (2), retrostern. Brennen (1), Schleimhautirritation (2), Dyspnoe (1)
Max %	9,4 %	23,9 %	3,9 %	9,9 %	2,82 %	

Tab. 7.2: Vorläufige Nebenwirkungsbeobachtung unter inhalativem Iloprost.
71 Patienten wurden monatlich interviewt. Insgesamt konnten 307 Interviews ausgewertet werden. Es wurden alle Beschwerden mit wenigstens mittelgradiger Intensität aufgelistet. Als medikamentenassoziiert wurden solche Beschwerden beurteilt, die im direkten zeitlichen Zusammenhang mit der Inhalation auftraten oder solche, die der Patient noch nie oder nur selten zuvor verspürt hatte. Als häufigste therapieassoziierte Beschwerde war Husten bei ca. 10 % der Patienten aufgetreten, allerdings nur in 4 % der Anwendungsmonate. Die Werte in Klammern geben die Zahl von Patienten mit der entsprechenden Nebenwirkung an.

tung der Studie (Principal Investigator) liegt in Gießen. Es wurden insgesamt 63 Patienten mit schwerer primärer oder sekundärer pulmonaler Hypertonie eingeschlossen. Ausgeschlossen wurden Patienten, deren alternative Behandlungsmöglichkeiten noch nicht voll ausgeschöpft waren, beispielsweise die Pulmonalisthrombendarteriektomie bei operabler chronischer Lungenembolie oder Langzeitsauerstofftherapie bei Lungenkrankheit mit Hypoxämie, oder solche, für die ein Blutungsrisiko unter der Anwendung von Prostanoiden bestand. Weiterhin waren Patienten mit Pulmonal Venöser Hypertonie ausgeschlossen. Ein weiterer Ausschluß betraf Schwangere oder stillende Frauen.

Nach einer randomisierten kontrollierten Phase von 3 Monaten erhielten die Studienpatienten für eine Zeit von 2 Jahren inhalatives Iloprost. Mit den Ergebnissen dieser Studie ist im Jahre 2001 zu rechnen.

Eine weitere klinische Prüfung der Firma Schering AG (Phase III), an der 40 europäische Experten-Zentren für pulmonale Hypertonie teilnehmen, wurde im September 1999 gestartet. Die klinische Leitung dieser Studie liegt wiederum in Gießen. In diese Studie sollen Patienten mit schwerer primärer und sekundärer pulmonaler Hypertonie im klinischen Stadium III und IV eingeschlossen werden. Die Studie wird multizentrisch doppeltblind randomisiert kontrolliert über 3 Monate ablaufen. Mit Ergebnissen ist ab 2001 zu rechnen.

7.4. Technologie der Aerosolierung

Das Inhalationsgerät (‚Device'), das zur Therapie mit inhalativem Iloprost verwendet wird, ist von entscheidender Bedeutung für die Medikamentenwirkung, das Nebenwirkungsprofil sowie für die Akzeptanz der Patienten. Die erzeugte Tröpfchengröße entscheidet beispielsweise darüber, ob das Aerosol, wie erwünscht, überwiegend in den Alveolen, oder mehr auf den Schleimhäuten der Luftwege deponiert wird. Eine starke Kontamination der Schleimhäute kann zu lokalen Irritationen führen. Die bisherigen Erfahrungen mit der Therapie wurden mit einem Gerät gewonnen, das speziell für die Vernebelung von Prostacyclin und Iloprost konzipiert wurde (Abb. 7.7).

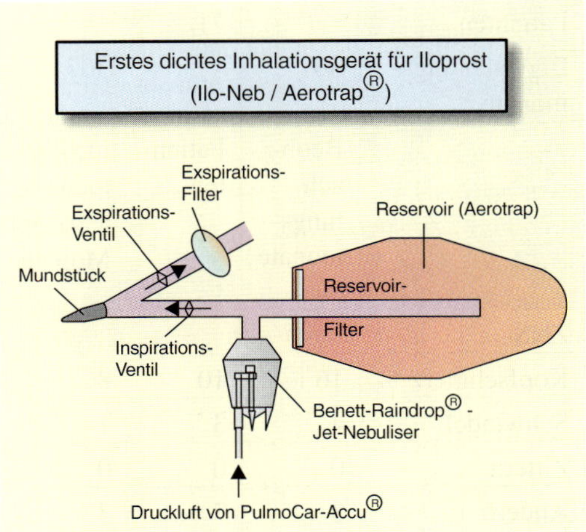

Abb. 7.7: Erstes geschlossenes Inhalationsgerät für Iloprost.

Besonderer Wert wurde darauf gelegt, daß weder während der Inspiration noch während der Exspiration das Aerosol zu einer Kontamination der Umgebung führt. Ein Ventilsystem sorgt dafür, daß das Aerosol während der Einatmung unmittelbar die Luftwege erreicht, während der Ausatmung aber in ein speziell dafür entwickeltes Auffangsystem strömt (Aerotrap®), welches das Aerosol bis zur nächsten Einatmung auffängt. Dadurch soll ein Verlust der relativ kostspieligen Wirksubstanz minimiert werden. Der unter simulierter Inhalation gemessene mittlere Teilchendurchmesser dieses Inhalationsgerätes beträgt 2,8 µm mit einer geometrischen Standardabweichung von 1,8. Es handelt sich damit um ein sehr gut alveolargängiges Aerosol, das nur zu geringen Teilen im Bereich der Atemwege deponiert wird [263]. Der Vernebler wird vor Beginn der Inhalation mit verdünnter Iloprostlösung gefüllt (Füllmenge 2,5 ml). Dann wird so lange vernebelt, bis kein gleichmäßiges Vernebelungsgeräusch mehr zu hören ist. Dies zeigt an, daß die Vernebelungskapillare Luft ansaugt. Für die zweite Inhalation wird nach einem Intervall von 1,5 bis 3 Stunden eine Menge von 1,5 ml Inhalationslösung nachgefüllt und wieder so lange vernebelt, bis die Kapillare Luft ansaugt. Dies wiederholt sich 6 bis 12 mal pro Tag. Zur Nacht wird das System in alle Einzelteile zerlegt, mit handwarmem Wasser ausgespült und getrocknet. Der Vorteil dieses Vorgehens besteht darin, daß die Tröpfchen, die am Ende der Inhalation in der Düse verbleiben (ca. 1,8 ml), für die jeweils folgende Inhalation weitergenutzt werden können. Die Verneblerdüse ist so konstruiert, daß das Restvolumen nicht ausläuft, auch wenn das Gerät über Kopf geschwenkt wird. Dadurch kann es auch im benutzten Zustand leicht transportiert werden. Ein gewisser Nachteil des Belassens des Restvolumens im Vernebler ist die Tatsache, daß sich im Laufe der Vernebelung eine Aufkonzentrierung des Wirkstoffes im Restvolumen ergibt. Diese erklärt sich durch die Verdunstung des Lösungsmittels (Wasserdampf) während der einzelnen Vernebelungen. Bei jeder einzelnen Vernebelung steigt die Iloprostkonzentration um ca. 6 %. Anhand der Simulation einer über den gesamten Tag durchgeführten Therapie mit Iloprost wurde festgestellt, daß sich bis zum Abend die Konzentration im Restvolumen um 40 bis 60 % erhöht. Dies hat zur Folge, daß in den Abendstunden etwas vermehrt unerwünschte Nebenwirkungen und ein verstärkter Flush festzustellen sind. Dieser Nachteil läßt sich aber leicht dadurch ausgleichen, daß am Nachmittag etwas weniger Inhalationslösung nachgefüllt wird, als am Vormittag. Weitere Nachteile des Gerätes sind die recht unhandliche Größe, die relativ lange Inhalationszeit und die relativ geringe Effektivität. Nur 40 % der vernebelten Substanz erreichen den Patienten. Dies hängt mit einer Deposition von Wirksubstanz am Inspirationsventil zusammen [96]. Das Gerät kann als ein geeignetes, aber keinesfalls als ein "ideales" Gerät bezeichnet werden.

Gegenwärtig werden mehrere Alternativen überprüft. Wichtige Kriterien sind:

- daß das Gerät ein homogenes Tröpfchenspektrum mit einem mittleren Teilchendurchmesser von ca. 3 µm abgibt
- daß es betriebssicher ist und auch im Langzeitbetrieb keine Schwächen aufweist
- daß keine Aerosolpartikel in die Umgebung gelangen
- daß es leicht transportabel ist
- daß es netzunabhängig betrieben werden kann

Außerdem muß die klinische Wirksamkeit im Vergleich zum bisherigen Gerät gezeigt werden. Spezielle Geräte, die ebenso wie das dargestellte Ilo-Neb Gerät völlig dicht gegenüber dem Aerosol sind und mit einem Ultraschallvernebler arbeiten, erlauben eine verbesserte Ausnutzung des Wirkstoffes aufgrund geringerer Verluste an den Ventilen innerhalb des Gerätes.

Zukünftige Entwicklung

Die gegenwärtige Technologie der inhalativen Applikation von Prostanoiden ist durchaus geeignet für die Testung und Therapie im Langzeitbereich. Dennoch sind erhebliche Verbesserungen der Technologie möglich. Die wichtigsten Zielpunkte aus klinischer Sicht sind die Verlängerung der Inhalationsintervalle, die Verkürzung der Inhalationszeit, die Verkleinerung des Inhalationsgerätes und die Verminderung der Medikamentenverluste im Gerät.

Mit bestimmten Verneblern ist es möglich, innerhalb von nur 4 Minuten die gesamte Zieldosis von Iloprost inhalativ zu applizieren. Gleichzeitig kann der Wirkungsgrad deutlich gesteigert werden, was eine erhebliche Einsparung von Medikamentenkosten bedeuten würde. Bei einer Verkürzung der Inhalationszeit muß jedoch mit mehr systemischen und lokalen Nebenwirkungen gerechnet werden.

Die Verlängerung der Wirkdauer einer Inhalation stellt die größte Herausforderung an die zukünftige Entwicklung dar. Die naheliegende technische Lösung wäre die inhalative Applikation eines "retardierten Aerosols". Dies wäre realisierbar durch Kopplung der Wirksubstanz mit langkettigen Zuckermolekülen, die nur langsam alveolär gespalten werden und dabei das Iloprost retardiert abgeben. Eine andere Möglichkeit wäre die Inhalation des Medikamentes in einer schwerlöslichen kristallinen Form als Pulver. Diesbezüglich steht die Entwicklung noch ganz am Anfang.

7.5. Probleme der inhalativen Therapie mit Prostanoiden

7.5.1. Toxikologie

Für die systemische Anwendung von Iloprost liegt eine umfangreiche toxikologische Dokumentation vor, die zeigt, daß beispielsweise bei der Ratte und der Katze bis in Dosen bis 1000 ng/kg/min keine Organschäden auftreten und bei der Oberflächenbehandlung mit Iloprost in Konzentrationen bis 10 µg/ml keine Gewebsschäden zu erwarten sind. Lediglich bei Anwendung bei der trächtigen Ratte kam es zu einer Schädigung in Form von verklebten Zehen beim Fötus. Es liegen langjährige Therapieerfahrungen mit intravenöser und oraler

Therapie an über 1000 Patienten mit arteriellen Durchblutungsstörungen vor.

Bei der inhalativen Anwendung kann die lokale Belastung mit der Substanz Iloprost am primären Zielorgan Lunge grob kalkuliert werden. Ausgehend von den Daten von Persons et al [263], wird geschätzt, daß ein Aerosol mit einem mittleren Teilchendurchmesser deutlich unter 5 µm nur in geringem Maße (5-10 %) in den Luftwegen deponiert wird. Der ganz überwiegende Anteil des Aerosols wird auf die alveoläre Oberfläche auftreffen, wo aber wieder nur ein Teil deponiert und ein anderer Teil ausgeatmet wird. Bei dem von uns klinisch evaluierten Inhalationsvorgang werden 8 bis 12 µg der Substanz vernebelt. Davon gelangen bei Verwendung des Ilo-Neb Verneblers maximal 40 % zum Patienten, während 60 % im Gerät selbst deponiert werden. Somit gelangen ca. 4 µg der Substanz in den Körper. Geht man davon aus, daß 30 % davon in der Lunge deponiert werden, so würde die Lunge bei einer durchschnittlichen Inhalation mit ca. 1,2 µg der Substanz belastet. Die Verteilung erfolgt primär auf einer großen Fläche von ca. 100 m^2, so daß die Flächenbelastung lediglich 12 ng/m^2 beträgt. Diese Flächenbelastung wird über einen Zeitraum von 12 Minuten erzeugt, was einer Belastung von 1,0 $ng/m^2/min$ entspricht. Dies erscheint als eine äußerst kleine Dosis, zumal man davon ausgehen kann, daß bereits während der Vernebelung ein Teil der Dosis an das in der Lunge zirkulierende Blut abgegeben wird. Man muß aber bedenken, daß das Volumen der primär getroffenen Zellen, Pneumozyten Typ I und Typ II, Alveolarmakrophagen, Endothelzellen, Fibroblasten und der glatten Muskelzellen der Lungenarterien selbst, äußerst klein ist und somit recht hohe lokale Konzentrationen auftreten können. Es muß außerdem bedacht werden, daß nicht alle unerwünschten Effekte im Bereich der Lunge streng dosisabhängig sein müssen. Die Lunge könnte im toxikologischen Sinne auf eine Schädigung mit einer Verschlechterung des Gasaustausches und /oder strukturellen Veränderungen reagieren. Wir konnten aus den engmaschigen klinischen Beobachtungen bisher keinerlei Anhalt für entsprechende Schäden gewinnen. Dennoch ist weiterhin eine erhöhte Aufmerksamkeit diesbezüglich angezeigt.

Bei einem kleineren Teil der Patienten traten lokale Unverträglichkeiten auf, die sich in Reizhusten während der Inhalation äußerten. Bisher mußten aber erst 2 Patienten einen Therapieversuch mit inhalativem Iloprost aus diesem Grunde abbrechen. Es ergab sich jedoch in keinem Falle ein Anhalt für eine Schädigung im Bereich von Lunge oder Bronchien. Die Erfahrung zeigt, daß inhalative Corticoide zur Behandlung dieser therapieassoziierten Reizerscheinung in aller Regel unwirksam sind, ebenso wie bei der Behandlung des typischen trockenen Reizhustens, unter dem viele PPH-Patienten unabhängig von der inhalativen Therapie leiden.

7.5.2. Kurze Halbwertszeit und Nachtpause

Die Therapie mit inhalativem Iloprost erfolgt diskontinuierlich mit 6 bis 9, in Einzelfällen bis zu 12 Inhalationen pro Tag. Bereits die Notwendigkeit, alle 2 bis 3 Stunden zu inhalieren, wird von den meisten Patienten als Einschränkung ihrer Bewegungsfreiheit empfunden. Das gilt besonders für die jüngeren Patienten. In den Inhalationsintervallen kommt es immer wieder zu einem Anstieg des pulmonalen Drucks und Widerstandes und somit zu einer Belastung des rechten Ventrikels. Viele Patienten spüren das daran, daß sie deutlich schlechter belastbar sind und schon bei geringen Belastungen Luftnot entwickeln. Ein Teil der Patienten wird entsprechend mit kürzeren Inhalationsintervallen von beispielsweise 60 bis 90 Minuten eingestellt. Die Nachtpause stellt für manche Patienten ein ernstes Problem dar, während sie von den meisten Patienten gut toleriert wird. Weniger als 10 % der Patienten benötigen eine zusätzliche Inhalation während der Nacht. Bei diesen Patienten liegt meist eine ganz ausgeprägte vasokonstriktive Komponente der Erkrankung mit einer sehr guten Reaktion auf inhaliertes Iloprost aber auch eine relativ kurze Wirkdauer vor. Die Patienten mit nächtlicher Inhalation, die in unserem Zentrum betreut wurden, tolerierten die nächtliche Inhalation über mehrere Monate problemlos. Auf Dauer ist allerdings in solchen Fällen eine Kombination mit systemischen Medikamenten zur Nacht (s. Kap. 7.6.) unumgänglich.

7.5.3. Therapiekosten

Iloprost besitzt zur Zeit in Deutschland nur eine Zulassung für die Behandlung der arteriellen Verschlußkrankheit. Es ist derzeit nur in intravenöser

Form verfügbar und relativ teuer. Zur Inhalation werden täglich 1-4 Ampullen benötigt. Im Laufe der Therapie gibt es eine leichte Tendenz zur Dosissteigerung, die nach grober Schätzung ca. 25–50 % pro Jahr beträgt. Insgesamt entstehen ganz erhebliche Therapiekosten, die sich meist auf über 100.000 DM/Jahr belaufen. Das erscheint zunächst außerordentlich viel, muß allerdings mit den Kosten anderer chronischer Krankheiten in Relation gesetzt werden. Beispielsweise kostet eine Dialysebehandlung an der Universitätsklinik derzeit ca. DM 120.000/Jahr. Auch eine Lungentransplantation erzeugt erhebliche Kosten. Nach einer Untersuchung an der Universität von Washington kostet die Transplantation selbst $ 165.000 und in den nächsten 6 Monaten $ 17.000.-/Monat. In den weiteren Monaten sinken die Kosten zwar auf $ 5.500/Monat, dennoch summieren sich die Therapiekosten auf $66.000/Jahr. Dabei ist eine eventuell erforderliche Retransplantation nicht eingerechnet. Auch hier besteht, wie bei der Nierenersatztherapie, ein breiter gesellschaftlicher Konsens, keinem Patienten allein aus Kostengründen diese Option zu verwehren. Besonders wichtig ist der Vergleich mit den Kosten, die bei der Daueranwendung von intravenösem Prostacyclin entstehen. Hier besteht, wie oben beschrieben, in jedem Falle die Notwendigkeit der Dosissteigerung. Bei einer Dosis von 100 ng/kg/min, wie sie durchschnittlich nach wenigen Therapiejahren erreicht ist, entstehen für einen 70 kg schweren Patienten bei dem derzeit gültigen Klinikpreis für Prostacyclin Therapiekosten in Höhe von ca. DM 2.000.000/Jahr. Verglichen damit ist die inhalative Iloprosttherapie geradezu preiswert.

7.5.4. Ethischer Aspekt

In Deutschland gibt es noch kein zugelassenes Medikament für die Behandlung der pulmonalen Hypertonie. In dieser Situation können neue oder in anderer Indikation zugelassene Medikamente strenggenommen nur im rechtlichen Rahmen 1) einer klinischen Studie oder 2) eines "individuellen Heilversuchs" verwendet werden. In mehreren Ländern (USA, Europa) liegt eine Zulassung für intravenöses Prostacyclin zur Behandlung der PPH im klinischen Stadium III-IV vor. Die Kosten für diese Therapie werden von der jeweiligen Krankenversicherung aufgebracht.

Wenn derzeit in Deutschland ein Patient die Indikation für eine Prostanoidtherapie erfüllt, so kann er an der laufenden zulassungsorientierten Studie mit inhalativem Iloprost teilnehmen, oder im Rahmen eines klinischen Heilversuches behandelt werden. Im ersten Falle sind die Kosten von dem Sponsor der Studie, im zweiten Fall von der Krankenkasse zu tragen [127]. Aus der begrifflichen Abgrenzung.zwischen Studie und Heilversuch ergibt sich eine wichtige Frage: Dürfen die Therapieverläufe im Rahmen von klinischen Heilversuchen dokumentiert und wissenschaftlich ausgewertet werden?

Wir vertreten die Meinung, daß der Arzt dann, wenn die Anwendung eines neuen Therapieprinzips zur Behandlung erforderlich ist, geradezu verpflichtet ist, die Patienten bezüglich Wirksamkeit und Nebenwirkungen genau zu beobachten und die Erkenntnisse anderen zugänglich zu machen. Das gilt insbesondere für sonst nicht oder nur mit unzumutbaren Risiken therapierbare Erkrankungen. Dies beinhaltet eine systematische Erfassung von therapiebezogenen Daten und damit im strengen Wortsinn die Durchführung einer "Studie". Diese muß entsprechend auch von der Ethikkommission vorgelegt und von dieser gebilligt werden. Dies entbindet den Krankenversicherungsträger allerdings nicht von seiner Verpflichtung zur Finanzierung der lebenserhaltenden Therapie.

Selbstverständlich muß der Therapeut gleichzeitig alle Anstrengungen unternehmen, eine kontrollierte zulassungsorientierte Studie zu initiieren.

7.6. Inhalatives Iloprost in Kombination mit anderen medikamentösen Ansätzen

Zu den größten Nachteilen der inhalativen Iloprost-Therapie gehört, wie oben erwähnt, die Nachtpause, welche aber sehr wichtig für die Schlafqualität der Patienten ist. Es gibt mehrere Möglichkeiten, diese Therapielücke zu überbrücken. Ein besonders erfolgversprechender Ansatz zur Verbesserung der relativ kurzen Wirkdauer der Inhalationen ist die Kombination mit Phosphodiesterase-Inhibitoren, wie bereits oben beschrieben. Ein andere Möglichkeit wäre die Retardierung der Freisetzung des Wirkstoffs nach alveolärer Deposition. Dies könnte durch chemische Modifikation der Substanz erfolgen.

Eine alternative Möglichkeit zur Überwindung der Nachtpause wäre ein oral appliziertes Prostanoid oder eine parenterale Zufuhr. Für die parenterale Zufuhr stehen die Infusion, die subcutane Injektion oder die transdermale Applikation zur Nacht zur Auswahl. Die Infusion ist komplikationsträchtig, die subkutane Injektion ruft lokale Schmerzen hervor und die transdermale Applikation ist nicht sehr zuverlässig. Die Anwendung eines langwirksamen oralen Prostacyclin-Analogons wäre hingegen sehr elegant. Bereits Mitte der 80er Jahre wurden mehrere stabile Analoga synthetisiert. Für ein orales Präparat (Beraprost) besteht eine klinische Zulassung in Japan, nachdem im Rahmen klinischer Studien bei PPH beachtliche Erfolge erzielt wurden [243, 294]. Das Präparat ist jedoch derzeit weder in Europa noch in den USA für den klinischen Einsatz zugelassen. Cicaprost, ein anderes oral applizierbares Analogon ist leider nirgendwo für die klinische Anwendung verfügbar.

Die augenblicklich verfügbare Applikationsmethode ist die niedrigdosierte intravenöse Zufuhr eines Prostanoids. Dies erfordert allerdings einen kontinuierlichen intravenösen Zugang. Wir haben überwiegend gute Erfahrungen mit dieser Kombination gesammelt, vorausgesetzt, es lag noch kein kardiogener Schockzustand vor.

Zusammenfassung

8. Zusammenfassung

Die pulmonale Strombahn unterscheidet sich von der systemischen Strombahn durch einen sehr viel niedrigeren präkapillären Widerstand, der dazu führt, daß der pulmonalarterielle Mitteldruck unter physiologischen Bedingungen nur wenig über dem mittleren Kapillardruck liegt. Außerdem wird in keinem anderen Organ, als der Lunge, eine hypoxische Vasokonstriktion gefunden. Die Faktoren, welche die unterschiedliche anatomische und funktionelle Differenzierung der Lungengefäße verursachen, sind noch weithin unbekannt. Unter therapeutischen Gesichtspunkten spielt die enge räumliche Verbindung zwischen Luftwegen und Pulmonalarterien eine große Rolle, denn sie ermöglicht eine pulmonal selektive Therapie mit Ziel auf die präkapillären Widerstandsgefäße, indem das entsprechende Medikament inhalativ appliziert wird.

Eine pulmonale Hypertonie stellt nicht nur eine schwere Behinderung, sondern eine vitale Bedrohung dar. Die neue Klassifizierung der pulmonalen Hypertonie (Evian 1998) unterscheidet

- die Pulmonal Arterielle Hypertonie, welche die Primäre Pulmonale Hypertonie (unerklärte Form) und assoziierte Erkrankungen beinhaltet
- die Pulmonal Venöse Hypertonie
- die Lungen- und Bronchialerkrankungen sowie hypoxische Erkrankungen mit pulmonaler Hypertonie
- die chronische Lungenembolie
- Erkrankungen mit direktem Befall der Lungengefäße, etwa die Schistosomiasis

Die PPH ist mit einer jährlichen Inzidenz von 1-2/1.000.000 eine sehr seltene Erkrankung, war aber in vergangenen Jahren eine der häufigsten Indikationen für die Doppellungen und Herz-Lungentransplantation. Hinsichtlich der Therapieansprache auf Prostanoide zeigen sich keine eindeutigen Unterschiede zwischen der PPH und den assoziierten Krankheiten aus der Gruppe der Pulmonal Arteriellen Hypertonie. Diese beinhalten die Leberzirrhose, Kollagenosen, HIV-Infektion, Einnahme von Appetitzüglern und angeborene Herzvitien mit Shuntumkehr. Die Patienten aus den anderen Krankheitsgruppen können dagegen ganz anders reagieren. Bei der Pulmonal Venösen Hypertonie sind Prostanoide kontraindiziert, bei Lungenfibrosen steigt der pulmonale Rechts-links-Shunt stark an, bei chronischen Lungenembolien erhöht intravenöses Prostacyclin die Perfusion minderbelüfteter Lungenareale. Dadurch resultiert jeweils eine Ventilations-Perfusions-Verteilungsstörung mit Hypoxämie, welche die Therapieoptionen für Prostacyclin deutlich einschränkt.

Der Schweregrad einer pulmonalen Hypertonie wird formal nach der Höhe des pulmonalarteriellen Drucks eingeteilt. Die körperliche Leistung und die Prognose der Patienten sind allerdings stärker von der Einschränkung der rechtsventrikulären Funktion als von den absoluten Druckwerten abhängig. Die rechtsventrikuläre Funktion kann bei einer sehr guten Adaptation des rechten Ventrikels selbst dann noch annähernd normal sein, wenn bereits suprasystemische Druckwerte in den Lungengefäßen vorliegen. Histologisch finden sich besonders in den kleinen Lungengefäßen charakteristische Umbauvorgänge (Remodelling) und häufig in-situ Thrombosen der präkapillären Gefäße. Bei der PPH werden ausgeprägte Proliferate von endothelialen Zellen beobachtet, die das Gefäßlumen extrem einengen können. Dies geschieht durch Verdickung der Gefäßwände mit Intimafibrose und -hyperplasie, häufig in Begleitung plexiformer Läsionen, tumorartigen Auswucherungen der Endothelzellen ins Gefäßlumen bis hin zur Obliteration.

Funktionell findet sich teilweise eine ausgeprägte Neigung zur Vasokonstriktion in den Pulmonalarterien. Als Ursache von Vasokonstriktion, Remodelling und Thrombose sind nach gegenwärtigem Kenntnisstand ein Mangel an Prostacyclin und ein Übergewicht von Thromboxan (physiologischer Gegenspieler von Prostacyclin), Plasminogen-Aktivator-Inhibitor und Endothelin von Bedeutung (Mediatordysbalance). Es konnten aber auch spezifische elektrophysiologische Veränderungen der pulmonalarteriellen Myozyten nachgewiesen werden, eine verminderte Kaliumkanalfunktion beispielsweise, die eine Membrandepolarisation, Calciumüberladung und Kontraktion sowie ein vermehrtes Wachstum der Zellen auslösen kann. Auf der anderen Seite können die endogene Produktion von Stickoxid (NO) und atrialem natriuretischen Peptid (ANP) erheblich gesteigert sein, die beide der Mediatordysbalance entgegensteuern (negatives Feedback).

Welche therapeutischen Ansätze lassen sich ableiten?

Zunächst die Antikoagulation mit Marcumar oder Heparin. Dadurch wird nicht nur die In-Situ-Thrombose eingedämmt, sondern es entstehen auch weniger Thrombin und Fibrinogenspaltprodukte, die selbst Wachstumsfaktoren darstellen und erheblich das Remodelling fördern. Weiterhin können Calciumantagonisten eingesetzt werden, mit dem Ziel, eine pulmonale Druck- und Widerstandssenkung zu erreichen und damit die klinische Symptomatik zu verbessern. Bei einigen Patienten gelingt es auch, dadurch langfristig den Progreß der Krankheit aufzuhalten. Zu den größten Problemen gehört die negative Inotropie der Calciumantagonisten, die auch beispielsweise bei Nifedipin bemerkbar ist und das Problem, daß die systemische Vasodilatation häufig stärker ist, als die pulmonale.

Im Vergleich zu den Calciumantagonisten haben Prostacyclin und seine Analoga ein weitaus günstigeres Wirkprofil. Dies sind sehr starke pulmonale Vasodilatatoren und haben keine negativ inotropen Eigenschaften. Zusätzlich wirken sie antithrombotisch und antiproliferativ und können somit das Remodelling hemmen. Es gibt bereits umfangreiche Erfahrungen mit der Anwendung der Substanz bei PPH, angefangen von Einzelfallbeschreibungen im Jahre 1980, damals noch ausschließlich als Überbrückungstherapie zur Lungentransplantation, bis hin zu kontrollierten Studien, die schließlich 1995 zur Zulassung des Medikamentes für die Behandlung der schweren PPH im NYHA-Stadium III-IV in den USA führten. Nach Angaben von L. Rubin, einem der Initiatoren der intravenösen Prostacyclintherapie, werden dort derzeit über 2000 Patienten kontinuierlich mit Prostacyclin behandelt. Eine Prostacyclintherapie ist aber keineswegs unproblematisch. Die Substanz hat starke systemische Effekte und mitunter erhebliche Nebenwirkungen, die von Bein-, Knöchel- und Gelenkschmerzen bis zur unerklärten Gewichtsabnahme reichen. Daneben gibt es sehr häufig Beschwerden in Form von Kieferschmerzen, Kopfschmerzen, Flush und Durchfällen, die zwar unangenehm, aber tolerierbar sind. Der für die Applikation notwendige intravenöse Zugang stellt hingegen ein dauerndes Risiko für septische Komplikationen dar. Recht häufig machen lokale Entzündungen am Eingang des intravenösen Dauerkatheters eine antibiotische Therapie notwendig. Seltener werden auch septische Komplikationen beobachtet. Daneben gibt es lebensbedrohliche Komplikationsmöglichkeiten dadurch, daß die intravenöse Dauerzufuhr lückenlos gewährleistet sein muß. Selbst kurze Therapieunterbrechungen können aufgrund einer ‚Rebound'-Hypertonie lebensbedrohlich verlaufen. Ebenso stellen die Medikamentenkosten ein Problem dar. Würde in Deutschland die gleiche progressive Dosierung wie in den USA angewandt, dann ergäben sich bereits nach 2-3 Therapiejahren Kosten von ca. DM 2.000.000/Jahr pro Patient mit steigender Tendenz.

Neben dem Prostacyclin sind alternative Therapieansätze vorhanden, wie Endothelinantagonisten, Thromboxanantagonisten, inhalatives NO, atriales natriuretisches Peptid (ANP), Kaliumkanalagonisten und Heparine. Diese befinden sich zum Teil bereits in klinischer Entwicklung, bisher liegen aber noch keine gesicherten klinischen Daten vor.

Ist es notwendig, das Prostacyclin systemisch zu applizieren und damit alle Nebenwirkungen in Kauf zu nehmen?

Die Anatomie der Lunge gestattet einen direkten Zugangsweg zu den präkapillären Widerstandsgefäßen, über die Luftwege. Dieses Prinzip wurde 1993 von unserer Arbeitsgruppe bei Patienten mit ARDS (beatmungspflichtiges Lungenversagen) erstmals beschrieben. Die Weiterführung dieses Ansatzes führte 1996 zur Erstbeschreibung der Anwendung von inhalativem Prostacyclin und seinem stabilen Analogon, Iloprost, bei Patienten mit PPH. Es zeigte sich, daß die Prostacyclin-Inhalation genauso gut wie eine maximal dosierte Infusion mit Prostacyclin in der Lage war, den pulmonalen Gefäßwiderstand zu senken. Aufgrund der besseren pulmonalen Selektivität senkte die Inhalation jedoch deutlich besser den pulmonalen als den systemischen Druck. Iloprost, das stabile Analogon von Prostacyclin, hatte das gleiche Wirkprofil, eignete sich aber durch die längere Halbwertszeit besser für die Dauertherapie. Wir konnten zeigen, daß unter dieser Therapie bei Patienten mit intensivpflichtiger zirkulatorischer Dekompensation bei primärer und sekundärer pulmonaler Hypertonie (Rechtsherzversagen) eine Rekompensation gelang und eine dauerhafte klinische Stabilisierung erreicht wurde. Wir konnten auch demonstrieren, daß inhalatives Iloprost stärker den pulmonalen Druck und Widerstand senkt, als inhalatives NO. Patienten mit Lungenfibrose reagierten auf die inhalative Applikation von Iloprost mit einer starken pulmonalen Vasodilatation. Bei der Inhalation trat aber kein signifikanter Anstieg des pulmonalen Rechts-Links-Shunts auf, während die Infusion mit Prostacyclin den Shuntfluß bei den Patienten mit Lungenfibrose im Mittel verdreifachte.

Gegenwärtig liegen Fallbeobachtungen bei insgesamt über 100 Patienten mit Langzeitanwendungen von inhalativem Iloprost vor. Die längste Therapiedauer beträgt über 6 Jahre. Die Therapie wird in aller Regel gut toleriert und zeigte bisher keine lebensbedrohlichen Nebenwirkungen. Es konnte eine signifikante Verbesserung der Hämodynamik und der körperlichen Belastbarkeit in den ersten drei Therapiemonaten festgestellt werden. Die Toleranzentwicklung unter inhalativem Iloprost war sehr gering und unterschied sich damit erheblich von der intravenösen Anwendung von Prostacyclin. Eine deutsche, multizentrische kontrollierte Studie zur Wirksamkeit und Verträglichkeit von inhalativem Iloprost (klinische Phase II) und eine zweite, europaweite multizentrische Studie (klinische Phase III) sind angelaufen.

Ein wichtiges Ziel der weiteren technischen Entwicklung ist es, die Wirkdauer einer einzelnen Inhalation zu verlängern und damit die Zahl der nötigen Inhalationen zu verringern. Die inhalative Applikation von Iloprost stellt zusammenfassend eine erfolgversprechende neue Therapieoption bei primärer und sekundärer pulmonaler Hypertonie dar.

Mehrere Therapieansätze sind geeignet, die zukünftige Therapie der pulmonalen Hypertonie zu prägen. Diese werden in der Optimierung der Prostanoidtherapie liegen und außerdem Medikamente und Methoden betreffen, die in Kombination mit den Prostanoiden anzuwenden sind.

Die Optimierung der Prostanoidtherapie betrifft einerseits die Auswahl der Substanz selbst und andererseits den optimalen Applikationsweg. Hier steht der klassische intravenöse Weg, die subkutane, transdermale und orale Applikation zur Verfügung sowie die Inhalation. Die Inhalation ist insofern einzigartig, als daß sie das einzige Verfahren darstellt, bei dem die höchste Konzentration der Wirksubstanz in der Lunge auftritt und eine pulmonale Selektivität erreicht wird.

Eine Kombination erscheint möglich mit Heparinen sowie Thromboxan- und Endothelinantagonisten. Besonders interessant aber ist die Kombination mit Phosphodiesterase-Hemmern. Hier sind neue spezifische Substanzen auf dem Weg.

Die elektrophysiologische Forschung auf dem Gebiet der spannungsabhängigen Kaliumkanäle könnte zu spezifischen Kaliumkanalagonisten führen – allerdings befindet sich dieses Gebiet noch ganz am Anfang der Entwicklung.

Völliges Neuland wird derzeit auf dem Gebiet der Gentherapie betreten. Hier gibt es gute Therapieansätze im Bereich der NO- und der Prostacyclinsynthase und es ist zu erwarten, daß sich mit der genetischen Aufklärung der familiären Form der pulmonalen Hypertonie entscheidende neue Therapieoptionen ergeben werden.

Literatur

9. Literatur

1. Aaronson, PI, D Hague, and JPT Ward. The role of calcium entry and calcium stores in hypoxic pulmonary vasoconstriction. Am J Respir Crit Care Med 159: A570, 1999.

2. Abenhaim, L. Genetics and Epidemiology in pulmonary hypertension. First Int Coll on Pulmonary Hypertension, 1995, Barcelona, Spain.

3. Abenhaim, L, Y Moride, F Brenot, S Rich, J Benichou, X Kurz, T Higenbottam, C Oakley, E Wouters, M Aubier, G Simonneau, and B Bégaud. Appetite-suppressant drugs and the risk of primary pulmonary hypertension. N Engl J Med 335: 609-616, 1996.

4. Abrams, GA; NC Nanda, EV Dubovsky, MJ Krowka, MB Fallon. Use of macroaggregated albumin lung perfusion scan to diagnose hepatopulmonary syndrome: A new approach. Gastroenterology 114 (2) : 305-310, 1998.

5. Adnot, S, PE Chabrier, P Andrivet, I Viossat, J Piquet, C Brun-Buisson, J Gutkowska, and P Braquet. Atrial natriuretic peptide concentrations and pulmonary hemodynamics in patients with pulmonary artery hypertension. Am Rev Respir Dis 136: 951-956, 1987.

6. Adnot, S, P Andrivet, PE Chabrier, J Piquet, P Plas, P Braquet, F Roudot-Thoraval, and C Brun-Buisson. Atrial natriuretic factor in chronic obstructive lung disease with pulmonary hypertension. J Clin Invest 83: 986-993, 1989.

7. Agusti, AGN, and R Rodriguez-Roisin. Effect of pulmonary hypertension on gas exchange. Eur Respir J 6: 1371-1377, 1993.

8. Allen, SW, BA Chatfield, SA Koppenhafer, MS Schaffer, RR Wolfe, and SH Abman. Circulating immunoreactive endothelin-1 in children with pulmonary hypertension. Am Rev Respir Dis 148: 519-522, 1993.

9. Anand, IS; BAK Prasad, SS Chugh, KRM Rao, DN Cornfield, CE Milla, N Singh, S Singh, W Selvamurthy. Effects of inhaled nitric oxide and oxygen in high-altitude pulmonary edema. Circulation 98 (22) : 2441-2445, 1998.

10. Archer, SL, GJ Johnson, GL Gebhard et al. Effect of dietary fish oil on lung lipid profile and hypoxic pulmonary hypertension. J Appl Physiol 66: 1662-1673, 1989.

11. Archer, SL, JP Tolins, L Raij, EK Weir. Hypoxic pulmonary vasoconstriction is enhanced by inhibition of the synthesis of an endothelium derived relaxing factor. Biochem Biophys Res Commun 164:1198-1205, 1989.

12. Archer, SL, JMC Huang, HL Reeve, V Hampl, S Tolarova, E Michelakis, EK Weir. The differential distribution of electrophysiologically distinct myocytes in conduit and resistance arteries determines their response to nitric oxide and hypoxia. Circ Res 78:431-442, 1996.

13. Archer, SL, K Djaballah, M Humbert, EK Weir, M Fartoukh, J DalLAvaSantucci, JC Mercier, G Simonneau, AT DinhXuan. Nitric oxide deficiency in fenfluramine- and dexfenfluramine-induced pulmonary hypertension. Am J Respir Crit Care Med 158 (4) : 1061-1067, 1998.

14. Archibald, CJ, WR Auger, PF Fedullo, RN Channick, KM Kerr, SW Jamieson, DP Kapelanski, CN Watt, KM Moser. Long-term outcome after pulmonary thromboendarterectomy. Am J Respir Crit Care Med 160 (2) : 523-528, 1999.

15. Asherson, RA, MA Khamashta, and J Ordi-Ros. The primary antiphospholipid syndrome: major clinical and serologigcal features. Medicine (Baltimore) 68: 366-374, 1989.

16. Assreuy, J, FQ Cunha, M Epperlein, A Noronha-Dutra, CA O'Donnell, FY Liew, and S Moncada. Production of nitric oxide and superoxide by activated macrophages and killing of leishmania major. Eur J Immunol 24: 672-676, 1994.

17. Atz, AM, I Adatia, and DL Wessel. Rebound pulmonary hypertension after inhalation of nitric oxide. Ann Thorac Surg 62: 1759-1764, 1996.

18. Austen, WG, AG Morrow, WB Berry. Experimental studies of the surgical treatment of primary pulmonary hypertension. J Throrac Cardiovasc Surg 48: 448-455, 1964.

19. Azarian, R, M Wartski, MA Collignon, F Parent, P Hervé, H Sors, and G Simonneau. Lung perfusion scans and hemodynamics in acute and chronic pulmonary embolism. J Nucl Med 38: 980-983, 1997.

20. Bach, MK. Prospects for the inhibition of leukotriene synthesis. Biochem Pharmacol 33: 515-521, 1984.

21. Badesch, DB, VF Tapson, MD McGoon et al. A comparison of continuous intravenous epoprostenol with conventional therapy for pulmonary hypertension secondary to the scleroderma spectrum of diseases. Ann Intern Med 132: 435-443, 2000.

22. Bärtsch, P. High altitude pulmonary edema. Med Sci Sports Exercise 31 (1) Suppl. 23-27, 1999.

23. Barbosa, MM, JA Lamounier, EC Oliveira, MV Souza, DS Marques, AA Silva, JR Lambertucci. Pulmonary hypertension in schistosomiasis mansoni. Transactions-Of-The-Royal-Society-Of-Tropical-Medicine-And-Hygiene 90 (6): 663-665, 1996.

24. Barer, G, D Bee, and RA Wach. Contribution of polycythaemia to pulmonary hypertension in simulated high altitude in rats. J Physiol 336: 27-38, 1983.

25. Barman, SA. Effect of catecholamines on pulmonary circulation at elevated vascular tone. J Appl Physiol 78: 1452-1458, 1995.

26. Barst, RJ, LJ Rubin, MD McGoon, EJ Caldwell, WA Long, and PS Levy. Survival in primary pulmonary hypertension with long-term continuous intravenous prostacyclin. Ann Intern Med, 121: 409-415, 1994.

27. Barst, RJ, LJ Rubin, WA Long, MD McGoon, S Rich, DB Badesch, BM Groves, VF Tapson, RC Bourge, BH Brundage, SK Koerner, D Langleben, CA Keller, S Murali, BF Uretsky, LM Clayton, MM Jöbsis, SD Blackburn, D Shortino, and JW Crow. A comparison of continuous intravenous epoprostenol (prostacyclin) with conventional therapy for primary pulmonary hypertension. N Engl J Med 334: 296-301, 1996.

28. Barst, RJ, G Maislin, AP Fishman. Vasodilator therapy for primary pulmonary hypertension in children. Circulation 99 (9): 1197-1208, 1999.

29. Battle, T, JB Michel, and B Corman. Effect of atrial natriuretic factor on the water permeability of endothelial cells. Biochem Biophys Res Commun 185: 386-391, 1992.

30. Baum, E, K Brück, and HP Schwennicke. Adaptive modifications in the thermoregulatory system of long-distance runners. J Appl Physiol 40: 404-410, 1976.

31. Beyne, J. Influence de l'anoxemie sur la grande circulation et sur la circulation pulmonaire. CR Soc Biol (Paris) 136: 399, 1942.

32. Bhorade, S, J Christenson, M O'-Connor, A Lavoie, A Pohlman, JB Hall. Response to inhaled nitric oxide in patients with acute right heart syndrome. Am J Respir Crit Care Med 159 (2): 571-579, 1999.

33. Bialecki, R, C Stinson-Fisher, W Murdoch, D Bertelsen, M Desiato, and W Rumsey. A novel orally active endothelin-A receptor antagonist, ZD1611, prevents chronic hypoxia-induced pulmonary hypertension in the rat. Thomas L. Petty Aspen Lung Conference, 4.-7.6.1997.

34. Bishop, JE, RP Butt, and GJ Laurent. The role of mechanical force in the regulation of fibroblast function: implications for enhanced collagen deposition during pulmonary vascular remodelling. Eur Respir Rev 3: 613-617, 1993.

35. Bobik, A, A Grooms, JA Millar, A Mitchell, S Grinpukel. Growth activity of endothelin on vascular smooth muscle. Am J Physiol 258: C408-C415, 1990.

36. Bokemeyer, D, U Friederichs, A Backer, S Drechsler, HJ Kramer, H Meyer-Lehnert. Atrial natriuretic peptide inhibits cyclosporin A-induced endothelin production and calcium accumulation in rat vascular smooth muscle cells. Clin Sci Colch 87: 383-387, 1994.

37. Botney MD. Role of hemodynamics in pulmonary vascular remodeling - Implications for primary pulmonary hypertension. Am J Respir Crit Care Med 159 (2): 361-364, 1999.

38. Boxer, LA, JM Allen, M Schmidt, M Yoder, RL Baehner. Inhibition of polymorphonuclear leukocyte adherence by prostacyclin. J Lab Clin Med 95: 672-678, 1980.

39. Boyer-Neumann, C., F. Brenot, M Wolf et al. Continuous infusion of prostacyclin decreases plasma levels of t-PA and PAI-1 in primary pulmonary hypertension. Thromb Haemostas 73: A18, 1995.

40. Bradford J, H Dean. The pulmonary circulation. J Physiol 16:34-96, 1894.

41. Brenot, F. Primary pulmonary hyperension: case series from France. Chest 105, suppl: 33S-36S, 1994.

42. Brenot, FP, C Boyer-Neumann, E Peynaud-Debayle, M Wolf, E Angles-Cano, F Parent, D Meyer, and G Simonneau. Influence of continuous prostacyclin on plasma markers of endothelial dysfunction in primary pulmonary hypertension. Am J Respir Crit Care Med 153: A86, 1996.

43. Brundage, B. Medical treatment of pulmonary hypertension with prostacyclin. In: 1998 World Symposium Primary Pulmonary Hypertension 6.-10.9.1998, Evian, France, chapter 10.

44. Burghuber, OC, E Hartter, C Punzengruber, M Weissel, and W Woloszcuk. Human atrial natriuretic peptide secretion in precapillary pulmonary hypertension. Chest 93: 31-37, 1988.

45. Califf, RM, KF Adams, WJ McKenna, M Gheorghiade, BF Utresky, SE McNulty, H Darius, K Swedberg et al. A randomized controlled trial of epoprostenol therapy for severe congestive heart failure: The Flolan International Randomized Survival Trial (FIRST). Am Heart J 134: 44-54, 1997.

46. Campbell DL, HC Strauss, AR Whorton. Voltage dependence of bovine pulmonary artery endothelial cell function. J Mol Cell Cardiol 23: 133-144, 1991.

47. Cargill, RI and BJ Lipworth. Pulmonary vasorelaxant activity of atrial natriuretic peptide and brain natriuretic peptide in humans. Thorax 50: 183-185, 1995.

48. Carosi, JA, and LV McIntire. Effects of cyclical strain on the production of vasoactive materials by cultured human and bivine endothelial cells. Eur Respir Rev 3: 598-608, 1993.

49. Castro, M, MJ Krowka, DR Schroeder, KC Beck, DJ Plevak, SR Rettke, DA Cortese, RH Wiesner. Frequency and clinical implications of increased pulmonary artery

pressures in liver transplant patients. Mayo-Clinic-Proceedings 71 (6): 543-551, 1996.

50. Channick, RN, JW Newhart, FW Johnson, PJ Williams, WR Auger, PF Fedullo, and KM Moser. Pulsed delivery of inhaled nitric oxide to patients with primary pulmonary hypertension: an ambulatory delivery system and initial clinical tests. Chest 109: 1545-1549, 1996.

51. Chapelier, A, P Vouhe, P Macchiarini, B Lenot, J Cerrina, FL Ladurie, P Parquin, P Herve, F Brenot, D Lafont, G Simmoneau, and P Dartevelle. Comparative outcome of heart-lung and lung transplantation for pulmonary hypertension. J Thrac Cardiovasc Surg 106: 299-307, 1993.

52. Chen, Y, E Fröhlich, and N Trippodo. Atrial natriuretic peptide increases resistance to venous return. Am J Physiol 252: H894-H899, 1987.

53. Christman, BW, CD McPershon, JH Newman et al. An imbalance between the excretion of thromboxane and prostacyclin metabolites in pulmonary hypertension. N Engl J Med 327: 70-75, 1992.

54. Corson, MA, NL James, SE Latta, RM Nerem, BC Berk, DG Harrison. Phosphorylation of endothelial nitric oxide synthase in response to fluid shear stress. Circ Res 79: 984-991, 1996.

55. Conte, JV, SP Gaine, JB Orens, T Harris, LJ Rubin. The influence of continous prostacyclin therapy for primary pulmonary hypertension on the timing and outcome of transplantation. J Heart Lung Transpl 17: 679-685, 1998.

56. Cremona, G, I, AT Dinh Xuan, and T Higenbottam. Endothelium-derived relaxating factor and the pulmonary circulation. Lung 169: 185-202, 1991.

57. Cremona, G, II, T Higgenbottam, M Takao, L Hall, and EA Bower. Exhaled nitric oxide in isolated pig lungs. J Appl Physiol 78: 59-63, 1995.

58. Cremona, G, III, and T Higgenbottam. Role of prostacyclin in the treatment of primary pulmonary hypertension. Am J Cardiol 75: 67A-71A, 1995.

59. Cremona, GI, M Takao, F Donner, and TW Higenbottam. Effect of inhibition on nitric oxide synthesis on the longitudinal distribution of pulmonary vascular resistance in isolated human lungs. Am J Respir Crit Care Med 153: A192, 1996.

60. Cueto, E., J Lopez-Herce, A Sanchez, and A Carrillo. Life-threatening effects on discontinuing inhaled nitric oxide in children. Acta Paedriatr 86: 1337-1339, 1997.

61. Curnock, AL et al. High prevalence of hypothyreoidism in patients with primary pulmonary hypertension. Am J Med Sci 318: 289-292, 1999.

62. D'Alonzo, GE, et al. Survival in patients with primary pulmonary hypertension. Ann Intern Med 115: 343-349, 1991.

63. Daut, J, W Maier-Rudolph, N v.Berkerath, G Mehrke, K Günther, and L Goedel-Meinen. Hypoxic dilatation of coronary arteries is mediated by ATP-sensitive potassium channels. Science 247: 1341-1343, 1990.

64. Davis, P, G Burke, and L Reid. The structure of the wall of the rat intraacinar pulmonary artery: an electron microscopic study of microdissected preparations. Microvasc Res 32: 50-63, 1986.

65. Davies, PF, KA Barbec, MV Volin, A Robotewskyj, J Chen, L Joseph, ML Griem et al. Spatial relationsships in early signaling events of flow-mediated endothelial mechanotransduction. Annu Rev Physiol 59: 527-549, 1997.

66. Dawes, KE, AJ Peacock, AJ Gray, JE Bishop, and GJ Laurent. Characterization of fibroblast mitogens and chemoattractants produced by endothelial cells exposed to hypoxia. Am J Respir Cell Mol Biol 10: 552-559, 1994.

67. de Bold, AJ, HB Borenstein, AT Veress, and H Sonnenberg. A rapid and potent natriuretic response to intravenous injection of atrial myocardial extract in rats. Life Sci 28: 89-94, 1981.

68. DeJaegere, APMC, vandenAnker, JN. Endotracheal instillation of prostacyclin in preterm infants with persistent pulmonary hypertension. Eur Resp J 12: 932-934, 1998.

69. Deleuze, PH, S Adnot, N Shiiya, F Roudot-Thoraval, S Eddahibi, P Braquet, PE Chabrier, and DY Loisance. Endothelin dilates bovine pulmonary circulation and reverses hypoxic pulmonary vasoconstriction. J Cardiovasc Pharmacol 19: 354-360, 1992.

70. Dellinger, RP, JL Zimmerman, RW Taylor, RC Straube, DL Hauser, GJ Criner, K Davis jr., TM Hyers, and P Papadakos. Effects of inhaled nitric oxide in patients with acute respiratory distress syndrome: results of a randomized phase II trial. Inhaled Nitric Oxide in ARDS Study Group. Crit Care Med 26: 15-23, 1998.

71. DiCarlo, VS, S-J Chen, QC Meng, J Durand, M Yano, Y-F Chen, and S Oparil. ETA-receptor antagonist prevents and reverses chronic hypoxia-induced pulmonary hypertension in rat. Am J Physiol 269: L690-L697, 1995.

72. Dickey, BF, and AR Myers. Pulmonary manifestations of collagen-vascular diseases. In: Pulmonary diseases and disorders, edited by AP Fishman. New York: Mc Graw-Hill, Vol. 2, Part 6, Chapt 43, 645-663, 1988.

73. Douglas, SA, TD Meek, and EH Ohlstein. Novel receptor antagonists welcome a new era in endothelin biology. TiPS 15: 313-316, 1994.

74. Dufour, B, S Maitre; M Humbert, F Capron, G Simonneau, D Musset. High-resolution CT of the chest in four patients with pulmonary capillary hemangiomatosis

or pulmonary venoocclusive disease. Am J Roentgen 171 (5): 1321-1324, 1998.

75. Eichelbronner, O, H Reinelt, H Wiedeck, M Mezody, R Roissant, M Georgieff, and P Rademacher. Aerosolized prostacyclin and inhaled nitric oxide in septic shock – different effects on splanchnic oxygenation? Int Care Med 22: 880-887, 1996.

76. Eddahibi, S, B Raffestin, M Clozel, M Levame, and S Adnot. Protection from pulmonary hypertension with an orally active endothelin receptor antagonist in hypoxic rats. Am J Physiol 268: H828-H835, 1995.

77. Edell, ES, DA Cortese, MJ Krowka, K Rehder. Severe hypoxemia and liver disease. Am Rev Respir Dis 140(6): 1631-5, 1989.

78. Elliott, G, G Alexander, M Leppert, S Yeates, and R Kerber. Coancestry in apparently sporadic primary pulmonary hypertension. Chest 108: 973-977, 1995.

79. Erdemli, O, Q Hai, B Cai, HL Lippton, and A Hyman. Influence of nifedipine, verapamil and diltiazem on pulmonary vascular resistance and vasoconstrictors in cats. Arch Int Pharmacodyn Ther 328: 165-179, 1994.

80. Erkan, F. and T. Çadvar. Pulmonary vasculitis in Behçet's disease. Am Rev Respir Dis 146: 232-239, 1992.

81. Euler, v, US, and G Liljestrand. Observations on the pulmonary arterial blood pressure in the cat. Acta Physiol Scand 12: 301-320, 1946.

82. Eysmann, SB, HI Palevsky, N Reichek, K Hackney, PS Douglas. Two-dimensional and Doppler-echocardiographic and cardiac catheterization correlates of survival in primary pulmonary hypertension. Circulation 80(2): 353-60, 1989.

83. Farber, NE, GM Pieper, JP Thomas, GJ Gross. Beneficial effects of iloprost in the stunned canine myocardium. Circ Res 62: 204-215, 1988.

84. Feng, CJ, DY Cheng, AD Kaye, PJ Kadowitz, and BD Nossaman. Influence of N omega-nitro-L-arginine methyl esther, LY83583, glybenclamide and L158809 on pulmonary circulation. Eur J Pharmacol 263: 133-140, 1994.

85. Fraser, KL, DE Tullis, Z Sasson, RH Hyland, Thornley-KS; Hanly-PJ. Pulmonary hypertension and cardiac function in adult cystic fibrosis - Role of hypoxemia. Chest 115 (5): 1321-1328, 1999.

86. Fredericks, KT, Y Liu, NJ Rusch, and JH Lombard. Role of endothelium and arterial K channels in mediating hypoxic dilatation of middle cerebral arteries. Am J Physiol 267: H580-H586, 1994.

87. Frid, MG, AA Aldashev, EC Dempsey, and KR Stenmark. Smooth muscle cells isolated from discrete compartments of the mature vascular media exhibit unique phenotypes and distinct growth capabilities. Circ Res 81: 940-952, 1997.

88. Frid, MG, EC Dempsey, AG Durmowicz, and KR Stenmark. Smooth muscle cell heterogeneity in pulmonary and systemic vessels - Importance in vascular disease. Arteroscl Thromb Vasc Biol. 17 : 1203-1209, 1997.

89. Frostell, C, MD Fratacci, JC Wain, R Jones, and WM Zapol. Inhaled nitric oxide. A selective pulmonary vasodilator reversing hypoxic pulmonary vasoconstriction. Circulation 83: 2038-2047, 1991.

90. Furchgott, RF, and JV Zawadzi. The obligatory role of endothelial cells in the relaxation of arterial smooth muscle by acetylcholine. Nature 288: 373-376, 1980.

91. Gaine, SP, and LJ Rubin. Primary pulmonary hypertension. Lancet 352: 719-725, 1998.

92. Gallagher, AM, H Yu, and MP Printz. Bradykinin-induced reductions in collagen gene expression involve prostacyclin. Hypertension 32: 84-88, 1998.

93. Geraci, MW, DC Shepherd, MD Moore, JD Vernon, J Allard, and NF Voelkel. Rat prostacyclin synthase: cloning and regulation of gene expression. Am J Respir Crit Care Med 153: A91, 1996.

94. Geraci, MW, DC Shepherd, MD Moore, JD Vernon, J Allard, J Shannon, and NF Voelkel. Rat prostacyclin synthase. Cloning and regulation of gene expression in the lung. Chest 111 (Suppl. 6): 129S, 1997.

95. Geraci-MW, BF Gao, DC Shepherd, MD Moore, JY Westcott, KA Fagan, LA Alger, RM Tuder, NF Voelkel. Pulmonary prostacyclin, synthase overexpression in transgenic mice protects against development of hypoxic pulmonary hypertension. J Clin Invest 103 (11): 1509-1515, 1999.

96. Gessler, T, T Schmehl, MM Höper, F Rose, HA Ghofrani, H Olschewski, F Grimminger and W Seeger. Ultrasonic versus jet nebulization of iloprost in severe pulmonary hypertension: comparison of physical features and pulmonary vasodilatory response. Submitted.

97. Ghofrani, HA, R Schermuly, R Wiedemann, N Weissmann, D Walmrath, W Seeger, F Grimminger, H Olschewski. Ventilation/Perfusion patterns in primary and secondary pulmonary hypertension during nonselective and selective vasodilatation. Am J Resp Crit Care Med 157: A 592, 1998.

98. Ghofrani, HA, R. Wiedemann, N Weissmann, R Schermuly, K Quanz, F Grimminger, W Seeger, and H Olschewski. Effect of inhaled nitric oxide (NO) on cGMP levels and hemodynamics in severe pulmonary hypertension: cGMP response does not predict hemodynmic response. Am J Resp Crit Care Med 159: A162, 1999.

99. Giaid, A, M Yanagisawa, D Langleben, PR Michel, R Levy, H Shennib, S Kimura, T Masaki, WP Duguid,

and DJ Stewart. Expression of endothelin-1 in the lungs of patients with pulmonary hypertension. N Engl J Med 328: 1732-1739, 1993.

100. Giaid, A, and D Saleh. Reduced expression of endothelial nitric oxide synthase in the lungs of patients with pulmonary hypertension. N Engl J Med 333: 214-221, 1995.

101. Glanville, AR, CM Burke, J Theodore, ED Robin. Primary pulmonary hypertension. Length of survival in patients referred for heart-lung transplantation. Chest 91: 675-681, 1987.

102. Gray, AJ, JE Bishop, MJ Lever, and GJ Laurent. A putative role for fibrin(ogen) cleavage products and thrombin as mediators of vascular remodelling. Eur Respir Rev 3: 650-654, 1993.

103. Gray, AJ, PW Park, TJ Broekelmann, GJ Laurent, JT Reeves, KR Stenmark, and RP Mecham. The mitogenic effects of the B beta chain of fibrinogen are mediated through cell surface calreticulin. J Biol Chem 270: 26602-26606, 1995.

104. Grimminger, F, N Weissmann, R Spriesersbach, E Becker, S Rosseau, and W Seeger. Effects of NADPH oxidase inhibitors on hypoxic vasoconstriction in buffer-perfused rabbit lungs. Am J Physiol 268: L747-L752, 1995.

105. Groves, BM, LJ Rubin, MF Frosolono, AE Cato, JT Reeves. A comparison of the acute hemodynamic effects of prostacyclin and hydralazine in primary pulmonary hypertension. Am Heart J 110: 1200-4, 1985.

106. Gryglewski, RJ, A Szczeklik, and M Wandzilak. The effect of six prostaglandins, prostacyclin, and iloprost on generation of superoxide anions by human polymorphonuklear leukocytes stimulated by zymosan or formyl-methionyl-leucyl-phenylalanine. Biochem Pharmacol 36: 4209-4213, 1987.

107. Gurtner, HP. Aminorex and pulmonary hypertension. Cor Vasa 27: 160-171, 1985.

108. Hales, CA, RLK Radin, RD Brandstetter, and Y-Z Zhu. Impairment of hypoxic pulmonary artery remodeling by heparin in mice. Am Rev Respir Dis 128: 747-751, 1989.

109. Hampl, V, SL Archer, DP Nelson, and EK Weir. Chronic EDRF inhibition and hypoxia: effects on pulmonary circulation and systemic blood pressure. J Appl Physiol 75: 1748-1757, 1993.

110. Hampl, V, SL Archer, R Bach, DP Nelson, and EK Weir. Chronic hypoxic pulmonary hypertension. Is thrombin involved? Am Rev Respir Dis 148: 1043-1048, 1993.

111. Hanasato N, M Oka, M Muramatsu, M Nishino, H Adachi, Y Fukuchi. E-4010, a selective phosphodiesterase 5 inhibitor, attenuates hypoxic pulmonary hypertension in rats. Am J Physiol 21 (2): L225-L232, 1999.

112. Hara, S, R Morishita, Y Tone, C Yokoyama, H Inoue, Y Kaneda, T Ogihara, T Tanabe. Overexpression of prostacyclin synthase inhibits growth of vascular smooth muscle cells. Biochem Biophys Res Commun 216: 862-867, 1995.

113. Haraldsson, A, N Kieler-Jensen, U Nathorst-Westfelt, CH Bergh, and SE Ricksten. Comparison of inhaled nitric oxide and inhaled aerosolized prostacyclin in the evaluation of heart transplant candidates with elevated pulmonary vascular resistance. Chest 114: 780-786, 1998.

114. Harari, S, M Ciccarelli, E de Juli, P Colombo, P Paredi, G Savoia, G Ziglio, and E Micallef. Increased prevalence of HCV infection and systemic hypertension in patients with primary pulmonary hypertesnion. Am J Respir Crit Care Med 153: A86, 1996.

115. Harrison, DG. Cellular and molecular mechanisms of endothelial cell dysfunction. J Clin Invest 100: 2153-2157, 1997.

116. Hassoun, PM, PT Thompson, and CA Hales. Partial reversal of hypoxic pulmonary hypertension by heparin. Am Rev Respir Dis 145: 193-196, 1992.

117. Hasunuma K, DM Rodman, IF McMurtry. Effects of K^+ channel blockers on vascular tone in the perfused rat lung. Am Rev Respir Dis 144:884-887, 1991.

118. Hatane, T, E Yoshida, J Kawano, M Sugiki, T Onitsuka, and M Maruyama. Prostaglandin I2 analog enhances the expression of urokinase-type plasminogen activator and wound healing in cultured human fibroblast. Bioch Biophys Acta Mol Cell Res 1403: 189-198, 1998.

119. Haufe, MC, R Gerzer, J Weil, JE Ernst, and K Theisen. Verapamil impairs secretion of stimulated atrial natriuretic factor in humans. J Am Coll Cardiol 11: 1199-1203, 1988.

120. Haufe, MC, J Weil, R Gerzer, JE Ernst, and K Theisen. Effects of repeated increments in right atrial pressure on secretion of atrial natriuretic factor. Am J Cardiol 61: 932-934, 1988.

121. Haworth SG. Primary pulmonary hypertension in childhood. Arch Dis Child 79 (5): 452-455, 1998.

122. Haynes, J, B Obiako, WJ Thompson, and J Downey. Adenosine-induced vasodilatation: receptor characterization in pulmonary circulation. Am J Physiol 268:H1862-H1868, 1995.

123. Haywood, GA, JF Sneddon, Y Bashir, SH Jennison, HH Gray, and WJ McKenna. Adenosine infusion for the reversal of pulmonary vasoconstriction in biventricular failure. A good test but a poor therapy. Circulation 86: 896-902, 1992.

124. Heath, D. The pathology of pulmonary hypertension. Eur Respir Rev 3: 555-558, 1993.

125. Herve P, JM Launay, ML Scrobohaci, F Brenot, G Simonneau, P Petitpretz, P Poubeau, J Cerrina, P Duroux, L Drouet. Increased plasma serotonin in primary pulmonary hypertension. Am J Med 99 (3): 249-254, 1995.

126. Hervé P, D Lebrec, F Brenot, G Simonneau, M Humbert, O Sitbon, P Duroux. Pulmonary vascular disorders in portal hypertension. Eur Respir J 11 (5): 1153-1166, 1998.

127. Herwig-Behnsen, E. Leistungspflicht der gesetzlichen Krankenversicherung für Arzneimittel, die im Rahmen von Anwendungsbeobachtungen und klinischen Prüfunen, insbesondere Therapieoptimierungsstudien, verordnet und angewandt werden. Zeitschrift für Sozialrecht. 1997.

128. Higenbottam, T, D Wheeldon, F Wells, and J Wallwork. Long-term treatment of primary pulmonary hypertension with continuous intravenous epoprostenol (prostacyclin). Lancet 1: 1046-1047, 1984.

129. Higenbottam, TW, D Spiegelhalter, JP Scott et al. Prostacyclin (epoprostenol) and heart-lung transplantation as treatments for severe pulmonary hypertension. Br Heart J 70: 366-370, 1993.

130. Higenbottam, TW, AY Butt, AT DinhXuan, M Takao, G Cremona, S Akamine S. Treatment of pulmonary hypertension with the continuous infusion of a prostacyclin analogue, iloprost. Heart 79:175-179, 1998.

131. Higenbottam, T, AY Butt, A McMahon, R Westerbeck, L Sharples. Long term intravenous prostaglandin (epoprostenol or iloprost) for treatment of severe pulmonary hypertension. Heart 80: 151-155, 1998.

132. Hinderliter, AL, PW Willis, RJ Barst, S Rich, LJ Rubin, DB Badesch, BM Groves, MD McGoon, VF Tapson, RC Bourge, BH Brundage, SK Koerner, D Langleben, CA Keller, S Murali, BF Uretsky, G Koch, S Li, LM Clayton, MM Jobsis, Blackburn-SD; Crow-JW; Long-WA. Effects of long-term infusion of prostacyclin (epoprostenol) on echocardiographic measures of right ventricular structure and function in primary pulmonary hypertension. Circulation 95 (6): 1479-1486, 1997.

133. Hinderliter,AL, PW Willis, W Long, WR Clarke, D Ralph, EJ Caldwell, W Williams, NA Ettinger, NS Hill, WR Summer, B de Boisblanc, G Koch, S Li, LM Clayton, MM Jobsis, JW Crow. Frequency and prognostic significance at pericardial effusion in primary pulmonary hypertension. Am J Cardiol 84 (4): 481-484, A10, 1999.

134. Hoeper, MM, M Sosada, H Fabel. Plasma coagulation profiles in patients with severe primary pulmonary hypertension. Eur Respir J 12 (6): 1446-1449, 1998.

135. Hoeper, MM, Eschenbruch; C Zink-Wohlfart, A Schulz, S Markworth, K Pohl, H Fabel. Effects of inhaled nitric oxide and aerosolized iloprost in pulmonary veno-occlusive disease. Resp Med 93 (1): 62-64, 1999.

136. Hoeper,MM, JM Hohlfeld, H Fabel. Hyperuricaemia in patients with right or left heart failure. Eur Respir J 13 (3): 682-685, 1999.

137. Hoeper, MM, J Niedermeyer, F Hoffmeyer, P Flemming, H Fabel. Pulmonary hypertension after splenectomy? Ann Intern Med 130 (6): 506-509, 1999.

138. Hoeper, MM, H Olschewski, HA Ghofrani, H Wilkens, J Winkler, MM Borst, J Niedermeyer, H Fabel, W Seeger, and the German PPH study group. A comparison of the acute hemodynamic effects of inhaled nitric oxide and aerosolized iloprost in primary pulmonary hypertension. J Am Coll Cardiol 35(1):176-182, 2000.

139. Hoeper, MM, H Olschewski, HA Ghofrani, H Wilkens, J Winkler, MM Borst, J Niedermeyer, H Fabel, W Seeger, and the German PPH study group. A comparison of the acute hemodynamic effects of inhaled nitric oxide and aerosolized iloprost in primary pulmonary hypertension. J Am Coll Cardiol 35(1):176-182, 2000.

140. Hopkins, WE, LL Ochoa, GW Richardson, EO Trulock. Comparison of the hemodynamics and survival of adults with severe primary pulmonary hypertension or Eisenmenger syndrome. J Heart Lung Transplant 15: 100-105, 1996.

141. Hu, L-M, R Geggel, P Davies, and L Reid. The effect of heparin on the hemodynamic and structural response in the rat to acute and chronic hypoxia. Br J Exp Path 70: 113-124, 1989.

142. Humbert, M, S Maitre, F Capron,- B Rain, D Musset, G Simonneau. Pulmonary edema complicating continuous intravenous prostacyclin in pulmonary capillary hemangiomatosis. Am J Respir Crit Care Med 157 (5): 1681-1685, 1998.

143. Humbert, M, O Sanchez, M Fartoukh, JL Jagot, C Le-Gall, O Sitbon, F Parent, G Simonneau. Short-term and long-term epoprostenol (prostacyclin) therapy in pulmonary hypertension secondary to connective tissue diseases: results of a pilot study. Eur Respir J 13 (6): 1351-1356, 1999.

144. Ichonese, F, C Adrie, WE Hurford, and WM Zapol. Prolonged pulmonary vasodilator action of inhaled nitric oxide by Zaprinast in awake lambs. J Appl Physiol 78: 1288-1295, 1995.

145. Isaacson, TC, V Hampl, EK Weir, DP Nelson, and SL Archer. Increased endothelium-derived NO in hypertensive pulmonary circulation of chronically hypoxic rats. J Appl Physiol 76: 933-940, 1994.

146. Itoh, H, RE Pratt, and VJ Dzau. Atrial natriuretic polypeptide inhibits hypertrophy of vascular smooth muscle cells. J. Clin. Invest. 86: 1690-1697, 1990.

147. Iversen, S, U Hake, und H Oelert. Die chronische Lungenembolie. Deutsches Ärzteblatt 88: 2836-2843, 1991.

148. Ivy, DD, JW Ziegler, MF Dubus, JJ Fox, JP Kinsella, and SH Abman. Chronic intrauterine pulmonary hypertension alters endothelin receptor activity in the ovine fetal lung. Pediatr Res 39: 435-442, 1996.

149. Ivy, DD, TA Parker, JW Ziegler, HL Galan, JP Kinsella, RM Tuder, and SH Abman.Prolonged endothelin A receptor blockade attenuates chronic pulmonary hypertension in the ovine fetus. J Clin Invest 99: 1179-1186, 1997.

150. Ivy DD, JP Kinsella, JW Ziegler, and SH Abman. Dipyridamole attenuates rebound pulmonary hypertension after inhaled nitric oxide withdrawal in postoperative congenital heart disease. J Thorac Cardiovasc Surg 115: 875-882, 1998.

151. Janssens, SP, KD Bloch, Z Nong, RD Gerard, P Zoldhelyi, and D Collen. Adenoviral-mediated transfer of the human endothelial nitric oxide synthase gene reduces acute hypoxic pulmonary vasoconstriction in rats. J Clin Invest 98: 317-324, 1996.

152. Jensen, KS, AJ Micco, J Czartolomna, L Latham, and NF Voelkel. J Appl. Physiol. 72: 2018-2023, 1992.

153. Jia, L, J Bonaventura, and JS Stamler. S-nitrosohaemoglobin: a dynamic activity of blood involved in vascular control. Nature 380: 205, 1996.

154. Johnson, DJ, and FW Keeley. Factors affecting the production of insoluble elastin in aortic organ cultures. Connect. Tiss Res 24: 277-288, 1990.

155. Jones, DK, TW Higenbottam, and J Wallwork. Treatment of primary pulmonary hypertension with intravenous epoprostenol (prostacyclin). Br Heart J 57: 270-278, 1987.

156. Jones, FD, PC Kuo, LB Johnson, MJ Njoku, MK Dixon-Ferguson, JS Plotkin. The coexistence of portopulmonary hypertension and hepatopulmonary syndrome. Anesthesiology 90 (2): 626-629, 1999.

157. Jones, RC. Role of interstitial fibroblasts and intermediate cells in microvascular remodelling in pulmonary hypertension. Eur Respir Rev 3: 569-575, 1993.

158. Joselson, R, and M Warnock. Pulmonary veno-occlusive disease after chemotherapy. Hum Pathol 14: 88-91, 1983.

159. Jougasaki, M, I, C-M Wei, LJ Kinley, and JC Burnett, jr. Elevation of circulating and ventricular adrenomedullin in human congestive heart failure. Circulation 92: 286-289, 1995.

160. Kalra, L, and MF Bone. Effect of nifedipine on physiologic shunting and oxygenation in chronic obstructive pulmonary disease. Am J Med 94: 419-423, 1993.

161. Kawaguchi, H, H Sawa, and H Yasuda. Effect of atrial natriuretic factor on angiotensin converting enzyme. J Mol Cell Cardiol 21: 959-961, 1989.

162. Kerstein, D, PS Levy, DT Hsu, AJ Hordof, WM Gersony, and RJ Barst. Blade balloon atrial septostomy in patients with severe primary pulmonary hypertension. Circulation 91: 2028-2035, 1995.

163. Kilbourne, EM, JT Bernert Jr, M Posada-de-la-Paz, RH Hill Jr, I Abaitua-Borda, BW Kilbourne, MM Zack. Chemical correlates of pathogenicity of oils related to the toxic oil syndrome epidemic in Spain. Am J Epidemiol 127(6): 1210-27, 1988.

164. Kim, KK, and SM Factor. Membranoproliferative glomerulonephritis and plexogenic pulmonary arteriopathy in a homosexual man with acquired immunodeficiency syndrome. Hum Pathol 18:1293-1296, 1987.

165. Kinsella, JP, SR Neish, E Shaffer, and SH Abman. Low-dose inhalational nitric oxide in persistent pulmonary hypertension of the newborn. Lancet 340: 819-820, 1992.

166. Kleen, M, O Habler, C Hofstetter, R Pusch, M Müller, M Welte, and B Zwissler. Efficacy of inhaled prostanoids in experimental pulmonary hypertension. Crit Care Med 26: 1103-1106, 1998.

167. Kleiger, RE, M Boxer, RE Ingham et al. Pulmonary hypertension in patients using oral contraceptives: a report of six cases. Chest 69:143-147, 1976.

168. Klinger, JR, I, RA Petit, RR Warburton, DS Wrenn, F Arnal, and NS Hill. Neutral endopeptidase inhibition attenuates development of hypoxic pulmonary hypertension in rats. J Appl Physiol 75: 1615-1623, 1993.

169. Klinger, JR, F Arnal, RR Warburton, L-C Ou, and NS Hill. Downregulation of pulmonary artrial natriuretic peptide receptors in rats exposed to chronic hypoxia. J Appl Physiol 77: 1309-1316, 1994.

170. Klob, J. Endocarditis pulmonalis deformans. Wochenblatt der Zeitschrift der k.k. Gesellschaft der Ärzte in Wien 21: 357-361, 1865.

171. Kobayashi, Y, A Ricci, F Amenta, C Cavallotti, and K Hattori. Localization of dopamine receptors in the rabbit lung vasculature. J Vasc Res 32: 200-206, 1995.

172. Koh, E, S Morimoto, B Jiang, T Inoue, T Nabata, S Kitano, O Yasuda, K Fukuo, and T Ogihara. Effects of beraprost sodium, a stable analogue of prostacyclin, on hyperplasia, hypertrophy and glycosaminoglycan synthesis of rat aortic smooth muscle cells. Artery. 20: 242-252, 1993.

173. Kohno, M, K Murakawa, K Yasunari, K Yokokawa, N Kurihara, and T Takeda. Effect of long-term treat-

ment with diltiazem on atrial natriuretic peptides in spontaneously hypertensive rats. Clin Exper Hyper Theory and Practice A10: 859-871, 1988.

174. Koizumi, T, R Gupta, M Banerjee, and JH Newman. Changes in pulmonary vascular tone during exercise. Effects of nitric oxide (NO) synthase inhibition, L-arginine infusion, and NO inhalation. J Clin Invest 94: 2275-2282, 1994.

175. Koller, KJ, and GV Goeddel. Molecular biology of the natriuretic peptides and their receptors. Circulation 86: 1081-1084, 1992.

176. Krishnan, US, WM Gersony, and RJ Barst. Transposition of the great arteries with intact ventricular septum and severe pulmonary hypertension. Am J Respir Crit Care Med 153: A88, 1996.

177. Krowka; MJ, MK Porayko, DJ Plevak, SC Pappas, JL Steers, RAF Krom, RH Wiesner. Hepatopulmonary syndrome with progressive hypoxemia as an indication for liver transplantation: Case reports and literature review. Mayo Clin Proc 72 (1): 44-53, 1997.

178. Kshettry, VR, TJ Kroshus, K Savik, MI Hertz, and M Bolman. Primary pulmonary hypertension as a risk factor for the development of obliterative bronchiolitis in lung allograft recipients. Chest 110: 704-709, 1996.

179. Kuo, PC, JS Plotkin, LB Johnson, CD Howell, JM Laurin, ST Bartlett, LJ Rubin. Distinctive clinical features of portopulmonary hypertension. Chest 112 (4): 980-986, 1997.

180. Kuo, PC, JS Plotkin, S Gaine, RA Schroeder, VK Rustgi, LJ Rubin, LB Johnson. Portopulmonary hypertension and the liver transplant candidate. Transplantation 67 (8): 1087-1093, 1999.

181. Laragh, JH. Atrial natriuretic hormone, the renin-aldosterone axis, and blood pressure-electrolyte homeostasis. N Engl J Med 313: 1330-1340, 1985.

182. Lee, P, Langevitz P, Alderdice CA, Aubrey M, Baer PA, Baron M, Buskila D, Dutz JP, Khonstanteen I, Piper S, Ramsden M, Rosenbach TO, Sukenik S, Wilkinson S, Keystone EC. Mortality in systemic sclerosis (scleroderma). Q J Med. 82: 139-148, 1992.

183. Lee, SD, KR Shroyer, NE Markham, CD Cool, NF Voelkel, RM Tuder. Monoclonal endothelial cell proliferation is present in primary but not secondary pulmonary hypertension. J Clin Invest 101:927-934, 1998.

184. Lee, SL, WW Wang, JJ Lanzillo, BL Fanburg. Serotonin produces both hyperplasia and hypertrophy of bovine pulmonary artery smooth muscle cells in culture. Am J Physiol. 266(1 Pt 1):L46-52. 1994.

185. Lejeune, P, S Brimioulle, M Leeman, R Hallemans, C Melot, and R Naeije. Enhancement of hypoxic pulmonary vasoconstriction by metabolic acidosis in dogs. Anesthesiology 73: 256-64, 1990.

186. Li, H, S-J Chen, Y-F Chen, QC Meng, J Durand, S Oparil, and TS Elton. Enhanced endothelin-1 and endothelin receptor gene expression in chronic hypoxia. J Appl Physiol 77: 1451-1459, 1994.

187. Li, H, S Oparil, QC Meng, TS Elton, and Y-F Chen. Selective downregulation of ANP-clearance-receptor gene expression in lung of rats adapted to hypoxia. Am J Physiol 268: L328-L335, 1995.

188. Lindenfeld, J, JT Reeves, and LD Horwitz. Low exercise pulmonary resistance is not dependent on vasodilator prostaglandins. J Appl Physiol 55: 558-561, 1983.

189. Lippert, JL, CS White, EW Cameron, CC Sun, XY Liang, LJ Rubin. Pulmonary capillary hemangiomatosis: Radiographic appearance. J Thor Imaging 13 (1): 49-51, Jan 1998.

190. Lloyd, TC: Influence of blood pH on hypoxic pulmonary vasoconstriction. J Appl Physiol 21: 358-64, 1966.

191. Lopez-Barneo, J, JR Lopez-Lopez, J Urena, C Gonzalez. Chemotransduction in the carotid body: K^+ current modulated by pO_2 in type I chemoreceptor cells. Science 241:580-582, 1989.

192. Loyd, JE, RK Primm, and JH Newman. Transmission of familial primary pulmonary hypertension. Am Rev Respir Dis 129: 194-198, 1984.

193. Loyd, JE, JB Atkinson, GG Pietra, R Virmani, and JH Newman. Heterogeneity of pathologic lesions in familial primary pulmonary hypertension. Am Rev Respir Dis 138: 952-957, 1988.

194. Loyd, JE, MG Butler, TM Foroud, PM Conneally, JA Phillips III, and JH Newman. Genetic anticipation and abnormal gender ratio at birth in familial primary pulmonary hypertension. Am J Respir Crit Care Med 152: 93-97, 1995.

195. Lueckhoff A, and R Busse. Calcium influx into endothelial cells and formation of endothelium-derived relaxing factor is controlled by the membrane potential. Pfluegers Arch 416: 305-311, 1990.

196. Luhr, O, U Nathorst-Westfelt, S Lundin, CJ Wickerts, H Stiernstrom, L Berggren et al. A retrospective analysis of nitric oxide inhalation in patients with severe acute lung injury in Sweden and Norway 1991-1994. Acta Anaestesiol Scand 41: 1238-1246, 1997.

197. Lundin, S, H Mang, M Smithies, O Stenqvist, and C Frostell. Inhalation of nitric oxide in acute lung injury: results of a European multicentre study. Int Care Med 25: 911-919, 1999.

198. Machado,ER, JM Costa-Cruz. Strongyloides stercoralis and other enteroparasites in children at Uberlandia city, state of Minas Gerais, Brazil. Mem Inst Oswaldo Cruz 93(2): 161-4, 1998.

199. Mal, H, O Brugiere, F Durand, M Fartoukh, A Cohen-Solal, M Fournier. Pulmonary hypertension following hepatopulmonary syndrome in a patient with cirrhosis. J Hepatol 31 (2) : 360-364, 1999.

200. Mandell, SM, BM Groves. Pulmonary hypertension in liver disease. Clin Chest Med 17:17-33, 1996.

201. Marala, RB, T Duda, and RK Sharma. Interaction of atrial natriuretic factor and endothelin-1 signals through receptor guanylate cyclase in pulmonary artery endothelial cells. Mol Cell Biochem 120: 69-80. 1993.

202. Marshall, C, AJ Mamary, AJ Verhoeven, and BE Marshall. Pulmonary artery NADPH-oxidase is activated in hypoxic pulmonary vasoconstriction. Am J Resp Cell Mol Biol 15: 633-644, 1996.

203. Martinez-Tello, FJ, JJ Navas-Palacios, JR Ricoy, R Gil-Martin, JM Conde-Zurita-JM, F Colina-Ruiz-Delgado, I Tellez, A Cabello, S Madero-Garcia. Pathology of a new toxic syndrome caused by ingestion of adulterated oil in Spain. Virchows Arch Pathol Anat.; 397(3): 261-85, 1982.

204. Masakado, M, F Umeda, T Yamauchi, H Ishii, Y Ono, and H Nawata. Human fibroblast cells produce a factor that stimulates prostacyclin synthesis by vascular endothelial cells. Thrombosis Research 76: 513-524, 1994.

205. Masakado, M, F Umeda, A Takei, T Hashimoto, K Sueishi, and H Nawata. Immunohistochemical localization of a novel peptide, prostacyclin-stimulating factor (PSF), in human tissues. Thrombosis and Hemostasis 74: 1407-1410, 1995.

206. Masi AT. Pulmonary hypertension and oral contraceptive usage. Chest 69: 451-453, 1976.

207. Mattay, MA, JF Pittet, and C Jayr. Just say no to inhaled nitric oxide for the acute respiratory distress syndrome. Crit Care Med 26: 1-2, 1998.

208. Mayer,E, M Dahm, U Hake, FX Schmid, M Pitton, I Kupferwasser, S Iversen, H Oelert. Mid term results of pulmonary thromboendarterectomy for chronic thromboembolic pulmonary hypertension. Ann Thorac Surg 61 (6): 1788-1792, 1996.

209. McCormack, T, and K Mc Cormack. Shaker K^+ channel B subunits belong to an NAD(P)H-dependent oxidoreductase superfamily. Cell 79: 1133-1135, 1994.

210. McDonnell, PJ, PA Toye, and GM Hutchins. Primary pulmonary hypertesnion and cirrhosis: are they related? Am Rev Respir Dis 127: 437-441, 1983.

211. McGillen, J, R Patterson, and JP Phair. Adherence of polymorphonuclear leukocytes to nylon: modulation by prostacyclin (PGI2), corticosteroids, and complement activation. J Infect Dis 141: 382-388, 1980.

212. McGoon, MD, PM Vanhoutte. Aggregating platelets contract isolated canine pulmonary arteries by releasing 5-hydroxytryptamine. J Clin Invest Sep 74(3): 828-33, 1984.

213. McKay, MK, and VH Huxley. ANP increases capillary permeability to protein independent of perfusate protein composition. Am J Physiol 268: H1139-H1148, 1995.

214. McLaughlin, VV, DE Genthner, MM Panella, and S Rich. Reduction in pulmonary vascular resistance with long-term epoprostenol (prostacyclin) therapy in primary pulmonary hypertension. N Engl J Med. 338: 273-277, 1998.

215. McLaughlin, VV, DE Genthner, MM Panella, DM Hess, S Rich. Compassionate use of continuous prostacyclin in the management of secondary pulmonary hypertension: A case series. Ann Intern Med 130 (9) : 740-743, 1999.

216. McQuillan, LP, GK Leung, PA Marsden, SK Kostyk, and S Kourembanas. Hypoxia inhibits expression of eNOS via transcriptional and posttranscriptional mechanisms. Am J Physiol 267: H1921-H1927, 1994.

217. Mehta, S, DJ Stewart, D Langleben, and RD Levy. Short term pulmonary vasodilatation with L-arginine in pulmonary hypertension. Circulation 92: 1539-1545, 1995.

218. Michel, T. and O Feron. Nitric oxide synthases: which, where, how, and why. J Clin Invest 100: 2146-2152, 1997.

219. Mikhail, G, J Gibbs, M Richardson, G Wright, A Khaghani, N Banner, and M Yacoub. An evaluation of nebulized prostacyclin in patients with primary and secondary pulmonary hypertension. Eur Heart J 18: 1499-1504, 1997.

220. Miller, O, S Tang, A Keech, and D Celermajer. Rebound pulmonary hypertension on withdrawal from inhaled nitric oxide. Lancet 346: 51-52, 1995.

221. Mohazzab, HK, R Fayngersh, and P Kaminski. Potential role of NADPH oxidoreductase-derived reactive O_2 species in calf pulmonary arterial PO_2-elicited responses. Am J Physiol 269: L637-L644, 1995.

222. Molina, CR, MB Fowler, S McCrory, C Petterson, BD Myers, JS Schroeder, and F Murad. Hemodynamic, renal and endocrine effects of atrial natriuretic peptide infusion in severe heart failure. J Am Coll Cardiol 12: 175-186, 1988.

223. Moncada, S, RJ Gryglewski, S Bunting, and JR Vane. An enzyme isolated from arteries transforms prostaglandin endoperoxides to an unstable substance that inhibits platelet aggregation. Nature 263: 663-665, 1976.

224. Morell, NW, KG Morris, and KR Stenmark. Role of angiotensin-converting enzyme and angiotensin II in development of hypoxic pulmonary hypertension. Am J Physiol. 269 H1186-H1194, 1995.

225. Morell, NW, SM Danilov, KB Satyan, KG Morris, and KR Stenmark. Right ventricular angiotensin converting enzyme activity and expression is increased during hypoxic pulmonary hypertension. Cardiovasc Res 34: 393-403, 1997.

226. Morse, JH, RJ Barst, S Itescu, ER Flaster, G Sinha, Y Zhang, and M Fotino. Primary pulmonary hypertension in HIV infection. Am J Respir Crit Care Med 153: 1299-1301, 1996.

227. Morse, JH, RJ Barst. Detection of familial primary pulmonary hypertension by genetic testing (letter). N Engl J Med. 337:202-203, 1997.

228. Morse, JH, AC Jones, RJ Barst, SE Hodge, KC Wilhelmsen, TG Nygaard. Mapping of familial primary pulmonary hypertension locus (PPH1) to chromosome 2q31-q32. Circulation 95: 2603-2606, 1997.

229. Morse, JH, EM Horn, RJ Barst. Hormone replacement therapy - A possible risk factor in carriers of familial primary pulmonary hypertension. Chest 116 (3): 847, 1999.

230. Mousseaux, E, JP Tasu, O Jolivet, G Simonneau, J Bittoun, JC Gaux. Pulmonary arterial resistance: Noninvasive measurement with indexes of pulmonary flow estimated at velocity-encoded MR imaging - Preliminary experience. Radiology 212 (3): 896-902, 1999.

231. Muck, S, AA Weber, and K Schrör. Effects of terbogrel on platelet function and prostaglandin endoperoxide transfer. Eur J Pharmacol 344: 45-48, 1998.

232. Murad, F. What are the molecular mechanisms for the antiproliferative effects of nitric oxide and cGMP in vascular smooth muscle? Circulation 95: 1101-1103, 1997.

233. Murray, JF, and JA Nadel. Textbook of Respiratory Medicine. 2nd ed. Philadelphia: Saunders, 1994.

234. Naeije, R, A Lipski, M Abramowicz, P Lejeune, C Melot, M Antoine, J-M de Smet, J.L Leclerc, and G Primo. Nature of pulmonary hypertension in congestive heart failure. Am J Respir Crit Care Med 149: 881-887, 1994.

235. Nagaya N, T Nishikimi, T Horio,F Yoshihara, A Kanazawa, H Matsuo, K Kangawa. Cardiovascular and renal effects of adrenomedullin in rats with heart failure. Am J Physiol 45: R213-R218, 1999.

236. Nagaya, N, M Uematsu, Y Okano, T Satoh, S Kyotani, F Sakamaki, N Nakanishi, K Miyatake, and T Kunieda. Effect of orally active prostacyclin analogue on survival of outpatients with primary pulmonary hypertension. J Am Coll Cardiol 34 : 1188-1192, 1999.

237. Nagaya, N, M Uematsu, T Satoh, S Kyotani, F Sakamaki, N Nakanishi, M Yamagishi, T Kunieda, K Miyatake. Serum uric acid levels correlate with the severity and the mortality of primary pulmonary hypertension. Am J Respir Crit Care Med 160 (2): 487-492, 1999.

238. Neumann, PH, CM Kivelen, A Johnson, FL Minnear, and AB Malik. Effect of alveolar hypoxia on regional pulmonary perfusion. A Appl Physiol 56: 338-342, 1984.

239. Niedermeyer, J, W Harringer, MM Höper, K Wiebe, M Hamm, and A Haverich. Lungentransplantation in Hannover: eine Zwischenbilanz nach 10 Jahren. Pneumologie 53: 157-163, 1999.

240. Okada, M, C Yamashita, M Okada, and K Okada. Endothelin receptor antagonists in a beagle model of pulmonary hypertension: contribution to possible potential therapy? J Am Coll Cardiol 25: 1213-1217, 1995.

241. Okada, K., M Bernstein, W Zhang, DP Schuster, and MD Botney. Angiotensin converting enzyme inhibition suppresses pulmonary vascular neointimal formation. Am J Resp Crit Care Med 939-950, 1998.

242. Okada, O, N Tanabe, J Yasuda, Y Yoshida, K Katoh, T Yamamoto, T Kuriyama. Prediction of life expectancy in patients with primary pulmonary hypertension. A retrospective nationwide survey from 1980-1990. Intern Med 38 (1): 12-16, 1999.

243. Okano, Y, T Yoshioka, A Shimouchi, T Satoh, T Kunieda. Orally active prostacyclin analogue in primary pulmonary hypertension. Lancet 349: 1365, 1997.

244. Olivera, W, K Ridge, LDH Wood, and JI Sznaider. ANF decreases active sodium transport and increases alveolar epithelial permeability in rats. J Appl Physiol 75: 1581-1586, 1993.

245. Olschewski, A, M Bräu, H Olschewski, G Hempelmann, and W Vogel. ATP-dependent potassium channel in rat cardiomyocytes is blocked by lidocaine - possible impact on the antiarrhythmic action of lidocaine. Circulation 93: 656-659, 1996.

246. Olschewski, A., BV Safronov, W. Vogel, and H. Olschewski. Das Membranpotential von Endothelzellen kleiner Pulmonalarterien hängt vom pH ab. Pneumologie 53: 578, 1999.

247. Olschewski, H, D Walmrath, R Schermuly, HA Ghofrani, F Grimminger, and W Seeger. Aerosolized prostacyclin and iloprost in severe pulmonary hypertension. Ann Intern Med 124: 820-824, 1996.

248. Olschewski, H., HA Ghofrani, D Walmrath, R Schermuly, R Schulz, F Grimminger, W Seeger. Inhaled Prostacyclin and iloprost in severe pulmonary hypertension secondary to lung fibrosis. Am J Resp Crit Care Med A 595, 1998.

249. Olschewski, H, HA Ghofrani, D Walmrath, B Temmesfeld-Wollbrück, F Grimminger, W Seeger. Recovery from circulatory shock in severe primary pulmona-

ry hypertension (PPH) with aerosolization of iloprost. Intensive Care Med 24: 631-634, 1998.

250. Olschewski, H, HA Ghofrani, R Schermuly, D Walmrath, B Temmesfeld-Wollbrück, F Grimminger, W Seeger. Inhaled prostacyclin and iloprost in severe pulmonary hypertension secondary to lung fibrosis. Am J Respir Crit Care Med 160 (2): 600-607, 1999.

251. Olschewski, H, W Seeger, F Grimminger. Physiologie und Pathophysiologie der pulmonalen Zirkulation. Internist; 40: 696-709, 1999.

252. Olschewski, H, HA Ghofrani, Schmehl T, Wilkens H, Winkler J, MMHöper M, Behr J, Kleber F-X, Seeger W and the German PPH study group. Therapy of life threatening pulmonary hypertension with inhaled iloprost. Ann Intern Med 132: 435-443, 2000.

253. Ono, S, JY Westcott, and NF Voelkel. PAF antagonists inhibit pulmonary vascular remodelling induced by hypobaric hypoxia in rats. J. Appl. Physiol. 73: 1084-1092, 1992.

254. Osipenko, ON, AM Evans, AM Gurney. Regulation of the resting potential of rabbit pulmonary artery myocytes by a low threshold O_2-sensing potassium current. Br J Pharmacol 120:1461-1470, 1997.

255. Paditz, E. Echocardiographic diagnosis of pulmonary hypertension in chronic lung diseases. Pneumologie. (Review) 46(4): 131-40, 1992.

256. Pai, RG, RC Bansal, PM Shah. Determinants of the rate of right ventricular pressure rise by Doppler echocardiography: potential value in the assessment of right ventricular function. J Heart Valve Dis 3(2): 179-84, 1994.

257. Palevsky, HI, GG Pietra, and AP Fishman. Pulmonary veno-occlusive disease and its response to vasodilator agents. Am Rev Respir Dis; 142: 426-429, 1990.

258. Palmer, RM, AG Ferrige, and S Moncada. Nitric oxide release accounts for the biological activity of endothelial-derived relaxating factor. Nature 327: 524-526, 1987.

259. Peacock, AJ, KE Dawes, E Shock, AJ Gray, JT Reeves, and GJ Laurent. Endothelin 1 and Endothelin 3 induce chemotaxis and replication of pulmonary artery fibroblasts. Am J Respir Cell Mol Biol 7: 492-499, 1992.

260. Peacock, AJ, KE Dawes, GJ Laurent. Endothelial cell derived growth factors in pulmonary vascular hypertension. Eur Respir Rev 3: 638-643, 1993.

261. Pepke-Zaba, J, TW Higgenbottam, AT Ding-Xuan, D Stone, and J Wallwork. Inhaled nitric oxide as a cause of selective pulmonary vasodilatation in pulmonary hypertension. Lancet 338: 1173-1174, 1991.

262. Perreault, T, and J Dematre. Maturational changes in endothelium-derived relaxations in newborn piglet pulmonary circulation. Am J Physiol 264: H302-H309, 1993.

263. Persons, DD, GD Hess, WJ Müller, PW Scherer. Airway deposition of hygroscopic heterodispersed aerosols: results of a computer calculation. J Appl Physiol 63: 1195-1204, 1987.

264. Petitpretz, P, F Brenot, R Azarian, F Parent, B Rain, P Herve, and G Simonneau. Pulmonary hypertension in patients with human immunodeficiency virus infection. Circulation 89: 2722-2727, 1994.

265. Plotkin, JS, PC Kuo, LJ Rubin, S Gaine, CD Howell, J Laurin, MJ Njoku, JW Lim, LB Johnson. Successful use of chronic epoprostenol as a bridge to liver transplantation in severe portopulmonary hypertension. Transplantation 65 (4): 457-459, 1998.

266. Poiani, GJ, CA Tozzi, S Thakker-Varia, JK Choe, and DJ Riley. Effects of glucocorticoids on collagen accumulation in pulmonary vascular remodeling in the rat. Am J Respir Crit Care Med 149: 994-999, 1994.

267. Post JM, JR Hume, SL Archer, EK Weir. Direct role for potassium channel inhibition in hypoxic pulmonary vasoconstriction. Am J Physiol 262:882-890, 1992.

268. Putensen, C., C. Hormann, A. Kleinsasser, and G. Putensen-Himmer. Cardiopulmonary effects of aerosolized prostaglandin E1 and nitric oxide inhalation in patients with acute respiratory distress syndrome. Am J Respir Care Med 157: 1743-1747, 1998.

269. Redmond, EM, MN Cherian, and RC Wetzel. 17 beta-estradiol inhibits flow- and acute hypoxia-induced prostacyclin release from perfused endocardial endothelial cells. Circulation 90: 2519-2524, 1994.

270. Reeve, HL, EK Weir, D Nelson et al. Opposing effects of oxidants and antioxidants on K^+ channel activity and tone in rat vascular tissue. Exp Physiol. 80: 825-834, 1995.

271. Reeve, HL, SL Archer, and EK Weir. Ion Channels in the Pulmonary Vasculature. Pulm Pharmacol Ther 10: 243-252, 1997.

272. Ricciardi, MJ, BP Knight, FJ Martinez, and M Rubenfire. A safe and effective agent for predicting response to nifedipine. J Am Coll Cardiol. 32: 1068-1073, 1998.

273. Ricciardi, MJ, et al. Echocardiographic predictors of an adverse response to a nifidipine trial in primary pulmonary hypertension: diminished left ventricular size and leftward septal bowing. Chest 116: 1218-1223, 1999.

274. Rich, S., and W Lam. Atrial septostomy as palliative therapy for refractory primary pulmonary hypertension. Am J Cardiol 51: 1560-1561, 1983.

275. Rich, S et al. Primary pulmonary hypertension. A national prospective study. Ann Intern Med 107: 216-223, 1987.

276. Rich, S, Kaufmann, E, and Levy PS. The effect of high doses of calcium channel blockers on survival in primary pulmonary hypertension. N Engl J Med. 327: 76-81, 1992.

277. Rich, S. Medical treatment of primary pulmonary hypertension: a bridge to transplantation? Am J Cardiol 75: 63A-66A, 1995.

278. Riedel, M, V Stanek, and J Widimsky. Longterm follow-up of patients with pulmonary thromboembolism. Chest, 81: 151-158, 1982.

279. Rabinovitch, M. Eve and beyond, retro and prospective insights. Am J Physiol 277: L5-L12, 1999.

280. Robbins, I, BW Christman, JH Newman, R Matlock, and JE Loyd. A survey of diagnostic practices and the use of epoprostenol in ptients with primary pulmonary hypertension. Chest 114: 1269-1275, 1998.

281. Robbins, IM, EV Colvin, TP Doyle, WE Kemp, JE Loyd, WS McMahon, GN Kay. Pulmonary vein stenosis after catheter ablation of atrial fibrillation. Circulation (17): 1769-1775, 1998.

282. Roberts, JD, DM Polaner, P Lang, and WM Zapol. Inhaled nitric oxide in persistent pulonary hypertension of the newborn. Lancet 340: 818-819, 1992.

283. Roberts, JD, JF Fineman, WM Zapol, FC Morin, PW Shaul, S Rimar, MD Schreiber, RA Polin, MS Zwass, MM Zayek, I Gross, MA Heymann, WM Zapol.et al. Inhaled nitric oxide and persistent pulmonary hypertension of the newborn. N Engl J Med 336: 605-610, 1997.

284. Robertson, BE, R Schubert, J Hescheler, and MT Nelson. cGMP-dependent protein kinase activates Ca-activated K-channels in cerebral artery smooth muscle cells. Am J Physiol 265: C299-C303, 1993.

285. Rodriguez-Roisin, R, A Augusti, and J Roca. The hepatopulmonary syndrome: new name, old complexities. Thorax 47: 897-902, 1992.

286. Rosenberg, AA, J Kennaugh, SL Koppenhafer, M Loomis, BA Chatfield, and SH Abman. Elevated immunoreactive endothelin-1 levels in newborn infants with persistent pulmonary hypertension. J Pediatr 123: 109-114, 1993.

287. Rosenzweig, EB, D Kerstein, RJ Barst. Long-term prostacyclin for pulmonary hypertension with associated congenital heart defects. Circulation (14): 1858-1865, 1999.

288. Rossaint, R, S Lopez, KJ Falke, K Slama, U Pison, and WM Zapol. Inhaled nitric oxide for the adult repiratory distress syndrome. N Engl J Med 328: 399-405, 1993.

289. Rothman, A, D Beltran, JM Kriett, C Smith, P Wolf, and SW Jamieson. Graded balloon dilation atrial septostomy as a bridge to transplantation in primary pulmonary hypertension. Am Heart J 125: 1763-1766, 1993.

290. Rozkovec, A, P Montanes, CM Oakley. Factors that influence the outcome of primary pulmonary hypertension. Br Heart J 55: 449-458, 1986.

291. Rubin, LJ, BM Groves, JT Reeves, M Fronsolo, F Handel, and A Cato. Prostacyclin-induced acute pulmonary vasodilatation in primary pulmonary hypertension. Circulation 66: 334-338, 1982.

292. Rubin, LJ. Primary pulmonary hypertension. N Engl J Med 336: 111-117, 1997.

293. Rubin, LJ, J Medoza, M Hood et al. Treatment of primary pulmonary hypertension with continuous prostacyclin (epoprostenol). Results of a randomized trial. Ann Intern Med 112: 485-491, 1990.

294. Saji, T, Y Ozawa, T Ishikita, H Matsuura, and N Matsuo. Short-term hemodynamic effect of a new oral PGI2 analogue, beraprost, in primary and secondary pulmonary hypertension. Am J Cardiol 78: 244. 247, 1996.

295. Salvi, SS. Alpha(1)-adrenergic hypothesis for pulmonary hypertension. Chest 115 (6) : 1708-1719, 1999.

296. Sandoval, J, O Bauerle, Andres Palomar, A Gomez, ML Martinez-Guerra, M Beltran, and L Guerrero. Survival in primary pulmonary hypertension. Validation of a prognostic equation. Circulation 89: 1733-1744, 1994.

297. Sandoval, J., J Gaspar, T Pulido, E Bautista, ML Martinez-Guerra, M Zeballos, A Palomar, and A Gómez. Graded balloon dilation atrial septostomy in severe primary pulmonary hypertension. A therapeutic alternative for patients non-responsive to vasodilator treatment. J Am Coll Cardiol 32: 297-304, 1998.

298. Santak, B, M Schreiber, P Kühn, D Lang, P Rademacher. Prostacyclin aerosol in an infant with pulmonary hypertension. Eur J Pediatr 154: 233-235, 1995.

299. Sartori, C, L Vollenweider, BM Loffler, A Delabays, P Nicod, P Bartsch, U Scherrer. Exaggerated endothelin release in high-altitude pulmonary edema. Circulation (20): 2665-2668, 1999.

300. Schamarin, PI. Über den Kitajew Reflex. Zum Mechanismus der Kompensation des Mitralvitiums. Terapiczeskij Archiv 24: 79-85, 1952.

301. Schermuly, R, HA Ghofrani, B Enke, N Weissmann, F Grimminger, W Seeger, C Schudt, and D Walmrath. Low-dose systemic phosphodiesterase inhibitors amplify the pulmonary vasodilatory response to inhaled prostacyclin in experimental pulmonary hypertension. Am J Respir Care Med 160: 1500-1506, 1999.

302. Schott, R, A Chaouat, A Launoy, T Pottecher, E Weitzenblum. Improvement of pulmonary hypertension

after liver transplantation. Chest; 115 (6): 1748-1749, 1999.

303. Schubert, R, VN Serebryakov, H Engel, and HH Hopp. Iloprost activates K_{CA} channels of vascular smooth muscle cells: role of cAMP-dependent protein kinase. Am J Physiol 271: C1203-C1211, 1996.

304. Schulze-Neick, I., F Uhlemann, JH Nürnberg, M Bultmann, NA Haas, I Dahnert, V Alexi-Meshkishvilli, DE Lange et al. Aerosoliertes Prostacyclin zur präoperativen Evaluation und postkardiochirurgischen Behandlung von Patienten mit pulmonaler Hypertension. Z Kardiol. 86: 71-80, 1997.

305. Shapiro, SM, RJ Oudiz, T Cao et al. Primary pulmonary hypertension: improved long-term effects and survival with continuous intravenous epoprostenol infusion. J Am Coll Cardiol 30: 343-349, 1997.

306. Shirai, M, I Nimomiya, and T Shindo. Selective and tone-dependent vasodilation of arterial segment in rabbit and feline pulmonary microcirculation in response to ANP. Jpn J Physiol 43: 485-499, 1993.

307. Simpson, PJ, J Mickelson, JC Fantone, KP Gallagher, and BR Lucchesi. Iloprost inhibits neutrophil function in vitro and in vivo and limits experimental infarct size in canine heart. Circ. Res. 60: 666-673, 1987.

308. Sitbon, O, F Brenot, A Denjean, A Bergeron, F Parent, R Azarian, P Herve, B Raffestin, and G Simonneau. Inhaled nitric oxide as a screening vasodilator agent in primary pulmonary hypertension. Am J Respir Crit Care Med 151: 384-389, 1995.

309. Sitbon, O, M Humbert, JL Jagot, O Taravella, M Fartoukh, F Parent, P Herve, and G Simonneau. Inhaled nitric oxide as a screening agent for safely identifying responders to oral calcium-channel blockers in primary pulmonary hypertension. Eur Resp J 12: 265-270, 1998.

310. Snell, GI, RF Salamonsen, P Bergin, DS Esmore, S Khan, and TJ Williams. Inhaled nitric oxide used as a bridge to heart-lung transplantation in a patient with end stage pulmonary hypertension. Am J Respir Crit Care Med 151: 1263-1266, 1995.

311. Soditt, V, C Aring, and P Groneck. Improvement of oxygenation induced by aerosolized prostacyclin in preterm infant with persistent pulmonary hypertension of the newborn. Int Care Med 23: 1275-1278, 1997.

312. Soyombo, AA, GD Angelini, and AC Newby. Neointimal formation is promoted by surgical preparation and inhibited by cyclic nucleotides in human saphenous vein organ cultures. J Thorac Cardiovasc Surg 109: 2-12, 1995.

313. Speich, R, R Jenni, M Opravil, M Pfab, and EW Russi. Primary pulmonary hypertension in HIV infection. Chest 100: 1268-1271, 1991.

314. Spence, CR, B T Thompson, SP Janssens, DM Steigman, and CA Hales. Effect of heparin on the development of hypoxic pulmonary hypertension in the guinea pig. Am Rev Respir Dis 148: 241-244, 1993.

315. Spisni, E, G Bartolini, M Orlandi, B Belletti, S Santi, V Tomasi. Prostacyclin (PGI2) synthase is a constitutively expressed enzyme in human endothelial cells. Exp Cell Res 219: 507-513, 1995.

316. Stenmark, KR, J Fasules, DM Hyde, NF Voelkel, J Henson, A Tucker, H Wilson, and JT Reeves. Severe pulmonary hypertension and arterial adventitial changes in newborn calves at 4300 m. J Appl Physiol 62: 821-830, 1987.

317. Stenmark, KR, AA Aldashev, EC Orton, et al. Cellular adaptation during chronic neonatal hypoxic pulmonary hypertension. Am J Physiol 261: 97-104, 1991.

318. Stenmark, KR, and RP Mecham. Cellular and molecular mechanisms of pulmonary vascular remodeling. Annu Rev Physiol 59: 89-144, 1997.

319. Stenmark, KR and MG Frid. Smooth muscle cell heterogeneity: Role of specific smooth muscle cell subpopulations in pulmonary vascular disease. Chest 114 Suppl. S: S82-S90, 1998.

320. Sutton, GC, RJC Hall, and IH Kerr. Clinical course and late prognosis of treated subacute massive, acute minor, and chronic pulmonary thromboembolism. Br Heart J 39: 1135-1142, 1977.

321. Sutton, JR, NL Jones, and CJ Thoews. Effect of pH on muscle glycolysis during exercise. Clin Sci Mol Med 61: 331-338, 1981.

322. Suttorp, N, S Hippenstiel, M Fuhrmann, M Krüll, and T Podzuweit. Role of nitric oxide and phosphodiesterase isoenzyme II for reduction of endothelial hyperpermeability. Am J Physiol 270: C778-C785, 1996.

323. Tabuenca, JM. Toxic-allergic syndrome caused by ingestion of rapeseed oil denatured with aniline. Lancet 12; 2(8246): 567-8, 1981.

324. Takahashi, M, T Ishida, O Traub, MA Corson, BC Berk. Mechanotransduction in endothelial cells: Temporal signaling events in response to shear stress. J Vasc Res. 34: 212-219, 1997.

325. Takimoto, M, K Oda, T Früh, M Takai, T Okada, and Y Sasaki. ETA and ETB receptors cooperate in DNA synthesis via opposing regulations of cAMP in human lung cell line. Am J Physiol 271: L366-L373, 1996.

326. Takuwa, N, Y Takuwa, M Yamagisawa, K Yamashuta,T Masaki. A novel vasoactive peptide endothelin stimulates mitogenesis through inositol lipid turnover in Swiss 3T3 fibroblasts. J Biol Chem 264: 7856-7861, 1989.

327. Tamaki, Y, Y Setoguchi, Y Miura, M Oka, M Nishino, H Takahashi, T Dambara, S Kira, and Y Fukuchi.

Amelioration of pulmonary hypertension by using transfer of ceNOS cDNA into airway. Am J Resp Crit Care Med 155: A442, 1997.

328. Taniguchi, J, K Furukawa, and M Shigekawa. Maxi K+ channels are stimulated by cyclic guanosine monophosphate-dependent protein kinase in canine coronary artery smooth muscle cells. Pfluegers Arch 423: 167-172, 1993.

329. Tare, M, HC Parkington, HA Coleman, TO Neild, and GJ Dusting. Hyperpolarisation and relaxation of arterial smooth muscle caused by nitric oxide derived from the endothelium. Nature 346: 69-71, 1990.

330. The neonatal inhaled nitric oxide study group. Inhaled nitric oxide in full-term and nearly full-term infants with hypoxic respiratory failure. N Engl J Med 336: 597-604, 1997.

331. Thébaud, B; C Saizou, C Farnoux, JF Hartman, JC Mercier. Dypiridamole, a cGMP phosphodiesterase inhibitor, transiently improves the response to inhaled nitric oxide in two newborns with congenital diaphragmatic hernia. Intens Care Med 25 (3): 300-303, 1999.

332. Thompson, BT, CR Spence, SP Janssens, PM Joseph, and CA Hales. Inhibition of hypoxic pulmonary hypertension by heparins of differing in vitro antiproliferative potency. Am J Respir Crit Care Med 149: 1512-1517, 1994.

333. Tohse, N, H Nakaya, Y Takeda, M Kanno. Cyclic GMP-mediated inhibition of L-type Ca channel activity by human natriuretic peptide in rabbit heart cells. Br J Pharmacol 114: 1076-1082, 1995.

334. Torbicki, A, R Tamarin, M Morpurgo. Role of echo/Doppler in the diagnosis of pulmonary embolism. Clin Cardiol 15:805-810, 1992.

335. Torbicki, A. Imaging venous thromboembolism with emphasis on ultrasound, chest CT, angiography and echocardiography. Thrombosis Haemostasis; 82 (2): 907-912, 1999.

336. Torbicki, A, M Kurzyna, M Ciurzynski, P Pruszczyk, R Pacho, A Kuch-Wocial, M Szulc. Proximal pulmonary emboli modify right ventricular ejection pattern. Eur Respir J 13 (3): 616-621, 1999.

337. Toxic Epidemic Syndrome Study Group. Toxic epidemic syndrome, Spain, 1981. Lancet 2: 697-702, 1982.

338. Tramarin, R, A Torbicki, B Marchandise, JP Laaban, M Morpurgo. Doppler echocardiographic evaluation of pulmonary artery pressure in chronic obstructive pulmonary disease. A European multicentre study. Working Group on Noninvasive Evaluation of Pulmonary Artery Pressure. European Office of the World Health Organization, Copenhagen. Eur Heart J 12(2): 103-11, 1991.

339. Tuder, RM, B Groves, DB Badesch, and NF Voelkel. Exuberant endothelial cell growth and elements of inflammation are present in plexiform lesions of pulmonary hypertension. Am J Pathol 144: 275-285, 1994.

340. Tuder; RM, CD Cool, MW Geraci, J Wang, SH Abman, L Wright, D Badesch, Voelkel-NF. Prostacyclin synthase expression is decreased in lungs front patients with severe pulmonary hypertension. Am J Resp Crit Care Med 159 (6): 1925-1932, 1999.

341. Uhlig, S, AN von Bethmann, RL Featherstone, and A Wendel. Pharmacologic characterization of endothelin receptor responses in the isolated perfused rat lung. Am J Respir Crit Care Med 152: 1449-1460, 1995.

342. Uhlig, S, and R Featherstone. Characterization of ETB-receptor responses in perfused rat lung. Am J Respir Crit Care Med 153: A644, 1996.

343. Umeda, F, Y Ono, M Masakado, N Sekiguchi, T Yamauchi, T Hashimoto, and H Nawata. Prostacyclin-stimulating factor, novel protein, and diabetic angiopathy. Diabetes 45 Suppl 3: S111-S113, 1996.

344. Valentin, JP, DG Gardner, E Wiedemann, and MH Humphreys. Modulation of endothelin effects on blood pressure and hematocrit by artial natriuretic peptide. Hypertension 17: 864-869, 1991.

345. Vega-Saenz de Miera, E, and B Rudy. Modulation of K+ channels by hydrogen peroxide. Biochem Biophys Res Commun 186: 1681-1687, 1992.

346. Voelkel, MA, KM Wynne, DB Badesch, BM Groves, and NF Voelkel. Hyperuricemia in severe pulmonary hypertension. Chest 117, 19-24, 2000.

347. Voelkel, NF, K. Lobel, JY Westcott, and TJ Burke. Nitric oxide-related vasoconstriction in lungs perfused with red cell lysate. Faseb J 9: 379-386, 1995.

348. Voelkel, NF, RM Tuder, K Wade, M Höper, RA Lepley, JL Goulet, et al. Inhibition of 5-lipoxygenase-activating protein (FLAP) reduces pulmonary vascular reactivity and pulmonary hypertension in hypoxic rats. J Clin Invest 97: 2491-2498, 1996.

349. Wacker, CM, LR Schad, U Gehling, AH Gamroth, E Muller, MV Knopp, V Schulz, G van-Kaick. The pulmonary artery acceleration time determined with the MR-RACE-technique: comparison to pulmonary artery mean pressure in 12 patients. Magn Reson Imaging 12(1): 25-31, 1994.

350. Wagenvoort, CA, and N Wagenvoort. Primary pulmonary hypertension. A pathologic study of the lung vessels in 156 clinically diagnosed cases. Circulation 42: 1184, 1970.

351. Waldhom, RE, E Tsou, FP Smith et al. Pulmonary veno-occlusive disease associated with microangiopathic hemolytic anemia and chemotherapy of gastric adenocarcinoma. Med Pediatr. Oncol 12: 394-396, 1984.

352. Walmrath, D, T Schneider, J Pilch, F Grimminger, and W Seeger. Aerosolised prostacyclin in adult respiratory distress syndrome. Lancet; 342: 961-962, 1993.

353. Walmrath, D, T Schneider, J Pilch, R Schermuly, F Grimminger, and W Seeger. Effects of aerosolized prostacyclin in severe pneumonia. Impact of fibrosis. Am J Respir Crit Care Med 151: 724-730, 1995.

354. Walmrath, D, T Schneider, R Schermuly, H Olschewski, F Grimminger, and W Seeger. Direct comparison of inhaled nitric oxide and aerosolized prostacyclin in acute respiratory distress syndrome. Am J Respir Crit Care Med 153: 991-996, 1996.

355. Walmrath, D, H Olschewski, F Grimminger, und W Seeger. NO und alternative inhalative Therapieansätze bei pulmonaler Hypertonie. Internist 38: 453-460, 1997.

356. Wang, GL, and GL Semenza. General involvement of hypoxia-inducible factor 1 in transcriptional response to hypoxia. Proc Natl Acad Sci USA. 90: 4304-4308, 1993.

357. Wang, JA, M Juhaszowa, JV Conte, SP Gaine, LJ Rubin, JXJ Yuan. Action of fenfluramine on voltage-gated K^+ channels in human pulmonary artery smooth-muscle cells. Lancet 352:290-290, 1998.

358. Wang, Y, Y Coe, O Toyoda, and F Coceani. Involvement of endothelin-1 in hypoxic pulmonary vasoconstriction in the lamb. J Physiol 482: 421-434, 1995.

359. Warren, JB, and T Higenbottam. Caution with use of inhaled nitric oxide. Lancet 348: 629-630, 1996.

360. Watkins, WD, MB Peterson, RK Crone, DC Sharman, L Levine. Prostacyclin and Prostaglandin E_1 for severe idiopathic pulmonary hypertension. N Engl J Med 306: 1326-1331, 1980.

361. Weg, IL, L Rossoff, K McKeon, LM Graver, SM Scharf. Development of pulmonary hypertension after lung volume reduction surgery. Am J Respir Crit Care Med 159 (2): 552-556, 1999.

362. Weir, EK, HL Reeve, JMC Huang, E Michelakis, DP Nelson, V Hampl, and SL Archer. Anorectic agents aminorex, fenfluramine, and dexfenfluramine inhibit potassium current in rat pulmonary vascular smooth muscle and cause pulmonary vasoconstriction. Circulation 94: 2216-2220, 1996.

363. Weir, EK, HL Reeve, S Talorova, DN Cornfield, DP Nelson, and SL Archer. Oxygen sensing in the pulmonary vasculature. In: Lopez-Barneo, J, and Weir, EK. Oxygen Regulation of Ion Channels and Gene Expression. Armonk, NY: Futura Publishing Company, Inc. 193-206, 1998.

364. Weissmann, G, JE Smolen, and H Korchak. Prostaglandins and inflammation: receptor/cyclase coupling as an explanation of why PGEs and PGI2 inhibit functions of inflammatory cells. Adv Prostaglandin Thromboxane Res 8: 1637-1653, 1980.

365. Weissmann, N, A Tadic, S Winterhalder, R Schermuly, HA Ghofrani, W Seeger, F Grimminger. Inhibition of hypoxic pulmonary vasoconstricition by superoxide dismutase inhibitors in isolated rabbit lungs. Am J Respir Crit Care Med 159: A 569, 1999.

366. Weitzberg, E, A Rudehill, A Modin, and JM Lundberg. Porcine intrinsic pulmonary and systemic vascular tone is endothelin-dependent. Acta Physiol Scand 152: 433-434, 1994.

367. Welte, M, Zwissler B, Habazettl H, Messmer K. Prostacyclin aerosol versus nitric oxide for selective pulmonary vasodilatation in hypoxic pulmonary vasoconstriction. Eur Surg Res 25: 329-40, 1993.

368. Wessel, DL, I Adatia, LJ van Marter, JE Thompson, JW Kane, AR Stark, S Kourembanas. Improved oxygenation in a randomized trial of inhaled nitric oxide for persistent pulmonary hypertension of the newborn. Pediatrics. 100: E71-E77, 1997.

369. Whittaker, N, S Bunting, J Salmon, S Moncada, JR Vane, RA Johnson, DR Morton, JH Kinner, RR Gorman, JC McGuire, and FF Sun. The chemical structure of prostaglandin X (prostacyclin). Prostaglandins 12: 915-928, 1976.

370. Wiedemann, R., H.A. Ghofrani, R. Schermuly, N. Weissmann, K. Quanz, W. Seeger, F. Grimminger, and H. Olschewski. Regulation of atrial natriuretic peptide (ANP) in response to acute iloprost-induced pulmonary vasodilatation in severe pulmonary hypertension. Am J Resp Crit Care Med. 159: A162, 1999.

371. Wiedemann R, HA Ghofrani, R Schermuly, N Weismann, K Quanz, W Seeger, F Grimminger, H Olschewski. Regulation of atrial natriuretic peptide (ANP) in response to acute iloprost induced pulmonary vasodilatation in severe pulmonary hypertension. In preparation.

372. Wijeyaratne, CN, and PJ Moult. The effect of alpha human atrial natriuretic peptide on plasma volume and vascular permeability in normotensive subjects. J Clin Endocrinol Metabol 76: 343-346, 1993.

373. Williamson, DJ, C Hayard, P Rogers, LL Wallman, AD Sturgess, R Penny, and PS Macdonald. Acute hemodynamic responses to inhaled nitric oxide in patients with limited scleroderma and isolated pulmonary hyperetension. Circulation 94: 477-482, 1996.

374. Winter, RJ, L Zhao, T Krausz, and JM Hughes. Neutral endopeptidase 24.11 inhibition reduces pulmonary vascular remodeling in rats exposed to chronic hypoxia. Am Rev Respir Dis 144: 1342-1346, 1991.

375. Wright, L, M Tuder, CD Cool, RA Lepley, and NF Voelkel. 5-Lipoxygenase and 5-Lipoxygenase activa-

ting protein (FLAP) iimmunoreactivity in lungs from patients with primary pulmonary hypertension (PPH). Am J Respir Crit Care Med 157: 219-229, 1998.

376. Yanisagawa, M, H Kurihara, S Kimura et al. A novel potent vasoconstrictor peptide produced by vascular endothelial cells. Nature 332: 411-415, 1988.

377. Yeo, TC, KS Dujardin, C Tei, DW Mahoney, MD McGoon, JB Seward. Value of Doppler-derived index combining systolic and diastolic time intervals in predicting outcome in primary pulmonary hypertension. Am J Cardiol 81:1157-1161, 1998.

378. Young, D, H Mark. Fate of the patient with Eisenmenger syndrome. Am J Cardiol 28: 655-559, 1971.

379. Youngson, C, C Nurse, H Yeger, and E Cutz. Oxygen sensing in airway chemoreceptors. Nature 365: 153-155, 1993.

380. Yu, H, AM Gallagher, PM Gardin, and MP Printz. Prostacyclin release by rat cardiac fibroblasts: Inhibition of collagen expression. Hypertension 30: 1047-1053, 1997.

381. Yuan, JX, W Goldman, M Tod, and MP Blaustein. Hypoxia reduces potassium currents in cultured rat pulmonary but not mesenteric arterial myocytes. Am J Physiol 264: L116-L123, 1993.

382. Yuan, JX, M Tod, L Rubin, and MP Blaustein. Deoxyglucose and reduced gluthatione mimic effects of hypoxia on K^+ and Ca^{++} conductances in pulmonary artery cells. Am J Physiol 267: L52-L63, 1994.

383. Yuan, JX, AM Aldinger, M Juhaszova, J Wang, JV Conte, SP Gaine, JB Rubens, LJ Rubin. Dysfunctional voltage-gated K^+ channels in pulmonary artery smooth muscle cells of patients with primary pulmonary hypertension. Circulation 14: 1400-1406, 1998.

384. Zapol, WM, S Rimar, N Gillis, M Marletta, and CH Bosken. Nitric oxide and the lung. Am J Respir Crit Care Med 149: 1375-1380, 1994.

385. Ziegler, JW, DD Ivy, JW Wiggins, JP Kinsella, WR Clarke, SH Abman. Effects of dipyridamole and inhaled nitric oxide in pediatric patients with pulmonary hypertension. Am J Respir Crit Care Med. 158(5 Pt 1):1388-95, 1998.

386. Zobel, G, D Dacar, S Rödl, and I Friehs. Inhaled nitric oxide versus inhaled prostacyclin and intravenous versus inhaled prostacyclin in acute respiratory failure with pulmonary hypertension in piglets. Pediatr Res 38: 198-204, 1995.

387. Zou, M-H, and V Ullrich. Peroxynitrite formed by simultaneous generation of nitric oxide and superoxide selectively inhibits bovine aortic prostacyclin synthase. Febs Letters 382: 101-104, 1996.

388. Zwissler, B, G Kemming, O Habler, M Kleen, M Merkel, M Haller, et al. Inhaled prostacyclin (PGI2) versus inhaled nitric oxide in adult respiratory distress syndrome. Am J Respir Crit Care Med 154: 1671-1677, 1996.

389. Rich S, editor. Primary Pulmonary Hypertension: Executive Summary from the World Symposium – Primary Pulmonary Hypertension 1998. Available from the World Health Organization via the Internet (http://www.who.int/ncd/cvd/pph.html).

Kontaktadressen

PPH e.V. Selbsthilfe und Förderverein
Herrn Bruno Kopp
Wormser Str. 20
D-76287 Rheinstetten
Tel ++49 (0) 7242-7294
Fax: ++49 (0) 7242-952 667
e-mail: PPHeV@AOL.com

Deutsches PPH Register
Herrn Dr. rer. nat. Thomas Schmehl
Medizinische Klinik II
Klinikstr. 36
D-35392 Giessen
Tel: ++49 (0) 641-99 42453
Fax: ++49 (0) 641-99 42489
e-mail: thomas.schmehl@innere.med.uni-giessen.de

Index

Index

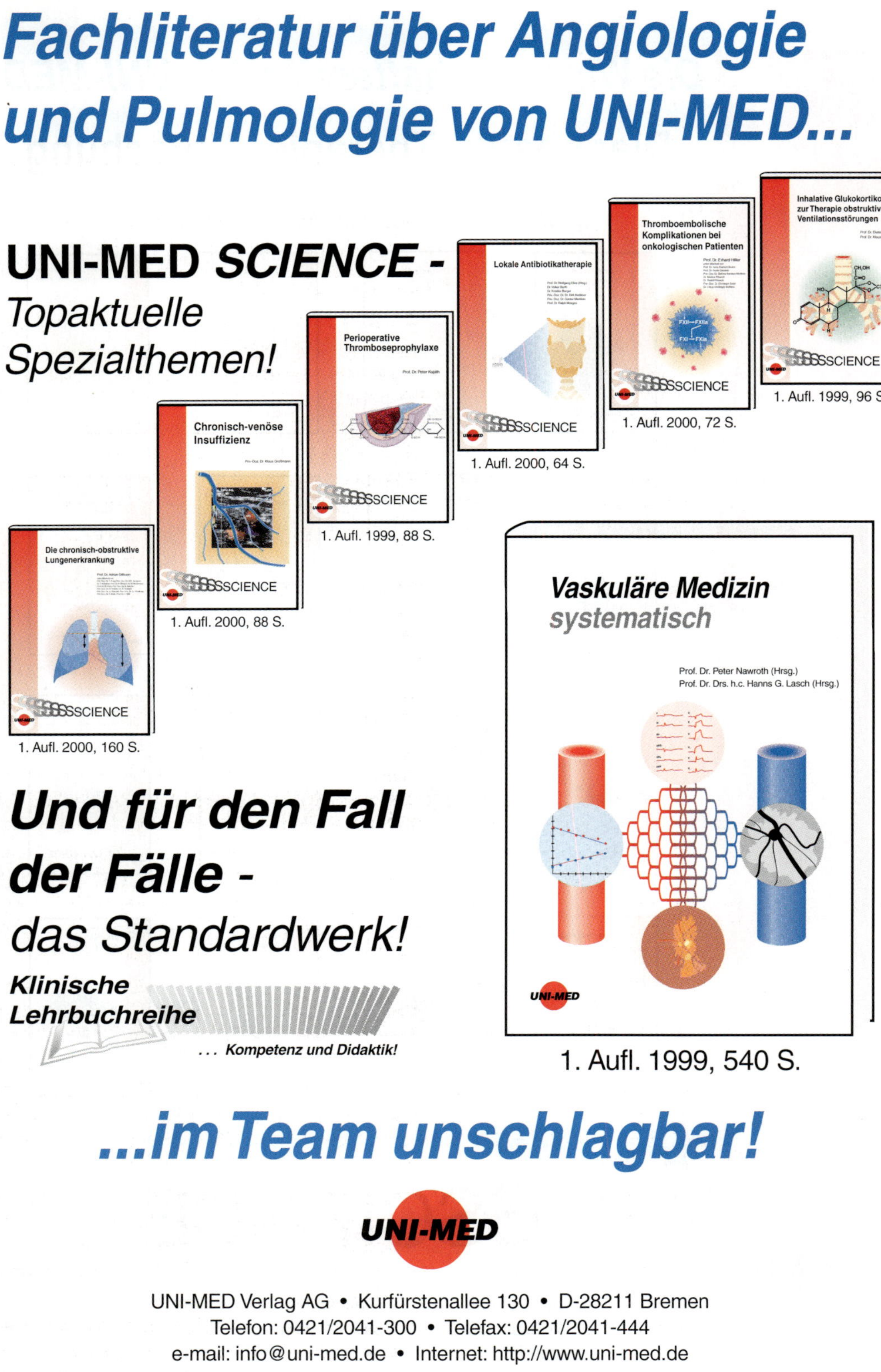
Fachliteratur über Angiologie
und Pulmologie von UNI-MED...
UNI-MED SCIENCE -
Topaktuelle
Spezialthemen!
Die chronisch-obstruktive Lungenerkrankung
1. Aufl. 2000, 160 S.
Chronisch-venöse Insuffizienz
1. Aufl. 2000, 88 S.
Perioperative Thromboseprophylaxe
1. Aufl. 1999, 88 S.
Lokale Antibiotikatherapie
1. Aufl. 2000, 64 S.
Thromboembolische Komplikationen bei onkologischen Patienten
1. Aufl. 2000, 72 S.
Inhalative Glukokortikoide zur Therapie obstruktiver Ventilationsstörungen
1. Aufl. 1999, 96 S.
Und für den Fall
der Fälle -
das Standardwerk!
Klinische
Lehrbuchreihe
... Kompetenz und Didaktik!
Vaskuläre Medizin
systematisch
Prof. Dr. Peter Nawroth (Hrsg.)
Prof. Dr. Drs. h.c. Hanns G. Lasch (Hrsg.)
UNI-MED
1. Aufl. 1999, 540 S.
...im Team unschlagbar!
UNI-MED
UNI-MED Verlag AG • Kurfürstenallee 130 • D-28211 Bremen
Telefon: 0421/2041-300 • Telefax: 0421/2041-444
e-mail: info@uni-med.de • Internet: http://www.uni-med.de